人類の進化が病を生んだ

BODY BY DARWIN

HOW EVOLUTION SHAPES OUR HEALTH AND TRANSFORMS MEDICINE

ジェレミー・テイラー 著
Jeremy Taylor
小谷野昭子 訳

河出書房新社

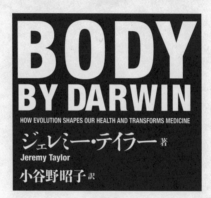

人類の進化が病を生んだ——目　次

ライナスとバーバラに捧ぐ

人類の進化が病を生んだ

はじめに

人はなぜ永遠に生きられないの？　なぜ病気を過去のものにできないの？　癌を完治させる方法を見つけるのに、なぜこんなに時間がかかっているの？　人気のサイエンス・ブログや学生フォーラム、日刊紙の「科学者に聞いてみよう」のコーナーに小学生から寄せられるこうしたお決まりの質問は、回答者にとっても答えを知りたい疑問だろう。とはいえ、ヒトの平均寿命は世界各国で急速に延びており、いまや八〇歳を超える国も出てきている。最近の研究によれば、現代の西洋式ライフスタイルの社会における死亡率の低下は狩猟採集社会のそれを大きく引き離し、狩猟採集社会と野生のチンパンジー集団における死亡率の差のほうが小さくなっているほどだ。死亡率を大きく下げた時期は人類史の最後の四世代、およそ八〇〇〇世代のうちの四世代でしかない。二〇世紀に外科学、薬理学、公衆衛生対策、免疫学、移植術が果たした飛躍的な進歩は、現代医学が大成功したことを物語っている。

しかし、こうした統計値をさらっと眺めるだけでは、そこに隠れている複雑で気がかりな病気の数々や、状況がよくなるどころか悪化している現実までは見えてこない。ヒトの病気の傾向や背景は絶え間なく変化している。先ほどの小学生の質問に続く似たような問いを、私たちはいくらでも思いつく。関節リウマチや多発性硬化症、1型糖尿病、炎症性腸疾患などの自己免疫疾患が、なぜこんなに多くの人を苦しめているのか。アトピー性皮膚炎や喘息のようなアレルギーが、なぜこれほど多くの人に広がっているのか。なぜ心臓病がこれほど蔓延しているのか。なぜ私たちの眼は、網膜色素変性症や滲出型黄斑変性症にこんなに弱いのか。なぜ私たちは腰痛、ヘルニア、椎間板ヘルニア、股関節の障害に悩まなければならないのか。虫垂が用のない痕跡器官にすぎないというのなら、なぜそれは退化して消滅せずに、虫垂炎を起こし続けているのか。なぜ女性は、不妊症や子癇前症《しかんぜんしょう》になるのか。なぜこれほど心の病気が多いのか。そしてなぜ、私たちの多くが人生後期にアルツハイマー病という薄暗がりの世界に入ってしまうのか。

ややもすれば医療従事者は人体を、巧妙に設計された機械と見立てる。だが、それにしてはこの機械は壊れやすい。保守点検が欠かせず、ときにはひどい不具合を起こし、専門のメカニック・チームに大手術をしてもらわなければならないこともある。しかし、人体は機械ではない。自然選択によって絶えず進化している生きた素材の集合体だ。地球上のあらゆる生き物がそうであるように、人体も、機械や工場や建造物とは根本的に違う。

現実社会で何かを、たとえば高層オフィスビルの設計を建築家やエンジニアに発注するなら、まずは要件を伝えるだろう。このくらいの高さにしてほしい、ソーラーパネルを使った省エネ設計にしてほしい、側面の外壁にエレベーターをつけてほしい、周囲の建物となじむようにしてほしい、二〇〇年存続するような耐久性のあるものにしてほしい、などだ。こうした要件を盛りこんで、設計図は作成される。予期しなかった問題が出てきたときは設計図を見直し、もっといい計画を練る。

進化の「要件」は違う。人体は、建築やテクノロジーの世界で私たちがなじんでいる設計とは根本的に異なるベースに立っている。進化は健康や幸福、長寿に関心はない。進化論者が好む表現を借りれば、進化は個人の生殖適応度を最大にすることのみに関心がある。環境変化や生殖に適応できるよう生き物を変えるのが進化だ。ある生物種のメンバーに生殖成功率が高まるような遺伝子の変異が起こると、その遺伝子は集団内で広まる。遺伝子は死なないかもしれないが、身体のほうは死ぬ。進化はその個人が生殖年齢まで生き延びて、息子や娘、親族、孫に遺伝子を広める確率が高くなるような形質だけを選ぶ。さらに進化は、建築家とは異なり無計画だ。設計図を引くこともなければ未来を予測することもない。問題の本質を見抜いて、それに対する解決策を盛りこむこともない。進化はある時点でその生き物が直面している課題を、間に合わせの方法で乗り切るだけだ。設計と構造を見直して、基礎から組み立て直すようなことはしない。新たな選択圧力がやってくるたびに、ただひたすら、その生物種の個体が生き延びられるよう構造や機能を適合させるだけだ。

人体をエンジニアリングや機械にたとえるのは間違っており、私たちがなぜこれほど病気や老化に弱いのかを理解する助けにはならない。そこで、ランドルフ・M・ネシー、スティーヴン・スターンズ、ディダハリー・ゴヴィンダラジュ、ピーター・エリソンという四人の進化医学のパイオニアは、医学界に根強く残る工学アナロジーを打ち砕こうと立ち上がった。彼らはこう説いた。第一に、進化は健康ではなく生殖の成功を最大化するよう働く。したがって、生き物は「引き換えの代償と制約をたくさん抱えた妥協の産物の集合体」と考えるべきである。第二に、生物学的進化は文化の変化と比べて圧倒的に遅い。そのため、環境の変化に身体が追いつかないというミスマッチが病気を引き起こす。同じように、病原体の進化速度は私たちのそれよりずっと速いので、感染症はいつも私たちを出し抜く。第三に、ヒトの病気の大半は欠陥遺伝子が引き継がれることで起こるという考え方は基本的に間違っている。むしろ、遺伝子バリアント（DNAのスペル違い）の多くはそれ単独ではなく他の遺伝子や環境と相互作用して病気を引き起こす。つまり、病気も体調不良も人生においては不可避な現実の一部で、予防しようと思ってできるものではない。

進化医学は人体をこれまでとは異なる視点で見ることに気づかせ、病気に対する世間の思いこみをしばしば正してくれる。身近で単純な例として、感染症になったときの発熱の役割がある。風邪をひくと体温が上昇する。ふらふらになって日々の仕事がこなせなくなると困るので、私たちは熱を下げようと風邪薬を飲む。しかし、発熱というのはじつは、人体を病原体にとって居心地の悪い環境にするために進化した巧妙なメカニズムだ。なぜなら病原体は人体の体温より低い温度を好むからだ。

ニュージーランドのオークランド大学のピーター・グラックマンはもう少し複雑な例を出す。乳癌と卵巣癌が過去数十年で増加し、先進国では女性の死因の上位五位に入るまでになった理由をグラックマンはつぎのように説明する。遅くに初経を迎えること、すぐに第一子を出産すること、その後も多くの子を産み長期間授乳をすること、早期に閉経すること――この四つがどれも乳癌の発症リスクの低減になることは、科学的に証明されている。これは旧石器時代の女性の典型的な人生だった。現代女性はその正反対だ。初経年齢が低下し、初潮から最初の妊娠までの期間がひじょうに長い（その間に多くの月経周期を経験する）。産む子どもの数が少ないため、母乳育児をしていたとしても授乳期間は短い。現代女性は妊娠可能な期間におよそ五〇〇回の排卵をする。排卵のたびに卵巣を覆う細胞膜は機械的に傷つき、性ホルモンの変動の波が局所的に高くなる。このことは卵巣癌のリスクを高めるとされている。経口避妊薬を常用している女性に卵巣癌が少ないのは、経口避妊薬が月経回数を減らすからだろうとグラックマンは言う。同様に、乳癌増加の背景には、出産経験のない女性の増加と妊娠回数の少ない女性の増加がある。出産経験がないと乳腺組織は未熟なままで、また妊娠回数が少なく無月経の期間が少ないと、エストロゲンとプロゲステロンの周期変動による乳房上皮細胞の再生がくり返されて癌化する機会が増えるからだ。母乳育児の減少も乳癌の増加につながる。前癌状態の細胞をどんどん外に出して代謝回転をよくするという有益な機会を減らすことになるからだ。

避妊薬やホルモン補充療法、子どもを産まないか産んだとしても少ないこと、母乳育児の減少、早い初経、遅い閉経といった現代女性の生殖行動は、生物本来の姿でない。現代女性は数多く月経周期を経験し、そのたびに大きなホルモン変動を受けながら、長い妊娠可能期間を過ごしている。このミスマッチが乳癌と卵巣癌の増加を促している、とグラックマンは言う。では、遺伝子BRCA1とBRCA2の影響を受けやすい癌の存在はどう説明すればいいのだろう？　この二つの遺伝子に特定のバリアントがあると、乳房上皮細胞で腫瘍が進行するのを阻止する力が失われる。大半の女性が中年以降に乳癌を発症するのに対し、若くして発症する人が一定数いる点に注目してみよう。ふつうに考えれば、癌リスクを劇的に上げるこれらの遺伝子のバリアントは淘汰されて、現代女性の集団では頻度が落ちているはずだ。なのにそうなっていないということは、これらの遺伝子には人生初期に何か有益な効果があり、人生後期に出る有害な効果を相殺しているのではないか、とグラックマンは指摘する。この現象は拮抗的多面発現と呼ばれ、ヒトの病気の進化モデルに頻繁に現れる。最近の研究によれば、BRCA1と2に変異があると、妊孕力《にんよう》が高くなると同時に胎児を死なせてしまう割合も高くなることが示された。進化は、生殖可能期間の初期に妊娠率を高める代わりに、その後に乳癌で死ぬリスクを高めるというトレードオフを選んだのだ。

このように、進化の視点で考えれば納得のいく事例は多々ある。にもかかわらず、病気を進化で説明するというアプローチは現在の医学界でほとんど顧みられていない。それは医学界で流行することは一度もなかったのか、それともかつては流行したものの廃れてしまったのだろうか？　グラックマンによれば、一九世紀はじめに進化を考えるようになったのは医学系の知識人たちだったが、医学で進化を教えることはヨーロッパのごく一部のリベラルな層に限定され、それ以外の人に進化を教えることは宗教教義で禁止されていたという。一九世紀の終わりごろには、進化学は生理学のような新しい科学分野と共にかろうじて学問分野の一端に加わったものの、ダーウィンのブルドッグと呼ばれたトマス・ハクスリーでさえ、医者が立ち向かうべき課題に進化は無関係だと信じていた。実際、生理学、組織学、生化学などは進化の概念を使わなくても応用や教育が可能であり、医学はそうした学問分野とともに発展した。かくして、進化は医学からそっくり抜け落ちた。

問題の一つは、多くの医療専門家がいまも昔も進化学の世界は自分たちの世界とは別物だと考えていることだ。科学哲学者のマイケル・ルースは、大学の構内でアンチ進化論者を探したければ医学部か獣医学部に行けばいい、と皮肉を言う。重症患者や死にゆく患者に接し、すぐにも治療や手術を施さなければならない医者にとって、進化学の時間感覚や証拠の集め方はまったく相容れない。医学者は進化の仕組みを解き明かすなどといった悠長な世界ではなく、人間の苦しみを軽減するという差し迫った世界に生きている。

もう一つの問題は、ヒトの生物学とふるまいを進化理論と進化用語で説明すると、人間らしい品性や倫理感と齟齬《そご》が生じ、感情的に受け入れがたくなることだ。私はパーティーで出合った女性に進化に関する最新の研究について語って、気まずい思いをしたことがある。それは、食料が豊富にある時代には母親は女児より男児に濃い母乳を出すが、飢餓の時代には逆になることを示した研究だった。これは進化メカニズムの一つである。自身の栄養状態が悪いとき、親は息子への投資を制限する。その息子は大人になっても社会の底辺にとどまり、繁殖相手として選ばれにくくなり、生まれてくる孫の数が少なくなるというものだ。私の説明を聞いた女性は、あからさまにむっとした。そして「もう少しきちんとお調べになったら?」と捨てゼリフを残し、別の話し相手を求めて立ち去った。まともな母親なら乳を求める子どもには公平に接するはず、そうしないのは非常識な性差別主義者だ、とその女性は言いたかったのだろう。インドその他の村落に残る女児間引きの風習のような意思決定と、遺伝子の存続をかけてオスとメスへの資源投入率を変えるという高度に進化した生理学的メカニズムを混同してしまったのだ。だが、環境の変化に対応して乳児への栄養供給を変えるという適応メカニズムに、母親の愛や崇高な平等意識のようなものは組みこまれていない。

進化用語は感情を排しているため、往々にして聞く人を不快にさせる。肯定しがたいエビデンスを突きつけられることも多い。先ほどの、環境に応じて無意識のうちに性差をつける話と似たものに、赤ん坊が夜中に母親の睡眠を邪魔して乳をねだるのは、きょうだい争いのリスクを下げるために母親の排卵とそれに続く妊娠を妨げようとする進化メカニズムだ、という話がある。愛し合うカップルが子づくりをし、母親が幼子にお乳をやるというロマンチックな情景は、一皮めくれば、オスとメスの遺伝子がそれぞれの利害を賭けて争う進化の戦場なのである。

何はともあれ、進化は一世紀かけて医学の分野に戻ってきた。ランドルフ・M・ネシーとジョージ・C・ウィリアムズの共著『病気はなぜ、あるのか——進化医学による新しい理解』が一九九四年に刊行されると、それを皮切りにピーター・グラックマン、ウェンダ・トレヴァサン、スティーヴン・スターンズ、ポール・イーワルドその他の重要人物たちが追随し、トレードオフとミスマッチといった進化医学のコンセプトを広く深く紹介してきた。だが、私は少し違うアプローチをしたいと考えている。それは進化医学の父の一人、ランドルフ・M・ネシーが力説していたアプローチでもある。

ネシーはこれまで何度も、医学に進化の考え方を取り入れることで医療行為が変わり、新しい治療法が生まれるはずだと訴えてきた。しかし、それより重要なのは、物事がなぜそうであるのかを説明するのに進化の考え方が役立つことだ。その意味で、医学に対する進化は工学に対する物理学のようなものだ。事実、ネシーの有名な警句に、「進化のない医学は物理学のない工学だ」というのがある。彗星探査機ロゼッタは、四億八〇〇〇キロを旅してチュリュモフ・ゲラシメンコ彗星に到着し、サンプル採集装置を満載した子機フィラエを無事に着陸させたが、ニュートン力学および電磁スペクトルという高度な物理学の知識なしにこの探査機を製造することはできなかっただろう。同様に、免疫系がどのように進化してきたのかを知らずにヒト免疫系の本質を理解するのは不可能で、ましてやアレルギーや自己免疫疾患の有効的な治療方針を立てることはできない。それゆえネシーは、進化医学を生物学全般のみならず医学においても基礎とすべきだと主張している。私はネシーと知り合ってかれこれ四半世紀になるが、彼の粘り強さとひたむきさにはいつも頭が下がる思いをしている。ネシーは、すでに満杯の医学部のカリキュラムに進化教育を再導入しようと各方面に説いてまわり、最近になってやっと実現の可能性が見えてきたという。本書は、「進化は医学の物理学である」とするネシーの考え方の骨子に肉づけをするようなものにしたいと考えている。もちろん私はこの本を、医学の問題すべてを進化で解決しようという万能ガイドブックにするつもりも、進化の考え方に基づくセルフヘルプ書にするつもりもない。しかし、いくつかのヒトの病態について進化的な背景を深く探り、そもそもなぜそんな病気があるのかを説明したいと思っている。進化こそが人体の構造と機能の駆動力になっているという新たな景色を、読者のみなさんにお見せしたい。

私はこの本で、いくつかの病気の本質に進化が関係していることを充分に理解してもらえるよう努めるつもりだ。いくつかの迷信も打破したい。背骨や足、関節の変性と二足歩行の関係について論じた部分などがそうだ。病気を進化的に理解するようになったおかげで、眼の病気や心臓病、自己免疫疾患、生殖関連の不具合、癌、アルツハイマー病に新たな治療法が生まれつつあることについても紹介したい。心臓病や癌、認知症が進化的適応のはずがない、とあなたは思うかもしれない。たしかに、そうした病気を進化的適応だと言うのは言い過ぎかもしれない。しかし、進化の観点で眺めれば、病気をこれまでとは違う枠組みでとらえなおすことができる。それによって新しい展望が開けることを私は願っている。

たとえば、私たちは冠動脈が詰まっているレントゲン写真を見たとき、こんなに細い血管では詰まりを起こすのは当然で、これは進化設計の失敗だと思わずにいられないはずだ。そのとき私たちが忘れているのは、心臓は人体で最も強靭で密度の高い筋肉でできており、それ相応の酸素と栄養を大量に必要とするという事実だ。皮肉にも、心筋が高密度になればなるほど、血液の供給はスムーズにいかなくなる。私たちのような活動的な脊椎動物において強靭で高密度な心筋に酸素に富む血液を送りこむために、進化が編み出した答えが冠動脈だったことを理解すれば、心臓病がそのための妥協の産物だったことも理解できる。同様に、脳がどんどん大きくなる赤ん坊の出産と直立歩行を両立させるための要件が、女性の背骨と骨盤のデザインにぎりぎりの妥協を求めてきたことも理解できる。

私たちの祖先が暮らす世界は、いまよりずっと不潔だった。進化は急場しのぎの方法を採用した。先史時代に微生物は根絶可能な存在ではなく、ヒトは微生物と戦い続けるより共生することを選んだ。年がら年中荒れ狂う免疫系は人体組織を果てしなく傷つけることになるはずだったが、進化はヒト免疫系の制御権を共生微生物に譲渡することで、その危険性を回避した。こうして私たちは微生物に寛大になった。進化は未来を予見することはできない。やがて、公衆衛生、抗生物質、家庭用除菌剤が体内の共生微生物を激減させる時代がやってきた。共生微生物が激減したため、ヒト免疫系は正しく教育されなくなり、正しく制御されなくなった。アレルギーと自己免疫疾患が劇的に増加した。この進化的ミスマッチは二一世紀の疫病を引き起こした。

医学への進化的アプローチといえば、昨今急増している抗生物質耐性菌ほど関心を集めている話題はないだろう。進化をよく知る生物学者らは以前から、こういうことは起こるはずだと警告してきた。ヒトの生殖サイクルが数十年なのに対し、細菌は数時間ないし数分で増殖する。圧倒的に速く進化できるのだ。にもかかわらず、私たちはその警告に耳を貸さず、新しい抗生物質がどんどん発見されることに甘えて、ヒトの病気の治療や予防にざぶざぶと使うだけでなく、成長促進剤として無数の家畜にも与えてきた。その結果、多剤耐性菌や強力な病原性微生物の脅威にさらされることとなった。病棟の光景は一時的に一九五〇年代のころのように戻るだろうと予測する医療専門家もいる。ベッドとベッドの間隔を充分に開け、外気を入れるために窓を開け放ち、看護師が石炭酸で消毒してまわるような光景だ。政府は気前のいい税の優遇措置をちらつかせ、負け戦続きの製薬会社に再度、微生物との戦争に挑んでくれと頼むだろう。現在、多くの癌専門医は、微生物と同じく癌細胞も医者が投与する化学療法をだしぬくように進化するということを知らずに、同じ間違いをくり返している。各種の癌による生存率は少しずつよくなってはいるが、多くの症例で治療の妨げになっているのは腫瘍内部で細胞に耐性がつくことだ。

生殖医療の前線では、他の動物種に比べてヒトの繁殖力が低いことへの不安の声がよく聞かれる。ヒトに自然流産が多く、また子癇前症のような妊娠中の病気が起こりやすいことは、進化の枠組みなしでは理解しにくい。母親の遺伝子と父親の遺伝子が互いに利害を争うのも、子への投資配分を変えるのも、進化が選んだ安全対策なのだ。

しかしながら、進化論者が人体とその病気を説明するとき使いがちな言い回しに、私は長年困惑し、また対応に苦慮してきた。進化論者は良かれと思って使っているのだろうが、私には、それがヒトの進化（および進化全般）を説明するのにかえって妨げになっているように思える。そうした言い回しが生まれた背景には、ダーウィン説論者と、創造説論者およびインテリジェント・デザイン主義者の長きにわたる反目がある。創造説論者は、神が自分に似せて人間をつくったという前提で語る。ダーウィン説論者はこれに対抗し、人体の設計は欠陥だらけで、聖なる最高工学責任者が自ら手を下すような作品ではないと言う。欠陥だらけであることこそが神の被造物ではなく進化の産物である証《あかし》だ、と。進化論者と創造説論者のバトルはいくつものジョークを生んできた。私も先例にならって、進化論者と創造説論者のバトルを要約したジョークを以下のようにつくってみた。

米国医師会の年次総会。場所はアメリカで最も聖書信仰の厚い地帯、バイブル・ベルトに位置するテネシー州、チャタヌーガ。医師の集団が飲み物を手にラウンジでくつろいでいる。やがて、人体の非凡な構造についての会話で盛り上がる。数名のメンバーは信心深く、別の数名は不信心だ。彼らのあいだで人体の設計者は神か進化かという議論がはじまった。

「神の手による人体設計の例を挙げるなら、なんといってもひざでしょう」と整形外科医が声を張り上げた。「ひざは人体のうち、最も複雑な接合部です。脛骨《けいこつ》、大腿骨《だいたいこつ》、腓骨《ひこつ》という三つの長い脚の骨のそれぞれの面が精巧に組み合わさり、膝蓋骨《しつがいこつ》（ひざの皿と呼ばれている骨）で守られ、大量の腱と靭帯によって伸縮し、軟骨が衝撃を吸収し、関節液を満たした袋が動きをなめらかにしています。奇跡としか言いようがありません」

「ひざの設計もよくできていますが」と神経科学者が割って入った。「神の手仕事を称えるなら、脳とその複雑さを見るのが最良です。考えてもみてください。八六〇億のニューロンが、一二五兆のシナプスからなる広大なネットワークを通じて時速四〇〇キロで神経信号のやりとりをしているんですよ。私は脳の活動をコンピュータでマッピングする研究をしていますが、一年分の測定値を保存するだけで三〇〇〇億ギガバイトのメモリが必要になります」

「うーん、そういうことはよくわかりませんが」と泌尿器科医が言った。「私が専門とする下半身については、少し違う見方をしています。というのも、欠陥だらけの配管があちこちにあるからです。たとえば睾丸とペニスをつなぐ精管は、馬鹿みたいに長くて曲がりくねっています。わざわざ上にのぼり、尿管を越えたあと、ふたたび下に降りるんです。また、前立腺を取り囲む万力《まんりき》のようなグリップが膀胱の出口と尿道の中間にあるせいで、中年以降の男性は適切に排尿するのがむずかしくなります。なんとお粗末な設計でしょう。私には、進化の手による裏切りだとしか思えません。泌尿器と性器について言うなら、新しい命をつくる生殖器の真ん中に下水管を配置するような愚かなことを、聖なる創造主がするはずありません。たしかにこれは奇跡的な配置ですが、最悪のエンジニアリングの奇跡です」

進化に関する文献にはこうした例がほかにもたくさん出てくる。咽頭《いんとう》は、呼吸と食物摂取の両方に使われているため窒息を起こしやすい。ヒトの虫垂は痕跡器官の一つだが、それが残っているせいで虫垂炎になる。虫垂炎は現代医学で対処できるようになる前は、死に至ることもある危険な病気だった。私たちヒトは、顔面が平らで直立歩行をするために、副鼻腔からの排液がうまくいかない。かつて前向きに排液していた副鼻腔は現在、上向きに排液しなければならなくなっているからだ。ヒト以外の動物では、反回神経のルートの例が進化論者たちに好まれている。この神経は喉頭《こうとう》と脳を結んでいるが、その過程で大動脈弓をぐるりと回らなければならない。そのため、首が長くなればなるほど反回神経も長くなる。キリンでは長さ六メートルにもなる。聖なる完璧主義者なら、この回路を切断して新しいルートに切り替えるはずだ。

この手の話は「貧弱なデザイン論」と呼ばれているが、この論法の問題点は進化を「へぼ職人」あるいは「手抜きの欠陥住宅を売る悪徳建築業者」として描写することになる点だ。シンプルな美しさとは対極の、その場しのぎの無秩序さ。細部にまで技巧を凝らした精緻さとは対極の、ループ・ゴールドバーグやヒース・ロビンソンが描く漫画のような機能不全の複雑さ。それが進化の仕事の流儀だ。ランドルフ・M・ネシーと、世界的に有名な進化論者のリチャード・ドーキンスがヒトの眼のデザインについて対談したことがある。ヒトの眼の反転網膜は、光をごちゃごちゃした細胞のあいだに通し、あげくは光受容体を途中で遮断する。そして、網膜表面を横断する視覚信号を運ぶ配線をあてもなくうろついたあと、脳への途上で盲点を突っ切る。進化の解決策はどこまで面倒なんだ、と二人は苦笑いした。

こうしたやっつけ仕事のメタファーはどれも、創造説論者に対抗するために使われるある種の屁理屈のようなものだが、私にとって悲しいのは、そうした話を額面通りに受けとられると進化が貶められてしまうことだ。進化を非効率的な鋳掛《いか》け屋のように表現してしまい、進化による解決がどれほどすばらしく機能的であるかを伝え損ねてしまう。もちろん、進化は変異と選択という未来を無視した無目的なプロセスをとるため、必然的にエレガントではなくなり、純真素朴なエンジニアの美学にはそぐわないものとなるかもしれない。とはいえ、私たちの体における進化の産物は、けっして非現実的で非効率な砂糖菓子の寄せ集めなどではない。もし進化がいつもずさんな仕事をしていれば、激しい軍拡競争の中で私たちの種はとうの昔に消滅していたはずだ。その意味で、人体の進化デザインは、テレビドラマ『冒険野郎マクガイバー』の主人公、機略にすぐれたアンガス・マクガイバーを思い起こさせる。マクガイバーは生きるか死ぬかの問題に直面したとき、いつもすばらしい解決策を考案する。しかも、粘着テープやペーパー・クリップのような身近にある物を使う。テレビアニメ番組『ザ・シンプソンズ』に出てくる、外科手術で脚を移植すべきところに腕を移植してしまうヤブ医者ニックとは正反対だ。

人体を設計したのは神ではなく進化だと納得させたいがために、進化論者が進化のマイナス面を強調してきたことは残念でならない。たとえば眼のデザインについて、進化論者の側はもう少し掘り下げて説明していればよかったのにと私は思うのだ。反転網膜のデザインは、ぱっと見は欠陥品に感じるかもしれないが、じつは大量の視覚信号を処理するのに適している。私は「貧弱なデザイン論」のような論法が消えることを望んでいる。少なくとも、弱めたいと思っている。

進化による設計は、私たちの体を見ればわかるように貧弱どころか見事だ。ただし、数百万年におよぶヒトの進化は人体に消せない痕跡を残してきて、そのすべてが今日の私たちの目から見て最適だというわけではない。ヒトは一つの生物種として生き残り、栄えてきたが、私たちの体には進化が採用したあらゆるトレードオフ、間に合わせのずさんな修理、「いまを生きよ、つけはあとで払え」の拮抗的多面発現が満ち満ちている。進化は、若者を生殖可能年齢まで生かすためのメカニズムに投資をしてきて、その犠牲を生殖可能年齢以降に不健康の形で払っている。私たちの体にはほかにも、進化による意図せぬ結果や、進化した体と現代環境のミスマッチ、妥協、ファウスト的な取引など、進化がつくり出したあらゆるものが残っている。これらの影響すべてを、いま私たちは病気または不健康と解釈している。

そして、そうした病気や不健康にからめとられた無数の個人がいる。進化論の抽象的な話ばかりしていると忘れがちな、そうした人たちの生《なま》の声をこの本には組み入れた。病気や不健康に見舞われて、苦しんでいる人、果敢に跳ね返そうとしている人、看護をしている人が現実にいる。私が面談した人の多くは、進化論に触発された先駆的な治療法の実験台すれすれの行動をしている。そうした人たちが惜しみなく情報を提供してくださったことに、私は感謝を申し上げる。

ジョンソン一家は一九九〇年代ずっと、息子ローレンスの日に日に激しくなる暴力、自虐行為、制御不能なふるまいに、苦しめられていた。ローレンスは極度に不安定な子どもで、興奮状態に入ると自分で自分の顔を強打し、頭を壁に打ちつけ、眼をえぐろうとし、血が出るまで腕に噛みついた。彼は二歳半で自閉症と診断され、歳を重ねるごとに重症になっていった。道を歩いているとき、信号機の色が自分の頭の中でカウントする時刻に合わせて変わらないと怒りを爆発させる。レストランや映画館などの人混みに我慢ができない。彼の自虐行為をやめさせるために物理的な拘束具が必要になることもよくあった。担当医は抗うつ薬、抗けいれん薬、抗精神病薬、リチウムなどを試したが、どれも効果なしだった。

両親は困り果てていた。だがローレンスの父、スチュアートは対処能力に秀でた問題解決型人間で、息子の病気をなんとか理解しようと独学の「自閉症研究者」となった。やがて、一つの手がかりを得た。「発熱するとローレンスの異常なふるまいがすべて消えることに気づいたんです。これは一〇〇%確かなことでした。風邪をひいたり、インフルエンザや副鼻腔感染症にかかったりして熱が上がると、あの子はまるで別人のように穏やかになりました。そのことを自閉症児をもつほかの親御さんたちに話すと、みなさんから、うちも同じだと言われました」

これは、発熱によって感情が鈍くなり、激しい行動が鎮静化しているだけなのだろうか。この状況について科学者らは、熱が脳内の神経伝達を変えているのではないか、あるいは免疫系に変化を促しているのではないかと推察はしていたが、確かな答えを知る者はいなかった。だが、ローレンスと生活を共にしなければならない者、ローレンスの世話をしなければならない者は、口をそろえて「あの子が病気になってくれるとすごく助かるんです、ほっと一息つけますから」と言う。残念なことに、熱が下がると凶暴なふるまいが戻った。ローレンスが一五歳になった二〇〇五年に、スチュアートとその妻は、もうこれ以上、自分たちで息子の面倒をみることはできないと結論を出した。ローレンスが特別支援サマースクールに出かけて留守にしているときに、夫妻は心ならずも、息子をこの先ずっと預けることのできる施設に入所の申し込みをした。「このままでは私たち家族が全員、破滅すると思いました。あの子にはこの家を出て行ってもらって、第三者に世話を任せようと決めたのです」

ローレンスのその後の人生が決まろうというまさにそのとき、サマーキャンプから電話がかかってきた。夫妻は、息子がこれまでになく最悪の面倒ごとを引き起こしたのではないかと身構えた。だが、違った。「サマースクールのスタッフが、ローレンスのふるまいがどういうわけかまともになっていると言うのです。興奮せず、自分を傷つけることもなく、食べ物を投げることもなく、ごくふつうにすべての行事に参加して、ほかの子ともうまくやっている、と」。スチュアートは車でキャンプ場に出向き、息子が穏やかにほかの子どもたちとかかわっているのをその目で見た。ローレンスは父の姿を見てにこにこし、二人は車で二時間の家路についた。途中でローレンスが食事をしたいと言った。家族はここ二、三年、ローレンスをレストランに連れて行ったことがない。「騒がしく混雑しているレストランに入りたいと、あの子が自分から言い出したんです。いつもなら、私たちがぜったいに近づかせないような店に。あの子はいつもなら、列に並んで待つということができません。なのにあの日は、四五分間待ってから席に着き、食事をしました。夢のようなディナーになりました」

スチュアートは狐につままれたように車を運転し、家に戻った。その夜、ローレンスをパジャマに着替えさせていると、息子の太ももから足首にかけてツツガムシの噛み痕が点々と広がっているのを見つけた。ツツガムシはダニの一種で、一家が暮らす地域では夏になるとよく発生する。キャンプ場の草地で噛まれたのだろう。ツツガムシに噛まれたことと自閉症の症状が鎮静化したことに何か関係があるのだろうか。スチュアートは文献を調べ、ツツガムシが皮膚に穴をあけて唾液を注入すると宿主に強力な免疫反応が生じることを知った。ツツガムシが噛んだ皮膚には硬い瘢痕が残り、免疫反応が低下するまで数日間、かゆみが続く。ローレンスの免疫系がツツガムシ病と戦っていた一〇日間、一家はすばらしい時間を過ごしたが、瘢痕とかゆみが消えるとローレンスに凶暴性と自傷行為が戻ってきた。「そうか、答えが見つかった、と私は声をあげました。息子の症状の少なくとも一部は、免疫の働きが正常でないからだとわかったのです」

免疫系の過剰な活動

スチュアートは、息子の担当医で自閉症専門家のエリック・ホランダーが発表した研究結果を知っていた。ニューヨークのアルベルト・アインシュタイン医学校に所属するホランダーは、自閉症児の一親等血縁者に自己免疫疾患の患者がいるケースが多いことを調べ上げ、健常児に自己免疫疾患の血縁者がいるケースと比べて九倍も多いという結果を導き出していたのだ。息子のローレンスにはピーナツ・アレルギーがあった。スチュアート自身は重症筋無力症（疲労と筋力低下を引き起こす自己免疫疾患の一種）を、妻も喘息を患っており、自閉症と自己免疫疾患・アレルギーとの関連性を示したホランダーの研究結果に合致した。もう少し昔の一九七一年には、ジョンズ・ホプキンス大学の研究者らがある家族の病歴研究を発表していた。その一家では、きょうだいの一番下の男の子に自閉症、アジソン病（副腎機能不全を引き起こす自己免疫疾患）、カンジダ症（カンジダ・アルビカンスという日和見性の真菌による感染症）の多重診断が下されていた。下から二番目の男の子には、自己免疫疾患が引き金となる副甲状腺機能低下症、アジソン病、カンジダ症、そして1型糖尿病があった。下から三番目の男の子には、甲状腺機能低下症、アジソン病、カンジダ症、全頭脱毛症（髪の毛をすべて失う自己免疫疾患）があった。だが、一番上の男の子（長子）は両親と同じく、そうした症状を何も発症していなかった。

　二〇〇三年、インディアナ大学医学大学院のセイン・スウィートンは、自閉症児のいる親族に自己免疫疾患患者がいる割合は、自己免疫疾患児の親族に自己免疫疾患患者がいる割合以上に高いと発表した。自己免疫疾患には、甲状腺機能低下症、橋本病（甲状腺が自己抗体と免疫細胞に攻撃される病気）、リウマチ熱などがある。自閉症児の祖母、おじ、母、男きょうだいに自己免疫疾患患者が多いのは、「自閉症児の家族では自己免疫疾患になりやすい性質が母から息子に遺伝している可能性があるからだ」とスウィートンは言う。自己免疫、つまり慢性的な免疫系の活性化は、自閉症患者に見られる高濃度の尿酸や鉄欠乏性貧血といった生化学的逸脱の一部を説明しうるとスウィートンは推測している。そうした現象は自己免疫疾患にも共通するからだ。一九九三年から二〇〇四年にデンマークの小児を対象にしたヨルディス・アトラドティアによる調査は、スウィートンの調査結果と一致した。セリアック病（グルテン不耐症）の母親から自閉症児が高い確率で生まれていたのだ。デンマークの調査は、1型糖尿病が出ている家系や関節リウマチを患う母親と自閉症の発生に関連性があることも示していた。

ツツガムシ、自閉症の寛解（一時的あるいは継続的な症状の軽減）、自己免疫の三つのキーワードの重なりが、スチュアート・ジョンソンの科学的探究心に火をつけた。もし、免疫系の過剰な活動が息子の自閉症を引き起こしているのだとすれば、息子には免疫系の活動の方向をそらせるような何かが必要なのではないか。スチュアートはさらに調べるうち、当時アイオワ大学にいたジョエル・ワインストックとデイヴィッド・エリオットを中心とするチームの研究にたどり着いた。ワインストックらは、炎症性腸疾患の一種であるクローン病の患者数名にブタ鞭虫（トリチュリス・スイス）という腸内寄生虫の卵を与える試験をし、治療に成功したと発表していた。研究チームは二九名の患者群に、生きた鞭虫の卵二五〇〇個を、胃に通した管で三週間に一度ずつ送りこむ治療を八回おこなった。二四週間後の治療終了時、患者の七九%に劇的な改善が見られた。鞭虫の卵がクローン病を寛解させていたのだ。「感動しました」とスチュアートは言う。「これは真の科学者が真の研究で出した結果で、ニセ科学の怪しげな話ではありません。明らかにクローン病に効いています。ということは、私の考え方も間違っていないのだと確信できました。そこで私は、私の考えを文章にまとめました。引用文献もちゃんとつけて、ちょっとした論文のような形にして、エリック・ホランダーに手渡したんです」

ホランダーは強く興味を示した。「しっかり調査し、引用元も明らかにした、秀逸な文書でした。私はスチュアートと話し合うことにしました。彼の仮説は理にかなっており、試す価値があると思ったのです」。ホランダーは当局から治療用との許可を得て、スチュアートがドイツから鞭虫の卵を輸入する際の手続きに手を貸した。二人は副作用を心配し、まずは低用量で試した。スチュアート自身も卵を自分の体に入れた。何をされるかわかっていない息子だけに、この奇妙な治療を押しつけるのは不当だと感じたからだ。初回の結果は期待はずれだった。全二四週間の治療期間中、ローレンスのふるまいが改善したのは四日だけ、それも連続していない四日だったからだ。スチュアートは卵の製造元に電話した。先方からは、そんな低用量では効果が出ないのは当然だと言われた。ホランダーとスチュアートはこんどは、クローン病を治したワインストックの投与量と同じ二五〇〇個の卵を使った。するとローレンスの症状は八日で完全に消滅し、それ以降も消えたままになった。昔のローレンスが一時的に戻ったことは四度だけある。それは実験的に卵を数日間、取り除いたときだ。いまのところ、ローレンスは体内に卵を抱えているかぎり自閉症の症状を抑えていられるようだ。

清潔で安全な社会から消えたもの

スチュアート・ジョンソンは、私たちの腸管や皮膚、気道、膣にいる細菌や菌類、寄生虫が、自己免疫疾患やアレルギーに関連しているという衛生仮説のことを知った。人体の内外に棲息する共生微生物集団——マイクロバイオータ——の構成が、炎症性腸疾患のクローン病や潰瘍性大腸炎、1型糖尿病、関節リウマチ、多発性硬化症などの自己免疫疾患、さらには自閉症のような発達障害から私たちを守っているという研究データが続々と発表されている。アトピー性皮膚炎や食物アレルギー、花粉症、ペットアレルギー、鼻炎、喘息にまで関係していることを示唆する研究データもある。もちろん、自閉症は複雑で多面的な病気だということを忘れてはならない。衛生仮説に基づいた、自己免疫疾患やアレルギーに対する科学的な治療アプローチの数々も、現時点ではまだ初期段階で効果の証明はされていない。ローレンス・ジョンソンが受けた鞭虫卵の治療にしても、きちんと実施された臨床試験の結果ではなく、単なる一個人の一事例にすぎない。しかし、たとえ一例でも説得力は大いにある。もし、こうしたアプローチが治療法として成立することになれば、数年に一つあるかないかの医療革命を起こすことだろう。

ヴィクトリア時代後期から現在にいたるまで、個人の衛生習慣、公衆衛生、下水道整備は劇的に向上した。同時に、抗生物質の使用と全国的な予防接種の実施により、先進国では生活の質が上がり平均寿命が延びた。ところがポスト工業化社会では、ポリオや百日咳、赤痢、麻疹その他の命にかかわる感染症の脅威がほぼ消えたにもかかわらず、こんどは自己免疫疾患やアレルギーといった新たな疫病が拡大している。

消化器疾患を例にとろう。ワインストックの研究によると、炎症性腸疾患は二〇世紀になるまで基本的に知られていなかった。一八八四年から一九〇九年のロンドンの病院で潰瘍性大腸炎は一年に二件発生するかしないかで、クローン病は一九三二年にはじめて認識された。だが、二〇世紀後半になると炎症性腸疾患は急増する。現在、炎症性腸疾患の患者はアメリカでは一〇〇万人から一七〇万人いる。西ヨーロッパでは二二〇万人と推定されている。クローン病の発生率はいったんは横ばいになったように見えたものの、現在はふたたびイギリス、フランス、スウェーデンで上昇している。炎症性腸疾患は東欧、アジア、アフリカ、南米ではそこまで流行していない。しかしこうした地域でも、社会経済的に発展している国では炎症性腸疾患が増えている。さらに、炎症性腸疾患の発生率が低い国から高い国に移住すると、移住者の子どもに炎症性腸疾患の発症リスクが高まる。

1型糖尿病は数世紀前から存在したが、増えたのは最近のことで、遺伝子が変異したとする考え方ではこの増加速度の説明はできない。豊かで衛生的な西洋化された国で自己免疫疾患が増えているという傾向は、多発性硬化症にも共通する。この病気は熱帯地方では少ないのに、赤道から離れて北に移住するほど発症しやすくなる。アメリカでは北緯三七度をはさんで南側より北側で、発生率が二倍高い。感染媒介や遺伝子、ビタミンDの量などが影響しているとも考えられるが、興味深いことに、成人以降にヨーロッパから南アフリカに移住した場合の多発性硬化症の発生率は、一五歳以下で移住した場合より三倍高かった。どうやら移住した先で発生率の低さの恩恵を受けるのは、子どもだけのようである。インドやアフリカ、カリブ諸島など、発生率の低い地域からイギリスに移住した場合は逆で、親世代より子世代が病気になりやすく、イギリス生まれの人たちと同水準になる。ブエノスアイレスの神経学者、ホルヘ・コレアーレは、多発性硬化症の発生率はすべての先進国で着実に増加していると指摘する。ドイツでは、一九六九年から一九八六年で二倍になった。メキシコでは一九七〇年以降、生活水準の向上に連動して二九倍になっている。コレアーレは、腸管に寄生するヒト鞭虫（トリチュリス・トリチュイラ）の分布域と多発性硬化症の発生率に逆相関があることを見出した。ヒト鞭虫は、かつてはアメリカ南部でよく見られ、途上国にはいまも多くいる身近な寄生虫だ。多発性硬化症の発生率は、ヒト鞭虫の感染者が人口の一〇％を超える地域では低いとコレアーレは説く。同様に、腸内寄生虫の多い途上国ではアトピー性皮膚炎や喘息が少ない。

ワインストックはあるとき、シカゴのオヘア空港で離陸を待つ飛行機の中で、長年の謎について考えこんでいた。彼が考えていたのは、何かがあると何かが起こるという因果関係だった。そのとき彼は、炎症性腸疾患をはじめとする自己免疫疾患が増えている原因は、「昔はあったのに現在はないもの」だとひらめいた。つまり、自己免疫を引き起こしているのは、現代の環境に新たに加わった要素ではなく、消えてしまった要素だということだ。「かつての環境は不潔でした。馬糞が散乱する街路を人々は裸足で歩いていました。道路と歩道が舗装され、靴を履いて歩くようになると、人々が寄生虫に感染する機会は減りました。食べ物や水は安全になりました。何もかもがきれいになり、寄生虫は消えました。寄生虫に感染する人が減ると同時に免疫介在性の病気が増えました。これは逆相関です。逆相関の関係があるからといって寄生虫が役に立つという証明にはなりませんが、強力な根拠になります」

　現代の衛生設備は腸内寄生虫に大打撃を与えたとワインストックは言う。屋内トイレと下水処理は蠕虫の卵がヒトにとりつく前に引き離す。頻繁な入浴と衣類の洗濯、キッチン器具の消毒剤、台ふきクリーナーも寄生虫の感染を阻止する。舗装された歩道と靴は、アメリカ鉤虫やズビニ鉤虫、糞線虫などがヒトにとりつく機会を奪った。現代の食品加工は裂頭条虫や猫条虫、旋毛虫の幼虫を殺す。こうした暮らしの変化は先進工業国で腸内寄生虫を根絶した。加熱の不充分な豚肉を食べることで感染する旋毛虫病は、一九六〇年代までアメリカ北東部と西部の風土病のような存在だったが、現在は一年に二五件未満しか発生していない。こうした寄生虫が消えて寄生虫感染症は激減したが、寄生虫のおかげで受けられるはずの恩恵もいっしょに消えた。その典型的な例が近年の東アフリカに現れている。ケニアの学校の学業成果を調査している教育専門家たちは、生徒が学校に来なくなる理由は教科書やフリップチャートの不足が原因だろうと考えていた。だが実際は、腸内寄生虫がいなくなったことのほうが大きな影響を与えていた。当地では大規模な駆虫活動により住血吸虫と鉤虫がほぼ根絶し、その結果、学校でのテストの成績は大幅に上がった。しかし、駆虫の副作用はケニアとウガンダの子どもたちに皮膚炎その他のアレルギーの激増という形で現れた。赤道直下のアフリカでは、皮膚炎は治療されずに放置されることが多く、子どもたちは自分の体を掻きむしって傷をつける。その傷から細菌に感染し、敗血症になる。

　コレアーレはアルゼンチンで多発性硬化症の治療にあたっている。彼が病気の進行を観察していた二四人の患者グループのうち、一二名は少量の腸内寄生虫を抱えていた。彼はそのグループを四年越しで追跡し、定期的に免疫機能をチェックし、脳と脊髄に病変ができていないかＭＲＩの撮影をした。腸に寄生虫のいる患者はそうでない患者よりも、再発率が低く、病変が少なく、障害度を示す測定値が低かった。彼は観察期間を七年間に延ばしたが、五年後、四人の患者が寄生虫治療を断念することになった。寄生虫感染による腹痛と下痢が生じたからだ。四人とも、寄生虫がいなくなると同時に多発性硬化症の障害度を示す数値が上がりはじめ、寄生虫を抱えていない同病患者と同じ水準に戻った。

ミュンヘン大学のアレルギー専門家、エリカ・フォン・ムティウスは、東西ドイツの統一で自分の仮説を検証する機会を得た。彼女はかねてから、喘息、花粉症、アトピー性皮膚炎は大気汚染や過密な居住環境のせいで多く発生すると考えていた。だとすれば、東ドイツより空気がきれいで公衆衛生の水準が高く、産業汚染の少ない西ドイツのほうが、そうしたアレルギー性疾患を抱える子どもが少ないはずだと予測した。ところが、事実は逆だった。典型的な東ドイツの子どもは、多くのきょうだいやペットその他の動物に囲まれて狭い家に暮らし、託児所に長時間預けられていたが、アレルギー持ちの割合は西ドイツよりずっと低かったのだ。どうやら兄や姉、ほかの子どもや動物を通じて小さいうちからさまざまな微生物に接していると、のちの人生でアレルゲンとなりうる物質に寛容な免疫系を得られるようだ、と彼女は結論を書き換えた。

彼女は引き続き、ヨーロッパ全域の都会と農村部を比較する調査をした。すると、生まれてからずっと家畜や家畜用の飼料に囲まれ、また低温殺菌されていない牛乳を飲んで育った子どもは、喘息や花粉症その他のアレルギーを起こしていないことがわかった。伝統的に牧畜が自給自足の暮らしを支えていたスイス、オーストリア、ドイツでは、農家の大半が乳製品の生産にかかわっていて、馬や豚、家禽など牛以外の家畜を育てている。一部の農家は羊や山羊も育てている。農家の大半は飼料にするための牧草や穀類を栽培しており、飼料と住民と家畜が一つ屋根の下の空間を共有していることもめずらしくない。おまけに、女性は妊娠前も妊娠中も家畜小屋で過ごし、出産後は育児をしながら家業を続けるため、生まれて間もない赤ん坊を連れて家畜小屋に入る。フォン・ムティウスは、アレルゲンに耐性をつけるために重要なことをこう考えている。まずは、人生のなるべく早いうちに微生物に接していること。さらに、幼少期に接したり世話したりする動物の種類が多いこと。多種多様な微生物に数多く接することが重要だとフォン・ムティウスは強調する。

自己免疫疾患の中でも、早期発症型の1型糖尿病は衛生状態がよくなった現代の欧米社会で急激に増えている。ヨーロッパでは五歳未満の子どもで、この病気の発生率がつぎの一〇年で二倍になろうとしている。発生率が世界一高いホットスポットはフィンランドだ。この病気に遺伝子と環境がどうかかわっているのかを知ろうと、ヘルシンキ大学のミカエル・クニップらは大規模な住民コホート調査を実施した。1型糖尿病は、膵臓のインスリン産生B細胞を自己攻撃し、血糖値を高め、命を危険にさらす病気だ。インスリン療法が開発されたおかげで病状を安定させることが可能になり、すぐに死ぬことはなくなったが、長期的に見れば失明や腎障害などに苦しむ患者が多い。

カレリア人の故郷であるカレリア地方は、かつてフィンランドに属していたが第二次世界大戦の最中に一部がソ連に割譲された。以来、この地方はロシアとフィンランドに分かれたままになっている。ロシアのカレリア人とフィンランドのカレリア人は、糖尿病へのなりやすさといった遺伝的な性質は同じだが、社会経済状況と健康状態は極端に異なる。国境を接するロシアとフィンランドでは、後者が国民総生産（GNP）において八倍も高い。これはメキシコとアメリカの差よりも大きい。一方、1型糖尿病をはじめとする自己免疫疾患の発生率もフィンランド側のほうが高い。フィンランドのカレリア人はロシアのカレリア人と比べて、糖尿病で六倍、セリアック病で五倍、甲状腺炎で六倍、発生率が高くなっている。アレルギーの発生率はもっと高い。

クニップは、ロシアの医学当局からなんとか協力をとりつけ、国境両側での小児多数の医療データ、糞便サンプル、血液サンプル、皮膚と鼻汁の拭き取りサンプルを集めた。その結果、ロシアのカレリア人は一二歳までに多くの微生物に感染しており、腸管に多様な微生物のコロニーができていることがわかった。腸壁を保護することで知られている細菌種も多く棲息していた。生化学データからは、免疫系の制御がうまくいっていることが示された。これまで1型糖尿病の因子としてビタミンDの不足がよく言われてきたが、国境をはさんでこの病気の発生率が高いフィンランドでビタミンDの不足は見られず、ロシアやエストニアのほうがビタミンDは不足していた。ありていに言えば、ロシアのカレリア人はフィンランド側より貧しく不潔な暮らしをしているが、免疫関連の病気に関しては健康だということだ。

衛生仮説から旧友仮説へ

ヒトはこれまでずっと、ごく自然に多様な細菌、菌類、寄生虫に感染したり、出産時にとりこんだりしていた。そうした微生物に幼いころから接することは、幼少期に麻疹、おたふく風邪、猩紅熱のワクチンを打つのと同じような、免疫系を刺激する効果があるということだろうか？　当初の衛生仮説は「そうだろう」としていた。衛生仮説はアレルギーの文脈で一九世紀に登場した。一八七三年、チャールズ・ハリソン・ブラックレイは、花粉症の原因が花粉であること、農民はこの病気にならないことに気づいた。その後、一九八〇年代になってロンドンのセント・ジョージ病院のデイヴィッド・ストラチャンが、年上のきょうだいが多いほど花粉症になりにくいという傾向を見出した。大家族ならよくある、きょうだい間の微生物感染が、アレルギーを防いでいることが連想された。ここから導き出されたストラチャンの理論は、幼少期のワクチン接種と同じように小さいころ微生物に接するとその微生物によって引き起こされる病気に免疫ができる、だがその機会を欧米の衛生信仰が奪ってきた、というものだった。ところがこの一〇年ほどで、そんな単純な話でないことを示す手がかりが続々と出てきた。

最初の手がかりは、ヒトが微生物とつき合ってきた時間の長さにある。そうした微生物に比べたら、コレラや麻疹などの病原体はもっとずっとあとになってやってきた新参者だ。エモリー大学のジョージ・アルメラゴスは、二五〇万年前から一万年前にかけての旧石器時代に、ヒトの祖先は土壌や腐敗した植物の中にいる腐生菌に日常的に接していたはずだと言う。旧石器時代には未加工のものを食べ、食料を土の中に保存していたから、乳酸菌のような非病原性細菌を現在の何億倍も多く摂取していたに違いない。多種多様な寄生虫にも慢性的に感染していただろう。条虫を分子解析すると、この寄生虫がヒトの腸管に一六万年前から棲んでいたことが判明したとアルメラゴスは言う。ホモ・サピエンスが「出アフリカ」を果たすより前である。鉤虫はときに宿主を重症の感染症にさせて苦しめたこともあっただろうが、殺すことまではしなかった。大半の腸内寄生虫感染はいったん確立したら除去するのは不可能だった。それを排除しようと免疫系が過剰に反応すれば、寄生虫以上に宿主にダメージを与える。ヒト免疫系は寄生虫を許容することを選んだ。

コレラやチフス、麻疹、おたふく風邪、天然痘といった重篤な伝染病が現れたのは、六〇〇〇年前に最初の都市ができてヒトが密集して住むようになってからである。こうした新しい病気は、古くからヒトに棲みついてきた微生物のように共進化するほど長い時間をヒトと共有していない。腸内寄生虫、菌類、腐生菌、片利共生細菌は、太古の昔から私たちの一部だったとアルメラゴスは言う。私たちと彼らは充分に時間をかけていっしょに進化してきた。この分野の第一人者であるユニヴァーシティ・カレッジ・ロンドンのグレアム・ルークは、このようにヒトと共進化してきた微生物を「旧友」と呼び、衛生仮説を「旧友仮説」と改名した。

二番目の手がかりは、ヒトは生まれてすぐに旧友と接触しなければならないという点にある。人生最初期における微生物との出合いは、単に免疫系を活性化させるだけでなく、未熟な免疫系を鍛えて成熟させるのに必要なことなのだ。赤ん坊が出産時と生後数か月に微生物と相互扶助している事実は、私たちと微生物が共進化してきたことを示す何よりの証拠だろう。

妊娠中、母親の膣内では細菌種の組成が変わる。細菌の種類と数が減り、逆に特定の細菌種が優勢になる。その一つが乳酸菌だ。乳酸菌はL・クリスパタス、L・ジェンセニイ、L・イネルス、L・ジョンソニイといった善玉菌の総称で、妊娠時以外は膣の粘膜内層をやや酸性にして病原体から守る役割をしている。だが新生児においては、乳酸菌は腸内マイクロバイオータの主役で、赤ん坊が膣を通って外に出るときに赤ん坊の口から入りこんで、その腸内で急速に増殖する。そして、エンテロコッカスのような病原性細菌から赤ん坊を守る。赤ん坊は膣から外に出るとき、母親の肛門から出る糞便に含まれる細菌も拾う。典型的なのは通性嫌気性菌の細菌種（酸素があれば酸素を使って生きるが、酸素がなければ代謝を発酵に切り替えて生きる細菌）だ。通性嫌気性菌は乳児の腸内でいち早くコロニーを形成することができる。新生児の腸にはまだ酸素があるからだ。だが、ほどなくビフィズス菌のような偏性嫌気性菌（完全に無酸素の状態でのみ生きられる細菌）が急速に増殖し、通性嫌気性菌は追いやられる。

赤ん坊は腸内がほぼ無菌状態で生まれてくるが、その腸はすぐにも細菌だらけになる。そんなとき母乳を飲んでいれば、自然界で最上の贈り物を受けとることができる。ヒトの母乳には、すぐに摂取できるファストフード（脂肪と糖の複雑な配列一式）と共に、腸壁が病原体から攻撃を受けて穴をあけられないよう保護する免疫グロブリンAという抗体が含まれている。さらに、母乳で育てられる乳幼児は毎日、一兆個を超える免疫細胞を受けとるとされている。マクロファージ、好中球、リンパ球。大量のサイトカインとケモカイン。そして、免疫系の細胞間に信号を送って赤ん坊の成長を促す分子であるコロニー刺激因子などなど。ヒトの母乳には七〇〇種類を超える細菌種が見つかっている。その多くは乳糖を消化する能力のある乳酸菌（ラクトコッカス、ロイコノストック、ラクトバチルスなど）だ。善玉菌の代表であるビフィズス菌も多く含まれている。

母乳に含まれるおもな固形成分に、複雑で長い糖鎖でできたオリゴ糖がある。オリゴ糖の重量は一リットルあたり約一〇グラムで、他の哺乳類に比べてヒトの母乳には一〇倍から一〇〇倍も多く含まれている。しかし、赤ん坊はオリゴ糖をまったく消化できない。オリゴ糖の分子を分解するための酵素がないからだ。消化できない物質が母乳に大量に含まれているのはなぜだろうかと、科学者たちは長年頭をひねってきたが、最近になって、この物質が赤ん坊のためのものでないことが判明した。オリゴ糖は、同じく母乳に含まれているビフィズス菌の餌にするために生産されていたのだ。たとえばB・ロンガムという細菌は、オリゴ糖を分解する酵素をコードする特別な遺伝子を七〇〇個も保有している。こうした友好的な細菌は、赤ん坊の腸内に弁当（自分の食料）持参で乗りこむ。おかげでビフィズス菌は、乳児の腸内という乱戦場で有利なスタートを切ることができる。赤ん坊は小腸ですべての単糖をすばやく分解して吸収する。消化されずに大腸に送りこまれる糖分子は事実上、オリゴ糖だけとなる。すると大腸にいる細菌種はみな、たった一つの食料をめぐって争わなければならない。オリゴ糖の分解に特化した酵素を産生できるビフィズス菌は、またまた有利になる。母乳で育てられる赤ん坊の腸はビフィズス菌にとって、ダーウィン説でいうところのニッチ（環境適所）だ。一方、赤ん坊のほうも、こうした友好的な細菌から最大限利益を得られるよう進化してきた。実際、フィンランドのある研究によれば、生後三日から五日の乳児の腸内細菌の九〇%がビフィズス菌だったという。

こうした善玉菌はきわめて重要な機能を担っている。新生児の無菌状態の腸は、攻撃的な病原体に対してあまりに無防備で、未熟な免疫系にはそうした侵入者を追い出すためのプログラムがまだ完成していない。善玉の菌種は病原体を欺くためのおとりの受容体の役目を果たし、病原体が腸壁に結合するのを防ぐ。善玉菌は、新生児の壊死性腸炎を防ぐ働きもしているようだ。さらに、厚くて密なバイオフィルムを形成して腸壁を守るのはもちろんのこと、免疫系を教育する役目も担う。腸には腸の免疫系があり、腸壁全体に分布している。これは腸管関連リンパ系組織として知られており、正常に発達するためには善玉菌が不可欠であることが明らかになった。この効果がどれほど強力かを示す実験は多数ある。たとえばベビーフードにオリゴ糖を足して与えた乳児は、アレルギーの主要マーカーの一つ、免疫グロブリンEの循環量が減少した。アトピー性皮膚炎や下痢、上気道感染の発生率も下がった。この「赤ん坊×オリゴ糖が豊富な母乳×善玉菌」の相互作用は、科学が解明した共進化の最たる例だ。この相互作用は、進化の長きにわたって赤ん坊の生存になくてはならないものだっただろう。

現代女性の反発を食らうのを承知で言うなら、多数の研究が帝王切開と人工乳育児の弊害を指摘している。緊急帝王切開ではなく計画的に予定された帝王切開で生まれた赤ん坊の腸には、最初に皮膚常在菌のコロニーができることが多く、ビフィズス菌のような友好的な細菌のコロニーはそれほど優勢ではない。安定した健全なマイクロバイオータに入れ替わるまでには五か月かかる。人工乳を与えられる赤ん坊の腸には、クロストリジウム、エンテロバクター、エンテロコッカス、バクテロイデスの細菌が多くいる。どれも日和見病原体になりうる細菌だ。デトロイトのヘンリー・フォード病院のクリスティーン・コール・

ジョンソンは、一〇〇〇人の赤ん坊を二年間、追跡調査した。帝王切開で生まれた赤ん坊はそうでない赤ん坊に比べて五倍、アレルギーを発症しやすかった。別の調査によると、セリアック病、肥満、1型糖尿病、自閉症のリスクも帝王切開で高くなる。こうした不利なスタートを切る赤ん坊への最善の介入は、友好的な細菌に意図的に「感染」させてやることだ。マリア・ドミンゲス゠ベロとその研究チームはアメリカとプエルトリコで、帝王切開の手術でこの世に出てきたばかりの赤ん坊に、母親の膣内に一時間入れておいたガーゼをなすりつけた。最初は口を、つぎに顔を、最後に全身をそのガーゼでぬぐったのである。赤ん坊の腸内には多様な細菌が存在しており、母親の膣内細菌を受けとったことが確認された。ただし、その多様性は母親が授乳をはじめると減少し、母乳に含まれる細菌の組成に似てくる。

母乳を通じて母親から赤ん坊への「水平移動」もある。よい面が次世代に伝わるだけならいいが、悪い面も伝わってしまう。母親の性質、たとえば太っているというような性質は、母乳の成分にも反映されているはずだ。現に、太った母親の母乳は痩せた母親のそれと比べて含まれている微生物の種類が少ない。善玉の菌種が少なく、逆に病原体になりうるブドウ球菌や連鎖球菌の数が多い。あなたが肥満に関連する腸内マイクロバイオータを受けとれば、あなた自身も肥満になるリスクやインスリンに耐性ができるリスクが高まる。アレルギー持ちの母親は、不調な免疫系を子に伝えてしまうかもしれない。アレルギー体質の母親の母乳には、ビフィズス菌が少ない。数か月経てば、母乳を与えられた赤ん坊も人工乳を与えられた赤ん坊も似たような腸内マイクロバイオータに落ち着くが、生後数日の初期のコロニー形成パターンは、免疫系を正しく導くのにきわめて重要な役割を果たしている。

そもそも、友好的な細菌はどのようにして母乳に入りこむのだろう？　スイスのクリストフ・シャサールによると、母親の腸と母乳、赤ん坊の腸には同じ細菌がいるという。どうやら細菌は、腸から乳房へと活発に移動しているようだ。腸壁を超えて腸間膜リンパ節に入り、そこからリンパ系にのって乳腺に運ばれる。母乳を通して赤ん坊の腸に入れば、水平移動のサイクルは完了する。ということは、赤ん坊の腸の健全さは基本的に母親の腸の状態に左右されることになる。母親が健康な腸内マイクロバイオータをもっていれば赤ん坊はすぐに利益を得るが、母親の腸内マイクロバイオータが貧弱だと赤ん坊のそれも貧弱なものとなる。

このことは、ロンドンのコベントガーデンでレストランを経営している人物に、母乳がヒット商品になると気づかせた。彼は「ベイビー・ガガ」というブランド名でアイスクリームを売り出した。乳母のヴィクトリア・ハイリーから惜しみなく提供してもらった母乳と、マダガスカル産のバニラ、レモンの皮を混ぜて攪拌したアイスクリームである。BBCのニュースによれば、追加料金でラスク（焼き菓子）、カルポル（幼児向け鎮痛剤）、ボンジェラ（幼児向けの口内炎用軟膏）を足すこともできたという。「母乳入りと聞いて拒否反応を起こす人も一部にいますが、これは純然たる有機食品で、完全な自然食品です。お乳の出どころであるこの私は放し飼いで、健康そのものです」とハイリーはカメラの前で胸を張った。レストラン経営者のマット・オコナーも、「アイスクリームが開発されてから数百年、どうしてだれもこのアイデアを思いつかなかったんでしょうね」とつけ加えた。まあ、ふつう、そんなことは思いつかないだろう。ほどなくイギリス枢密院の食品検査官がやってきて、消費者向けの食品にはふさわしくないとして店を閉めさせた。

当初は無菌状態だった赤ん坊の腸は、生後一週間で九〇兆個もの微生物の棲み処となる。私たちの腸内にいる微生物の数は、人体を構成している全細胞の数の一〇倍ある。腸内マイクロバイオータの総重量はヒトの脳や肝臓より重い。微生物の遺伝子の総数は、ヒトゲノムにある遺伝子数の一〇〇倍だ。これらの微生物は単なる通りがかりの旅行者ではなく長期の住民だ。これまでも、腸内に細菌が棲んでいることは知られていたが、大半が害にも益にもならない、偶然同じテーブルで食事をする相席者くらいにしか思われていなかった。私たちは、彼らの存在を大目に見てきた。私たちの食べものの一部を食べることを許し、温暖で無酸素状態の環境を提供してきた。彼らは彼らで、ヒトが自前で合成できないビタミンB、H、Kをつくってくれたり、酪酸塩のような単鎖脂肪酸を分解してヒトの代謝を助けてくれたりした。しかし、ヒトと旧友たちとのかかわり合いは、単なる共生関係をはるかに超えていたことが明らかになってきた。私たちはマイクロバイオータと緊密に相互作用しながら進化してきて、二つのゲノムを区別するのはもはや意味をなさなくなっている。科学界ではヒトとマイクロバイオータのゲノムを一体化したものをメタゲノムと呼んでいる。このスーパーオーガニズム（超個体）において、むしろヒトの部分はあとから加わったもので、マイクロバイオータなしでヒトは存在することができない。科学者らは現在、二つの根本的な疑問を追究している。一つ目は、人体は旧友（共生細菌や腸内寄生虫など）と危険な病原体をどのように見分けて、前者を受け入れ後者を攻撃する判断をどのようにしているのかという疑問だ。二つ目の疑問は、そうした旧友が不足したり消滅したりすると、ヒトの健康にどんな影響があるのかだ。この二つを追究すれば、ヒトの共進化史の全容と、ヒト免疫系の発達をより詳しく知ることができるようになるだろう。欧米社会を苦しめているアレルギーと自己免疫疾患の異常な流行を止めるための、薬の研究開発にもはずみがつくだろう。

微生物とヒト免疫系の共進化

旧友は自分たちをヒトの免疫系に「自己」だと思わせている。どうしたらそんなことが可能かを説明する前に、免疫の働きについての基本をおさらいしておこう。ヒトには二種類の免疫系がある。まずは自然免疫系で、これは無脊椎動物も脊椎動物も含めた動物界の生物全般に備わっている。もう一つは獲得免疫系で、こちらは脊椎動物にしかない。自然免疫系は病原体に型どおりに反応するが、過去の経験を記憶することがないため長期的な防御はできない。自然免疫系は病原体を感知するやいなや、損傷を受けた場所または感染した場所で炎症反応を起こす。感染地帯に非常線を張り、周囲の血管を拡張し、病原体と戦う免疫細胞を招集するためだ。炎症を引き起こすのは、ヒスタミンとプロスタグランジン、そして免疫細胞間で信号をやりとりする分子であるサイトカインだ。なかでも重要な「炎症促進型サイトカイン」は、腫瘍壊死因子アルファ、インターフェロンガンマ、インターロイキン1、6、7、17である。自然免疫系には血漿蛋白質からなる補助免疫系（補体）というものもあり、病原体を攻撃・攪乱する、他の細胞に知らせるよう目印をつける、より多くの炎症因子を招集して戦場に送りこむといった補佐的な仕事をしている。

自然免疫系の主要な細胞はまとめて白血球と呼ばれているが、細かく見ればいくつかのタイプに分かれている。まず肥満細胞だが、これは腸や肺などの粘膜層に存在し、ヒスタミン、サイトカイン、ケモカイン（他の免疫細胞への案内役として作用部位に誘導する働きをするサイトカインの一種）を放出している。最も重要なのは病原体の掃除をする食細胞だ。食細胞には、マクロファージ（大食細胞）と好中球と樹状細胞がある。好中球は過酸化水素、フリーラジカル、次亜塩素酸（天然の漂白剤）といったキラーケミカルをたくさん積んでいる。樹状細胞は腸壁にとりわけ多く見られ、病原性の細菌やウイルスの外被を形成している外来蛋白質をとりこんで、自身の細胞表面に「提示」し、獲得免疫系の細胞に判断を仰ぐという、いわば自然免疫系と獲得免疫系の橋渡しをしている。

獲得免疫系の主要な二種類の細胞はリンパ球と呼ばれる（リンパ球も白血球の一部である）。一つ目のリンパ球はB細胞だ。B細胞は骨髄で生まれ、未成熟なまま脾臓やリンパ節、腸壁などリンパ系組織があるところまで旅する。成熟すると、外来微生物の抗体を検知して細胞表面に受容体分子をつくり出せるようになる。B細胞の受容体は先端に高頻度可変領域を備えた免疫グロブリン分子だ。高頻度可変領域にかかわる遺伝子は高速変異し、ほぼ無限の組み合わせを可能にし、病原体のあらゆる抗原蛋白質に結合させられる。未成熟のナイーブB細胞は、どんな抗原の鍵に対しても正しい鍵穴をすぐにつくり、それに結合し、無力化させることができる。B細胞はここからプラズマ細胞またはメモリーB細胞に分かれる。プラズマ細胞は特定の抗原に対するコピー生産工場となり、自身のコピーをどんどん増やして血液中で自由遊泳し、抗原にどんどん結合する。一方、メモリーB細胞は検知すべき抗原を記憶したまま体内で長期間生き残り、それを検知するやいなや行動を起こす。

獲得免疫系のもう一つのリンパ球はT細胞だ。Tは胸腺の頭文字から来ている。骨髄で生まれたT細胞の前駆体は胸腺に移動し、そこで数段階のプロセスを経て成熟する。T細胞の一種であるエフェクターT細胞は、自身の細胞膜表面に受容体を提示する。この受容体も高頻度可変性があり、侵入してきたウイルスと細菌の外被から検知されたどんな複雑な抗原複合体でも認識できるよう形を変える。T細胞は血液中に抗体を放出するのではなく、侵略者を直接攻撃して破壊する。急速に細胞分裂して、同じ抗原記号をもつ侵略者すべてを破壊するまで自身のコピーを増やし続ける。その後も血液とリンパ液に二〇年ほど残り、半永久的に記憶を保持する。ある感染症を一度経験すると、つぎに同じ病気になっても軽症ですむのは獲得免疫系の記憶のおかげだ。メモリーB細胞とT細胞はすでに銃に弾を入れていて、あとは引き金をひくだけの状態で待機する。ワクチンの原理も同じだ。死滅しているか不活性化させたか弱毒化した病原体、または病原性生物の外被から採取した抗原を体内に入れることで永続するメモリーB細胞のコピーができ、いざ本物の病原体がやってきたときにはすぐに行動を起こす。獲得免疫系は特定の病原体に対し、抗原を認識し、戦うための受容体と抗体をつくり、記憶し、ふたたび出合ったときにはただちに応戦する。B細胞もT細胞も骨髄または胸腺で訓練を受けるとき、宿主自身の細胞の目印となっている「自己」抗原に強く反応しすぎると、失格となって除去される。獲得免疫系の細胞はこのようにして「自己」と「非自己」の見分け方と対処法を「教育」される。

アレルギーと自己免疫疾患に決定的な役割を果たしているのは、また別の二種類のTリンパ球だ。まずはヘルパーT細胞で、略してTh細胞と呼ばれている。他の白血球が病原体に挑むのを手助けする細胞で、他の細胞から「提示」された抗原によって活性化するとサイトカイン伝達分子を産生し、免疫反応を鎮めたり勢いづかせたりする。Th細胞のうち、Th1細胞はどうやら自己免疫疾患に関与している。Th2細胞は腸内寄生虫とアレルギー全般およびアトピーに関係する。Th17細胞はさまざまな侵略者に対して強い防衛力を発揮し、それがつくり出すサイトカイン分泌物は激しい炎症を起こすため、各種の自己免疫疾患と関連づけられている。もう一つ重要なTリンパ球は制御性T細胞（Tレグ細胞）と呼ばれている。制御性T細胞の仕事は、Th1やTh2、その他致死性のT細胞が暴走するのを抑えたり、その活動を調整したりすることだ。何らかの病原体に対処しようと炎症促進性、細胞障害性のある免疫反応が引き起こされたとき、それを抑えるのが制御性T細胞なのである。

衛生仮説が出てきた初期のころ、Th1とTh2はシーソーのような拮抗作用があると思われていた。

Ｔｈ１が増えるとＴｈ２が減ってアレルギーが抑えられ、Ｔｈ２が増えるとＴｈ１が減って自己免疫疾患が抑えられる、というのだ。ところが、この理論はほどなく破綻した。自己免疫障害を抱える患者はアレルギーも発症していることが多く（ジョンソン一家もそうだった）、実際、欧米では自己免疫疾患とアレルギーが足並みそろえて増えている。こうして免疫系の動態は再解釈されることになり、現在では、制御性Ｔ細胞がＴｈ１とＴｈ２を含むすべてのエフェクターＴ細胞を抑えるマスタースイッチだという理解になっている。旧友の微生物がヒト免疫系に許容されているのは、彼らが人体に制御性Ｔ細胞を増産するよう働きかけているからだ。制御性Ｔ細胞が多くなればエフェクターＴ細胞全般の攻撃力が低下し、「免疫寛容」の状態になる。ジューン・ラウンドとサルキス・マズマニアンのチームは、バクテロイデス・フラジリスという大半の哺乳類の腸内にいる善玉菌を研究してきて、Ｂ・フラジリスが多糖類Ａ（ＰＳＡ）という物質を産生し、それが制御性Ｔ細胞の主要受容体に直接メッセージを送っていることを突き止めた。Ｂ・フラジリスからＰＳＡを取り除くと免疫寛容の効果が取り払われ、すぐさまＴｈ12細胞が活気づいてＢ・フラジリスの腸内コロニー形成を阻むようになるという。

ともあれ、根本的な原則は一つだ。細菌や菌類は何百万年も前から食料や水の中にふつうにいて、日常的にヒトに感染してきたのだから、彼らはヒト免疫系に許容してもらう必要があった。同様に、ヒト免疫系は寄生虫も許容する必要があった。寄生虫はいつも無害というわけではないにせよ、いったん腸内に棲みついたらそう簡単に除去できないので、寄生虫を攻撃すれば必然的に自身をも傷つけることになる。たとえば線虫寄生虫のブルギア・マライイの幼虫を殺そうと免疫系が長期間攻撃すると、リンパ管閉塞や象皮病を引き起こす。相互依存の状態は数千年の時間をかけて築かれてきた。私たちの腸内で食事のテーブルを共にするこうした片利共生微生物は、攻撃されずに腸内に棲み続けるために私たちの免疫系を制御する必要があった。私たちの側も、免疫系の過剰攻撃から自分の体を守るために免疫系を制御する必要があった。こうして私たちは、自身の免疫系のコントロール権を腸内微生物に預けた。ところが、この免疫制御法は腸内に友好的な細菌や菌類、寄生虫が多様に豊富にいるうちは完璧にうまくいくが、そうでなくなったとき急速に破綻する。無害な共生微生物が存在するという前提で進化してきた私たちの強力な免疫系は、ブレーキを失って暴走する。その結果が慢性的な炎症で、アレルギーや自己免疫疾患といった現代の疫病につながる。

現カリフォルニア大学バークレー校のマッテオ・フマガリは、ヒトはその進化史の大部分で寄生虫からかなりの選択圧をかけられてきたはずだと推測している。いまでも寄生虫に感染している人は二〇億人を超え、小児期を病的状態で過ごす子どもはあとを絶たない。寄生虫は宿主の成長を妨げ、ほかの感染症をも呼び寄せる。早産児や低出生体重児の発生率や母体死亡率を高める。いまも昔もそれは変わらない。ヒトが寄生虫から受ける選択圧は、細菌やウイルス、気候による選択圧よりずっと大きかったはずで、その痕跡はヒトゲノム、とりわけ免疫反応に関係するヒト遺伝子に刻まれているはずだ、とフマガリは考えた。彼は、世界各地の集団ごとにゲノム解析をしたヒトゲノム多様性プロジェクトのデータから九五〇人のサンプルを抽出し、遺伝子変異の発生率と、サンプル提供者の出身地における寄生虫種の多様性の相関関係を調べた。その結果、寄生虫の多様な地域では三人に一人に少なくとも一つの遺伝子に大きな変異があり、全体では八〇〇個を超える遺伝子変異が見つかった。そうした遺伝子の多くは、制御性T細胞の機能と自然免疫系のマクロファージ活性に関係するものだった。ほかには、寄生虫に感染したとき動員されるTh2細胞が出すサイトカインに関係する遺伝子もあった。

このことは、ヒトと寄生虫の愛憎関係を知る大きなヒントとなる。寄生虫の圧力で進化してきた遺伝子の多くはそれと戦うための攻撃性と炎症反応を促進するものだったが、逆の方向、つまり免疫寛容に向かう遺伝子もあった。制御性T細胞や炎症抑制型サイトカイン、免疫反応を阻害する分子などを増やすタイプの遺伝子である。腸内寄生虫は免疫制御の最高司令官だ。だからこそ彼らは宿主に長期間とりついていられ、何千年にもわたってヒト感染症の首位の座に居座り続けられる。グレアム・ルークは寄生虫と私たちの関係をチェスのゲームのような、寄生する側と宿主の免疫のあいだに生じる動的張力ととらえている。寄生虫の負荷が強くなりすぎると炎症促進型の遺伝子バリアントを増やす方向に選択がかかる。寄生虫の強力な免疫制御作用に対抗するためにも、また寄生虫の制御を受けながらウイルスや細菌を撃退できる免疫力を維持するためにも、それが必要だったはずだ。この動的平衡は寄生虫が消滅すると崩れ、現在の私たちが直面しているアレルギーや自己免疫疾患のような炎症過剰を引き起こす。

ジム・タークは、ウィスコンシン大学のキャンパスで生物学部の安全管理責任者をしている。学部のすべての実験室が病原体や組み換え微生物を安全に扱っているか、安全に保管しているか確認するのが彼の仕事だ。すべてが整っている、というのが彼の座右の銘で、それは自身の体調についてもあてはめられていた。彼はマラソンのランナーだった。二〇〇五年の春、突如として発話が不明瞭となった。妻は夫が脳卒中を起こしたのではないかと心配し、医者のところに行かせた。だが一連の検査で異常は見つからなかった。「働きすぎのせいでしょう」と医者は言った。「休みなく働いて、ストレスがたまらないはずがありません。何かあればすぐに大学に飛んで行き、家に帰れば小さな子どもがいて、疲れとストレスがたまらないはずがありません」。ジムは、ときおり体の平衡感覚がおかしくなること、下肢にしびれが生じることに気づいていたが、医者の働きすぎという説明に納得し、あえて言わなかった。二〇〇八年二月、彼はマラソン大会に出るために屋内で特訓をはじめた。高温にした練習場でハードなランニングを三分か四分ほどしたところで、異常に気づいた。「あのとき私は、自分の体をコントロールできていませんでした。手すりをつかもうとしてできず、よろめきました。でも、現実に目を背けてトレーニングを続けました。思ったより体がなまっているな、もっと鍛えないと、と自分に言い聞かせて。翌日も、その翌日も練習場に行って同じような状態をくり返し、ある日、顔からうつぶせに倒れこみました」

それでも現実に目を背けたまま、ジムは息子のバスケットボールチームのコーチを引き受けた。だが、体育館のコートの縁で直立しようとすると、バランスをとるために両脚の間隔を大きく広げなければならなくなった。上半身を曲げるとめまいがした。彼はもう一度、医者のところに行った。高血圧との疑いはすぐに除外され、心臓年齢は一〇代だとまでほめられた。だが、神経科に回されてMRIを撮り、すべてが明らかになった。「私の脳には点々とプラークができていました。一〇個ほどあったでしょうか」。もう一度MRI検査をすると、プラークは脊椎まで広がっていて、再発寛解型（初期の）多発性硬化症との診断が下された。二〇〇八年八月のことだった。

ジムは世界で二〇〇万人いる多発性硬化症患者の一人になった。この病気の患者のほとんどは西洋化された国に住んでおり、たいてい若い。発症年齢の平均は二五歳だ。関与因子として五〇個を超える遺伝子、日照不足、ビタミンD、ウイルス、喫煙、生活の豊かさが挙げられているが、寄生虫感染と多発性硬化症の逆相関はひときわ強く、またこの病気の患者のT細胞は往々にして調節不全だ。MRIで見つかるプラークは炎症と組織損傷が起こっている小領域で、そこでは神経線維を覆っているミエリン鞘《しょう》が破壊されている。典型的な再発寛解型多発性硬化症だと年に五個から一〇個のプラークが新しくできる。もっとも、視神経や小脳、感覚神経線維の束といった中枢神経系の重要部位にまでプラークができる割合は一〇％程度である。

診断を受けて数日後の夜、ジムとその妻は地元のテレビ局が放映していた多発性硬化症の特別番組を観ていた。「出演していたウィスコンシン大学のドクター・フレミングが、鞭虫の卵を使うＨＩＮＴ（寄生虫誘導型免疫調節療法）という新療法の試験について話していました。衛生仮説については以前にも聞いたことがあったので、この話には思わず身を乗り出しました。さらに、私も大学の生物学部で管理業務をする身ですから、この試験の被験者を集めるのは簡単ではないだろうことも推測できました。もちろん寄生虫の卵なんて小さすぎて目には見えませんよ。でも、それを飲めと言われて、すぐにイエスと答えられる人がどれだけいることか……」。翌日、ジムはフレミングの研究グループに連絡をとり、この試験に参加する初の志願者となった。彼は寄生虫の卵を三か月飲み続けたあと、六〇日の「休薬期間」をとった。

ジョン・フレミングがブタ鞭虫（トリチュリス・スイス）の潜在力に注目したのは、前述したようにジョエル・ワインストックらがこの寄生虫で炎症性腸疾患の治療をし、患者の七九％を改善させた第一相試験の成功例があったからだ。ブタ鞭虫の卵はヒトの体内で生活環をまっとうできない（孵化することさえできない）。したがって、効果は糞便として排出されるまでの二、三週間しか持続しない。しかし、腸内にいつも鞭虫の卵があるように連続治療をすれば免疫系の調子がよくなるようだ。ワインストックはその理由をこう考えている。一つは、卵が直接的に免疫を制御する分子を分泌している可能性だ。もう一つは間接的に、卵の存在が腸内マイクロバイオータの組成を変え、それが免疫系のふるまいを変えている可能性である。フレミングは、多発性硬化症もつきつめれば免疫制御不全がベースにあると考えている。彼の説明によると、免疫制御は、制御性Ｔ細胞、樹状細胞、制御性Ｂ細胞、サイトカイン、その他のエフェクター細胞の相互作用によって達成される。多発性硬化症の患者ではそのすべてが不調で、寄生虫が免疫制御に作用するメカニズムがこれまでに二〇通り見つかっているという。

フレミングは、アルゼンチンのホルヘ・コレアーレの研究にも注目していた。腸内に寄生虫がいると多発性硬化症の症状が軽減することを見出した研究である。コレアーレの研究結果は、寄生虫の効果は多発性硬化症にとくに強く現れることを示していた。なぜなら寄生虫に感染した患者の体内でつくられる制御性T細胞は、ミエリン・ペプチドに特異的に作用する、つまり神経周囲にあるミエリン鞘を守るからだ。フレミングは小規模の初期的第一相試験をおこなう許可を得た。新規に多発性硬化症の診断を受け、まだ何も治療を開始していない五名を対象にしたこの試験は短期に設定され、基本的には有効性より安全性をテストするためのものだったが、五人の志願者全員で、鞭虫の卵を入れているあいだは脳に新たな病変ができにくいこと、卵の治療をやめたあとは病変が増えることが観察された。

ジム・タークの多発性硬化症は現在、従来型の薬物療法で対処している。彼自身も入念に計画した食生活と運動を守り、病気の進行を抑えている。「この病気になりさえしなければ、私の暮らしはすべてがうまくいくはずだったんですが」と彼は言う。彼は症状、とりわけ発話障害を抑える方法を覚え、仕事仲間の大半が彼の病気に気づかないほどになった。だが、子どもといっしょにスポーツをするのはあきらめた。「息子は一三歳と九歳になりました。あの子たちと裏庭でサッカーやバスケットボールをしたり、自転車で遠出をしたりするのが夢でしたが、もうできません。ランニングも大好きでしたが、六年間やっていません。走りたいです、いまでも、ほんとうに」

病原体より古くからいる友人

私たちの腸内に頻繁に長期に居住していることがわかっている二〇〇〇種を超す細菌集団、腸内マイクロバイオータはことのほか複雑だ。私たちと彼らの関係はあまりに密接にからみあっていて、ヒトの血液、汗、尿で測定する代謝の数値は、じつのところ私たちではなく共生細菌が決めていることさえある。たとえば特定の薬物治療に個人がどう反応するかをテストするとき、その人の身体反応ではなく腸内細菌コロニーの反応を調べているにすぎないかもしれないのだ。このように豊かで持続的な細菌コロニーを抱えているのは脊椎動物だけだ。無脊椎動物にも小さな腸内コロニーはあるが、そこに棲息している微生物はごく数種で、しかもたいてい一時的にしかとどまらない。無脊椎動物と脊椎動物にはもう一つ、興味深い違いがある。無脊椎動物には原始的な自然免疫系しか存在せず、獲得免疫系がないことだ。

この事実に触発され、ウィスコンシン大学の医学微生物学者のマーガレット・マクフォール＝ンガイは近代免疫学の教義を疑問視することからはじめた。彼女は、獲得免疫系は外からやってくる病原体を撃退するために進化しただけでなく、内なる居住者コミュニティの秩序を維持するために進化したと主張する。コッホやパスツールが切り開いた一九世紀の微生物学研究は、ヒトの病気しか視野に入れていなかった。微生物は人体にとりついて感染症を引き起こす侵略者、という前提に立っていた。病原性の細菌やウイルスは私たちよりはるかに速く変異し、ヒト免疫系が敵を見分けるときに目印にする外被の抗原マーカーを変えてしまう。私たちはそれに対抗するため長期の記憶力と無限の種類の抗体をつくる能力をもつ獲得免疫系を求めた、というのが従来型の免疫学の考え方だ。

獲得免疫系がなければ病原性感染症に対抗できないのは事実だが、内なる微生物コミュニティの複雑さに比べれば外からやってくる病原体など複雑なうちに入らない、とマクフォール＝ンガイは言う。別の言い方をするなら、ヒトの大多数を死に追いやったり重い障害を負わせたりするような感染症は二五種類しかなく、そのうち一〇種類は、定住生活でヒトからヒトへの伝播が可能になった六〇〇〇年前以降に出現したものだ。農業や畜産がはじまる前の、小集団が散在または放浪していたような時代にそうした微生物は生き延びられない。一方、腸内マイクロバイオータには数千の微生物種がおり、彼らは通常は友好的にふるまっているが、ときおり裏切り行為に出る。彼らにとって都合の悪い状態になると、たとえば腸壁に穴が開いてそこに安住できないとなると、あっさり変異して性質を良性から病原性に変えてしまう。

つまり、マイクロバイオータはたいていの病原体より古くから私たちの身近にあっただけでなく、数や種の多様性という意味でも外界の病原体よりはるかに豊かなのである。マイクロバイオータがなければヒトの獲得免疫系はこれほど可塑性に富んだものとはならなかっただろう。なにしろヒトの獲得免疫系は、友好的な微生物と病原体を見分けるだけでなく、友好的な微生物が裏切者に変異した場合もそれを見抜くのだ。サルキス・マズマニアンによれば、腸内マイクロバイオータは獲得免疫系にとって処しにくい相手だったはずだという。マイクロバイオータには膨大な外来抗原が含まれており、それを無視するか許容するかしなければ健康を保つことはできない。同様に、マイクロバイオータの側からしても、宿主が健康を維持することは利益になる。謙虚な気持ちで思い出してほしいのだが、私たちはそうした微生物にとって魅力的なニッチであり棲息地であるということだ。彼らはこの魅力的な場所に居続けられるようにと進化してきた。ヒトとそのマイクロバイオータは共に病原体を追い出すよう共進化してきた。それが相互利益になるからだ。つい最近も、マウスに全身性細菌感染症の苦痛を与えると、そのマウスの腸内では友好的な細菌種が好む糖が生産されるようになったという研究報告があった。数を増やした細菌は病原性細菌を追いつめて、宿主の健康回復の手助けをしたという。

パスツール研究所のジェラール・イベールは、ヒトと微生物で構成されるスーパーオーガニズム（超個体）において、免疫系はいっときも休む暇がないと考えている。それはコイルのようなものだ。微生物が腸内にコロニーを広げたり病原体のように横暴になったりすると、免疫系のコイルを圧縮する。だが、免疫系のコイルはバネの力で押し戻し、微生物の勢力を抑える。このように、免疫系はつねに恒常性を保つのに必要な緊張状態の下にある。たとえば、もしマイクロバイオータを抗生物質で一掃してしまったら、エンテロコッカス菌に感染しやすくなるだろう。そうした病原性細菌をいつもなら撃退する有毒なペプチドを腸壁につくらせているのは、友好的な細菌たちだからだ。免疫系が弱すぎれば人体というスーパーオーガニズムは旧友が日和見病原体に変容したとき対抗できず、免疫系が強すぎればマイクロバイオータの安定性を乱して自己免疫疾患を引き起こす、とイベールは言う。

腸と脳の関係

マクフォール＝ンガイは、内なる微生物を心臓のような一つの臓器と見るべき時が来たと語る。ただし、この「臓器」は心臓や肝臓、腎臓よりずっと複雑だ。複雑さという意味では脳に近いかもしれない。脳には大量に相互接続している八〇〇億個のニューロンがある。マイクロバイオータには、伝達分子を通じて互いに大量に交信している八〇兆個の微生物がいる。どちらも記憶をもち、経験から学び、将来の不確実性を予測する。腸は「第二の脳」と呼ばれてきたように、腸壁に埋めこまれた腸のための神経系を有している。実際、腸内細菌が脳と直接対話していることを示す研究結果は続々と出てきており、脳の発達、化学成分、ふるまい、心の病気との関連も示唆されている。腸内細菌は数百種類の神経化学物質をつくり出す。人体に供給されるセロトニンの大半も彼らがつくっている。そして、腸内にいる細菌種の組成によって脳に作用したり、逆に脳から作用を受けたりといった双方向コミュニケーションをしている。

このことを示した研究の多くは実験モデルとしてマウスを使っている。たとえば、プレミスル・ベルチックは臆病なマウスと大胆なマウスの二系統で比較実験をおこなった。まず、二系統のそれぞれに、通常に育てられたマウスと無菌状態で育てられたマウスを用意した。そして臆病な無菌マウスに大胆な通常マウスの腸の中身を、大胆な無菌マウスに臆病な通常マウスの腸の中身を接種した。マウスのふるまいはすぐに入れ替わった。臆病なマウスは大胆になり、大胆なマウスは臆病になった。ジョン・ビーネンシュトックは、臆病な系統のマウスに善玉菌として有名なラクトバチルス・ラムノサスをたっぷりなすりつけた。二八日後、そのマウスは対照群と比べてすすんで迷路に入るようになり、強制的に泳がせるテストでもあきらめることなく果敢に泳ぐようになった。脳のストレスホルモンの活動も低下していた。別の実験では、無菌マウスを狭いところに閉じこめてストレスをかけた。そのマウスの視床下部－下垂体－副腎皮質系の活動は上昇し、ストレスホルモンとして知られるコルチコステロンと副腎皮質刺激ホルモンの濃度が上がった。だが、そのマウスに別の善玉菌ビフィドバクテリウム・インファンティスを接種すると、上昇していた数値がすべて元に戻った。逆の現象も観察されている。マイケル・ベイリーは、妊娠中に騒々しい音を聞かせてストレスを与えたマカク（サル）から生まれた子マカクには、乳酸菌やビフィズス菌のような友好的な細菌の数が少ないことを発見した。別の研究者は、試験期間中の大学生の糞便に乳酸菌が少ないことを見出した。

腸内の微生物はどのように脳とコミュニケーションしているのだろうか。この二つを結びつけているものは何なのか。エメラン・マイヤーとキルステン・ティリッシュの最新の論文は、健康な女性を対象に善玉菌が気分と脳活動にどんな影響を与えているかをｆＭＲＩ脳画像技術で調べたものだ。この試験に自主的に参加した女性は二つのグループに分けられた。一方は何もせず、もう一方は発酵させた善玉菌入りのヨーグルト飲料を一日二回、四週間与えられた。この「治療」の前後に、二種類の状況で脳画像を撮った。さまざまな表情をした顔を見なければならない課題に取り組んでいる最中と、その課題から解放されているときの二種類である。研究者らは腸から脳につながる経路が孤束核（脳幹内の神経線維の束）にあることを突き止めた。腸に分布する迷走神経から集まる情報は、孤束核に届く。この脳幹中心部から、回路は活性化されて扁桃体（恐れや感情にかかわる脳の部位）、島、前帯状皮質など感情の情報を処理する部位に枝分かれしていく。ヨーグルト治療群は対照群と比べて、これらの回路の活性度が低かった。このことは、与えられた課題によって喚起される興奮や不安が善玉菌によって抑えられたものと解釈できる。ヨーグルトを飲んでいた女性たちは感情反応が穏やかだったということだ。この試験結果だけで安易に結論を出すべきではないが、そこそこ理にかなった仮説を導き出すことはできる。腸内の善玉菌は迷走神経を使って脳に情報を伝える、つまり腸の気持ちを脳に伝えることができるのではないかということだ。

ジョー・アルコック、カルロ・マーレイ、アテナ・アクティピスが先ごろ発表した研究論文は、多数の文献を精査して、私たちが何を食べるかは腸内細菌によって誘導されているようだという推察を導き出している。腸内細菌は、大腸という棲息地で自身に競争力をつけるような食物への渇望を宿主に植えつけ、私たちが特定の食品、たとえばチョコレートを食べて感覚的報酬を得るまで不安と不満をあおり続ける。その食品は細菌も切望しているものなので、私たちがそれを食べれば細菌も報酬を得られる。腸内細菌は私たちのふるまいを操るのに迷走神経を使っている。このことは、マイクロバイオータを構成する細菌種の組成を変えると私たちの食習慣が変わる可能性、さらには肥満を避けられる可能性があることを意味している。

脳が機能不良だとどうなるのだろう。たとえば自閉症は、炎症と腸疾患の両方に相関性がある。自閉症児には脳に炎症が見られることが多く、この炎症状態は妊娠中の母親から伝わったとするエビデンスが集まりつつある。コロンビア大学で臨床精神医学部の教授をしているアラン・ブラウンは、八〇万人の妊娠中の女性から一六〇万本の血液サンプルを集めたフィンランドのコホート研究のデータを分析した。すると、炎症の血中指標であるC反応性蛋白（ＣＲＰ）の数値と、産んだ子どもが自閉症になるリスクに相関関係が見つかった。そのリスクは、ＣＲＰ値の上位二〇パーセンタイルに位置する母親で四三％、上位一〇パーセンタイルに位置する母親では八〇％も高くなる。ＣＲＰは感染時に免疫系が反応したときも高くなる。ということは、妊娠中に感染症を患ったか、自己免疫疾患により炎症を起こしていた母親は、胎盤を通じてその炎症状態を胎児に伝えている可能性がある。さらに、デンマークの全国調査でも、自閉症リスクはセリアック病の母親から生まれた子で三五〇％、関節リウマチの母親から生まれた子で八〇％高くなることがわかった。ローレンス・ジョンソンを治療した自閉症専門家のエリック・ホランダーは、インフルエンザのような単純なものでも炎症促進型サイトカインを通じて炎症状態を妊婦から胎児に伝える可能性があると指摘する。発熱や関節の腫れ、皮疹を引き起こす炎症性自己免疫疾患である狼瘡を患っている母親も、胎児に同じような影響を与えるという。

自閉症児は、過剰活動型の免疫系を遺伝的な面からも受け継いでいて、そのため自己免疫疾患を併発しやすいようだ。自閉症スペクトラム障害の子どもの約七〇％は重症の腸過敏症だ。彼らは下痢と痛みをともなう腹部膨満を抱えており、そのせいで怒りっぽく攻撃的になり自傷行為をくり返すと考えられている。

内視鏡検査をすると、クローン病や潰瘍性大腸炎とよく似た炎症病変が見つかることが多い。ウェイクフォレスト研究所のスティーヴン・ウォーカーは、腸過敏症の自閉症児と炎症性腸疾患の成人の、腸から集めた生検材料で遺伝子発現パターンを比較した。遺伝子発現パターンそのものは両群で違っていたが、一方で、両群で発現する・しないを同じくする遺伝子も多数見つかった。そこから、腸過敏症の自閉症児も、腸疾患の非自閉症成人も、自己免疫障害を抱えていることが推察された。自閉症のマウスモデルの実験からは、妊娠中の母体が感染症になるとヘルパーT細胞が永続的に過敏反応性になること、制御性T細胞の数が減ることが示されている。

うつ病はどうだろう。うつ病それ自体は炎症性疾患ではないと思われがちだが、どうやらそうとも言い切れないようだ。うつ症状を呈する患者にかならずしも炎症があるとはかぎらず、血中の炎症マーカーが高くても通常はうつ病にならないのは事実だが、それでもやはり、うつ病になると元々あった弱い炎症状態が強まることはありそうだ。炎症とうつ病が相互作用している例は、C型肝炎の治療薬や抗癌剤として使われる強力な炎症促進型サイトカイン、インターフェロンアルファの効果によく見られる。この薬剤を高用量投与すると、五〇%の患者が三か月以内に大うつ病を発症するからだ。この薬剤は経路の下流でインターロイキン6や腫瘍壊死因子アルファのような別の炎症促進型サイトカインを誘導する（これらもうつ病と関連がある）。しかし、逆も真なのだろうか。炎症促進型サイトカインを取り除いたらうつ病も治るのだろうか。インフリキシマブというモノクローナル抗体でクローン病を治療中の患者を観察した研究がある。患者の一定割合は治療開始時にうつ病と診断されていた。インフリキシマブによる治療はたしかにうつの症状を緩和させたが、それは元々血中ＣＲＰが高かった（炎症状態が重症だった）患者にかぎられていた。インフリキシマブは腫瘍壊死因子アルファに強力に作用する薬なので、クローン病を治療しながら同時に炎症を促進していたサイトカインを中和して、うつ病をも治していたと考えらえる。

うつ病は、それになりやすい個人にとって、軽度の慢性炎症がもとで生じる病気の一つにすぎない。心血管疾患、脳卒中、糖尿病、癌、認知症もその仲間だ。症状が出ていない人でも、慢性炎症のレベルが少し上がっただけでこれらの現代病が発症する可能性は大いにある。イギリスの公務員を対象にした研究では、血中CRPとインターロイキン6が職階級と逆相関していることが見出された。職場の上下関係において低い地位にある人ほど、表面に出ない炎症状態を抱えているということだ。心理学者のアンドルー・ステプトーはこの逆相関を用いて、その後の二〇年にうつ病を発症する確率をかなり正確に予測した。さらなる研究で、幼少期にトラウマやネグレクトを体験したうつ病患者は、ストレス検査でインターロイキン6をより多く放出することが示された。ということは、炎症の原因はかならずしも現代の欧米化したライフスタイルや職場のストレスというわけではなく、欧米社会では免疫制御が相対的に欠如していて、それが炎症性サイトカインの暴走を許しているのかもしれない。もしそうなら、旧友仮説は具体的にこのシナリオにどう加わることになるのだろうか。

ノースウェスタン大学のトム・マクデイドは、感染、炎症、ストレス、うつ、死亡率という相互にもつれ合った要素を解きほぐそうと、途上国とアメリカの住民調査をしている。マクデイドによると、アマゾン川流域とエクアドルにいる先住部族民は感染症になるとCRPの値が一時的に高くなるが、感染症がおさまると下がるという。部族民は感染の機会が多いため、CRPの数値は上がったり下がったりをくり返す。一方、アメリカでは感染の機会は少ないのにCRPは高いままで安定している。炎症が慢性的に続いているということで、これは免疫制御がうまくいっていないことを意味する。マクデイドはフィリピンのセブ島の農村でも調査をした。動物の糞便を分析して家の中と周囲の微生物多様性の度合いを測り、幼少期の下痢の発生頻度と、感染症がピークになる乾季に生まれた子どもの数を調べた。調査と分析によって引き出された予測は、生まれてすぐに多くの微生物と接した経験があると大人になってからＣＲＰが低くなるというものだった。

マクデイドはつぎに、別離が子どもに与える影響を調べてみた。子どもならみな母を失えば強いストレスを受けると思うだろう。ところが、微生物が多様な環境で育った子の場合、たとえ本人が別離の悲しみによる心理的な動揺を感じていても、ＣＲＰを上昇させることはなかった。したがって、子ども時代に旧友の微生物と接する機会が充分にあるフィリピンの農村部では、一時的なうつ状態や社会的ストレスが有害な炎症を引き起こすことはない。マクデイドは、フィリピンの人々には炎症促進型サイトカインのインターロイキン6が少なく、逆に炎症抑制型サイトカインのインターロイキン10がひじょうに多いことを見出した。アメリカの肥満女性には通常インターロイキン6が多く見られるが、同じ胴囲のフィリピン女性ではそうではない。お腹の脂肪をつまんだときの厚みで比べた場合も、アメリカ男性では厚みが増すとＣＲＰも増すのに、フィリピン男性では何ら関連性が見られない。子どものころから微生物に囲まれて育っているとあらゆる面で炎症に対する抵抗力がつくようだ、とマクデイドは結論づけた。

公衆衛生を考え直す

今後、公衆衛生を考えるうえで微生物学と免疫学、とりわけ旧友仮説はいよいよ重みを増していくだろう。『失われてゆく、我々の内なる細菌』の著者で微生物学者のマーティン・Ｊ・ブレイザーは、抗生物質の過剰使用を強く警戒している。抗生物質の多剤耐性菌の出現によって医学治療が不可能になることへの危機感については、すでによく知られている。だが、標準的に使われている広域抗生物質が体内にいる友好的な細菌や有益な共生菌まで殺してしまうと、私たち個人にしっぺ返しが来る。アメリカ人は一八歳になるまでに平均して一〇クールから二〇クールの抗生物質治療を受け、そのたびに友人も敵も一斉に殺している。場合によってはマイクロバイオータは二度と回復せず、それが1型糖尿病や肥満、炎症性腸疾患、アレルギー、喘息の増加を加速させているとブレイザーは言う。実際、炎症性腸疾患の発生数は抗生物質の治療を受けた回数に比例して増える。なお悪いことに、畜産業では産業全体で飼育動物を速く太らせるためだけに抗生物質を投与している。アメリカでは妊婦の二人に一人が規定通りに抗生物質を投与されており、その母親から赤ん坊が微生物を受けとることを思えば、世代ごとに継承する友好的な細菌の数と種類は先細りするばかりだ。

つい先ごろも、ストックホルムのカロリンスカ研究所のスヴェン・ペターソンからぞっとするような研究報告があった。腸壁には、腸管にいる数兆の細菌が体内に入りこむのを防ぐバリアがある。このバリアは友好的な腸内細菌が築いたもので、その維持も細菌に任されている。ペターソンはマウス実験により、多種多様な分子と微生物が脳に侵入するのを阻止する血液脳関門もまた、腸内細菌によって管理されていることを見出した。無菌マウスから生まれた子マウスは死ぬまでずっと、血液脳関門が漏れやすかったというのだ。この研究結果はあくまでマウス実験で、ヒトでは検証されていないが、意味するところは憂慮に値する。母親の腸内マイクロバイオータが減衰していると、生まれた赤ん坊の血液脳関門が不完全となり、脳の正常な発達が阻害されるのはもちろん、その後の人生でも脳の防御がうまくいかなくなる可能性があるということだ。私たちは妊婦への抗生物質投与と帝王切開にはもっと慎重になるべきだろう。どちらの介入も、母親から赤ん坊に移譲されるはずの腸内微生物を減らすことはすでに知られている。

内なるマイクロバイオータが私たちの健康をかなりのところまで守っていることは、大量の研究が示している。だが、微生物の恩恵は私たちをとりまく環境にまでおよぶと考える研究者もいる。ヘルシンキ大学のイルッカ・ハンスキは、微生物学――もっと具体的に言うなら旧友仮説――を都市計画、とりわけ緑地帯の配置を計画する際に取り入れるべきだと言う。彼は先ごろ、フィンランドの都会や農村などさまざまな居住地から抽出した一一八名のティーンエイジャーを対象に、皮膚アレルギー、植生、土地利用の相互関連性を研究した。ハンスキは、綿棒で皮膚サンプルを採取し皮膚細菌の多様性を分析し、アレルギー検査でアトピー性皮膚炎の程度を測定し、被験者の家の近辺の土地が何に使われていて、どんな植物が生えているかを調べた。その結果、アトピー性皮膚炎と、ガンマプロテオバクテリアと呼ばれる細菌グループの多様性の乏しさに強い関連性があるのを見つけた。健康な若者の皮膚には種類豊富にいるガンマプロテオバクテリアの細菌が、アトピーの若者の皮膚では少なかったのである。さらに、炎症抑制型サイトカインのインターロイキン10の血中レベルを測定すると、健康な人ではガンマプロテオバクテリアの一属であるアシネトバクターの多さとインターロイキン10の値の高さに強い相関性が示された。なお、アトピーの人ではこの相関は見られない。

こうした「保護的な」細菌は、植物や花粉、土壌にごくふつうに含まれている。ハンスキは、皮膚細菌の多様性が高いこと、アトピー性皮膚炎でないこと、周囲の植生が豊かなことの三者間に強い相関性を見出した。アトピーでないティーンエイジャーは、小さいころから土や植物を触って細菌を拾い、花粉や風に乗ってきた細菌を吸いこんできたのだろう。都市への人口集中は世界的な傾向で、都市の緑地はどんどん少なくなるか完全に消滅しつつある。血液中の炎症抑制型サイトカインを増やすために、そして免疫寛容を引き出すために、ある種の細菌が欠かせないのであれば、またそれらの細菌が植生の豊かさに支えられているのだとすれば、緑地の存在意義は単なる気持ちよさだけではないということになる。緑地はアレルギー予防や公衆衛生全般の向上のために、なくてはならない空間だとハンスキは指摘する。

ミカエル・クニップによるカレリア人の研究でも、マイクロバイオータは1型糖尿病の重要因子であることが示された。ロシアのカレリア人小児はマイクロバイオータの多様性が高いだけなく、血中の制御性T細胞の数も多かった。クニップはその後も、自己免疫疾患とアレルギーを守るカギとなる微生物種を特定しようと研究を続けている。それがわかれば、リスクのある子どもへの介入法が近い将来に開発されるかもしれない。ほかにも、同じように増えている2型糖尿病や肥満などの代謝障害も、免疫系の調節不良と腸内の微生物多様性の喪失が関係していることが示されている。

人生で遭遇する悪い出来事や寂しさ、社会的孤立が将来の健康に影響することについては、山のような研究論文があり、それはいまも増え続けている。長期疫学的調査の多くは炎症、ストレス、社会的孤立、社会経済的状況に相関関係を見出しているが、腸内微生物の多様性まで見通している論文はこれまで一つか二つしかない。だがグレアム・ルークは、微生物の多様性が関係していることに全財産を賭けてもいいと言う。もし関係しているなら、欧米式の暮らしにおける境遇の変化に耐性の乏しい人には慢性的な炎症と心または体の病気があり、腸内微生物の多様性が低く、その結果として免疫調整不良を引き起こしていることになる。旧友仮説はこれまでの公衆衛生の研究論文すべてに欠けていた重要な要素だ、とルークは考えている。

逆境と不健康が結びつくのは、ゆりかごから墓場までの出来事をざっと思い浮かべるだけで容易に推測できるだろう。たとえばペール・グスタフソンは、学校時代に孤立していた人や自分は嫌われていると主観的に認識していた人は、そののち数十年にわたって健康が害され、精神障害や心血管障害、糖尿病になりやすいことを検証している。グレゴリー・ミラーとスティーヴ・コールはさらに踏みこんで、幼少期のストレスと逆境が慢性的な軽度の炎症と関連していることを、より直接的に見出した。二人はヴァンクーヴァーの若者を対象にした大規模なデータを使い、うつ症状と炎症（ＣＲＰとインターロイキン６の血中値で測定）が同時に発生すること、ただしそれは幼少期に逆境に遭った人にかぎられることを示した。ＣＲＰの高さはうつ症状がおさまったあとも残り、それがそうした子どもたちを長期的に気分障害や心血管疾患、糖尿病、自己免疫疾患のリスクにさらす、と二人は言う。

ブルース・マキューアンは「アロスタティック負荷」という考え方を取り入れている。これは、日々の生活の中でなんとか自分を順応させようとする心身の疲弊の累積を意味する。マキューアンらは、社会経済的状況に相関するストレスがどのように慢性的な炎症として現れ、神経内分泌機能を乱し、心臓病や骨粗鬆症、糖尿病に代表される代謝障害、認知低下につながるのかを示した。Ｗ・トマス・ボイスとキャスリン・ジオル＝ゲストは、幼少期の貧困と成人後の病気の関係について、もっとストレートに語る。将来に慢性病になるかどうかは食生活や栄養といった要素ももちろん関係するが、子どものころ悪い出来事が続いて慢性的に炎症状態にあると、さらに慢性病に至る確率が高まるというのだ。慢性的な炎症は、視床下部と下垂体、副腎が相互におりなす脳内の現象、およびＴリンパ球（Ｔｈ１細胞とＴｈ２細胞を含む）からなる細胞性免疫によってコントロールされており、そのため炎症状態が持続すると広範囲の組織障害が生じる恐れがある。幼少期に社会経済的状態が低いことと、血中のＣＲＰ、インターロイキン６、同じく炎症促進型サイトカインの腫瘍壊死因子アルファの数値の高さは関連性があるため、そうした子どもはアテローム性動脈硬化症のような炎症性疾患、自己免疫疾患、癌を発症するリスクが高くなる。この研究結果は、トム・マクデイドの研究結果と同じ方向を指し示している。フィリピンの子どもはストレス要因、具体的には母親の喪失という逆境があっても、幼少期に微生物と充分に触れ合うことで成人後に代謝障害や心の病気にならずにすむ、というのがマクデイドの引き出した結論だからだ。

私たちは介護施設にいる高齢者によりよいケアを施すことを考えるとき、わざわざ旧友仮説を引っ張り出すことなどしないだろう。しかし、コーク大学のマーカス・クラーソンらの最近の調査は、施設の環境とそこで暮らす高齢者の健康に、やはり旧友がかかわっていることを浮き彫りにした。クラーソンは、アイルランド南部の高齢者一七八名（平均年齢七八歳）を抽出し、地域社会での暮らしを続けている人、リハビリテーションのため短期入院している人、介護施設に長期間入ったままの人の三グループに分け、糞便サンプルから得られる腸内細菌の情報、食事内容、免疫状態を示す測定値を分析した。その結果、介護施設にいる人は地域社会にとどまっている人より腸内細菌の多様性が低いこと、慢性的に炎症があって脆弱であることを見出した。私たちは歳をとると歯の働きが悪くなり、唾液が出にくくなり、消化力が落ち、便秘になりやすくなる。これらのことはすべて、腸内細菌にダメージを与える。そこに介護施設の味気ない食事（および、おそらくは社会からの孤立）が加わるとマイクロバイオータはさらに弱り、慢性的な炎症を引き起こし、老化を加速させ、健康を損なう。欧米諸国で高齢化が急速に進んでいることを考えると、健康状態の悪化と早すぎる死を防ぐために食事の介入を最優先課題とすべきだ、とクラーソンは言う。

旧友療法の試行錯誤

研究者らは現在、旧友仮説に基づく微生物療法を主流医学に導入しようと世界のあちこちで奮闘している。だが、揺籃期の科学分野の常《つね》として、そこに集まる人の多くは、患者に試すより先に自分で試す医者だったり、実証されていない療法に捨て身で臨む患者だったりする。たとえばノッティンガム大学のデイヴィッド・プリチャードは、インドネシアで現地調査をしているとき、鉤虫に寄生されている人はアレルギーにならないようだという現象に興味をひかれた。彼はのちに、自分の皮膚に傷をつけてそこから鉤虫の卵を入れてみた。そして、鉤虫に感染することのデメリットは、それで免疫調整できるメリットを思えば充分に耐えられるということを自分で確かめた。彼の働きかけにより、ノッティンガムでは現在、鉤虫が多発性硬化症の進行を抑えることができるかどうかを見る大規模臨床試験の計画が進められている。

二〇〇四年、匿名希望のある若者が意図的に寄生虫感染しようとタイまで出かけ、すでに感染していた少女の糞便からヒト鞭虫の卵を入手した。若者は重症の潰瘍性大腸炎で、免疫抑制剤のシクロスポリンが効かず、全結腸を切除して人工肛門にしなければならないほど差し迫った状況にあった。ブタ鞭虫で治療をしているジョエル・ワインストックに頼みに行ったこともあった。だがワインストックは、人道的見地からこのケースを引き受けることはできないと答えた。若者はしかたなく、自力で試すことにした。自己治療をはじめて三か月経たないうちに、一日一二回以上も血便を出していた腸が正常に戻った。どうやらヒト鞭虫の卵は、腸の粘膜を癒すのに必要なインターロイキン22の大量生産を誘発したようだった。若者は現在、ニューヨーク大学のプン・ロークが進めている炎症性腸疾患への寄生虫効果を調べる研究にボランティア・メンバーとして協力している。

生物学研究から見えてきた希望に向けて、試行錯誤をくり返しながら薬剤を開発する道のりは険しい。どんな新薬も市場に出すためには、プラセボ効果が反映されないような大規模な二重盲検無作為試験で厳格な検証をしなければならない。ここ数年でブタ鞭虫の卵を使った臨床試験はたくさんおこなわれているが、いまのところ、どれも期待はずれに終わっている。クローン病患者に鞭虫の卵を入れた大規模試験は、有効性が見られなかったため途中で打ち切られた。ジョン・フレミングによる多発性硬化症患者を対象にした鞭虫の卵の第二相試験も失敗した。どちらの試験も選んだ鞭虫の種がヒトに合わなかったことが原因だったのかもしれない。ブタ鞭虫（トリチュリス・スイス）はヒトではなくブタにとりつく寄生虫だ。ヒトの腸内では増殖できず、たとえ「感染」しても二週間後には糞便として排出されてしまう。スチュアート・ジョンソンの息子も治療効果を維持するためには卵を飲み続けなければならない。ブタ鞭虫にとってヒトは適した宿主ではないから、その卵もヒトに特異的に寄生する鞭虫の種の卵ほどヒト免疫系の調節に役立たないのかもしれない。

旧友仮説のパイオニアであるグレアム・ルークは、寄生虫と被験者の組み合わせがよくなかった可能性を指摘する。アルゼンチンでホルヘ・コレアーレが多発性硬化症患者を寛解に導いているのは、治療に使っている条虫が南米によくいる、南米の子どもが免疫系を鍛えるのに寄与している種だからではないかとルークは考える。アルゼンチンの患者の免疫系は幼少期に、彼らの免疫系に関与する主要遺伝子を調整している寄生虫によって訓練を受けたり、エピジェネティックな影響を受けたりするうちに、どこでどう作動スイッチを入れるか学んでいるのではないか。北米のクローン病患者や多発性硬化症患者には、そうした経験がないから試験がうまくいかなかったのではないか、とルークは言う。

一方、エリック・ホランダーは成人の自閉症患者にブタ鞭虫を入れる小規模試験でまあまあ成功している。自閉症の症状を測定する心理検査のいくつかでスコアが下がっているのだ。ただし、下がったといってもそれは統計的に有意なラインのぎりぎりをうろついているにすぎない。患者たちは突発的に激怒したり強迫的な行動をとったりすることが少なくなり、変化に対して寛容になったとホランダーは言う。彼は現在、小児やティーンエイジャーの自閉症者にブタ鞭虫を使う大規模試験を実施している。

ホランダーがおこなっている試験結果がどうなるかはともかく、自閉症と免疫系の調整不良、胃腸の不快症状に関連があることは周知されている。アリゾナ州立大学のローザ・クラジュマルニク゠ブラウンは自閉症児のマイクロバイオータを調べ、健常児のそれと比べて細菌の多様性が全体的に低いこと、いくつかの友好的な細菌種が欠けていることを見出した。クラジュマルニク゠ブラウンは目下、正常な個人から採取した糞便を自閉症児に移植して、細菌の種類と数に富むマイクロバイオータを築くことができるかどうかを調べる試験をしている。糞便移植は、プロバイオティクスを経口投与するより、腸内で細菌をすばやく増やすのに効果があるとされている。実際、善玉菌の錠剤数個またはコップ一杯の発酵飲料を飲んだくらいでは、効果はほとんど期待できない。何兆個もの細菌が棲んでいる腸管の最下部に、たかだか一億個の細菌を上から入れようというようなものだからだ。おまけに、商品として流通しているプロバイオティクスの中心である乳酸菌とビフィズス菌は、乳児の免疫系を確立させるのには不可欠の細菌だが、成人の腸内ではごく少数派の存在だ。私たちに必要なのは新しいタイプのプロバイオティクスだ。

こうした旧友療法の研究者はみな、近い将来に自分たちの努力が新世代の薬剤につながることを夢見ている。寄生虫の研究者たちは、人々に寄生虫の卵を飲ませたり皮膚の下に鉤虫の幼虫を入れたりする治療をこの先ずっと続けるのは不可能だと認識している。サルキス・マズマニアンは、バクテロイデス・フラジリスの研究を通じて一つの方向性を示した。彼は、この細菌から抽出した多糖類Aの分子に免疫系を調節する能力があることから、その成分を純化して投与するというアプローチを見出した。似たような考え方で、ジョエル・ワインストックは寄生虫がヒト免疫系から逃れるメカニズムを解明しようと研究を続けている。彼は、いずれこうした研究から有効な分子を単離できるようになり、進化医学に触発された新世代の薬剤開発に向けて基盤ができてくるだろうと考えている。

こうした話はスチュアート・ジョンソンを大いに喜ばせている。息子のローレンスを残りの人生ずっと施設に入れずにすむ方法を調べに調べ、ついに見つけた男はこう語る。「ここまでできるとは思ってもいませんでした。まさかほんとうに効くなんて。私は自分の中に科学的探求心があったことをうれしく思います。これからも立ち止まることはせず、死ぬまで挑戦を続けたいと思います。つぎはうまくいかないかもしれませんが、それでもけっしてあきらめません」。スチュアートはだれよりも旧友療法について世間の注目を集めた人物で、寄生虫療法がもっと服用しやすい薬の形になる日が来ることを願っている。「薬で免疫反応を弱めることができたらどんなにいいでしょう。自閉症も自己免疫疾患も心配しなくていい時代が来るかもしれません。まあ、私の場合は単に運がよかったという面もありますが、もう駄目だと思っても、何かしら解決策があるはずで、何かしら新しい方法が生まれています。きっとなんとかなりますよ」

こうした旧友療法の成功例に浮かれて寄生虫、友好的な細菌、そして自然界にいるあらゆる微生物に、手のひらを返したようにすり寄りたくなる気持ちはわかる。善玉菌または鞭虫の卵がいっぱい詰まった飲むヨーグルトのコップを掲げ、一気に飲み干せば、あっという間に旧友が戻ってくると思いたくなる気持ちもわかる。しかし、現段階では少し慎重になって、何もかも鵜呑みにしないほうがいい。見込みがあるのは事実だが、旧友仮説が盤石の信頼性と有効性を備えた進化医学の理論として確立するまでには、まだ長くて困難な道を行かなければならないだろう。

第2章　不妊症

素敵な恋、でもキスはないの
素敵な恋、あくまでも友達
熱いトマトのようなカップルならよかったのに
でもあなたは冷えた残飯のマッシュドポテトのよう
素敵な恋、けっして得られない抱擁

人生におけるバラ色の瞬間はいつか、と聞かれてあなたが思い浮かべるのは、幸せなカップルが結ばれて、子づくりをはじめるときではないだろうか。その後、妊娠検査キットに現れた青い線に顔を輝かせ、うれしい知らせを愛するパートナーの耳元でささやき、あっという間に家族や友人に広まり、日々お腹が大きくなり、何事もなく生まれてきて、ピンクまたはブルーのベビーグッズが集まり、そして小さな赤ちゃんがあなたの胸に顔をうずめる……。ああ、出産って、なんてロマンチックなんだろう。

しかし、そんなロマンチックな夢が恐ろしい悪夢となって、毎年、多くの女性を苦しめる。急激な血圧上昇、止まらない胃痛、腎障害、そして胎児へのストレス。これらの症状を引き起こしているのは、未解明なことだらけの「子癇前症」と呼ばれる病態だ。子癇前症がひどくなった妊婦への最善の治療法はすみやかに赤ん坊を外に出すことだが、しばしば時期尚早の超低体重児を取り出すことになり、最終的に多くの女性が赤ん坊を失うという悲しみを負う。

バラ色の出産という世間一般の幻想は、プリヤ・テイラーにも苦しみを与えた。プリヤは連続八回の流産と体外受精後の自然流産を六回経験し、さらに双子の胎児を妊娠初期に失った。そして考えられうる最も不安定な妊娠のすえ、ついに女児、マイアを出産した。悲痛な経験の数々に屈することなく前進し続けた彼女の気丈さは、とうてい言葉で表現できるものではない。プリヤの経験については、この章の中盤でまた説明する。

七〇億の人口がひしめくこの地球を見渡せば、ヒトは効率よく繁殖する生物に思えるかもしれない。だが実際は、ヒトの繁殖成功率は驚くほど低い。サウサンプトン大学で生殖医学の教授をしているニック・マクロンは、「いわゆる効力という観点からすれば、ヒトは生殖能力が高かったからこれほど人口が増えたというより、生殖能力の低さにもかかわらず人口が増えたと言うべきだ」と語る。一九七〇年にイギリスで実際に出生登録された数は、同じ年のイギリスにおける性交をともなう排卵期の推定回数を前提にした計算上の出生数の二二％でしかなかった。ちなみに、ウシなら七〇％、ウサギなら六〇％、イヌやサルでも五〇％である。あるグループがこの数字を日常の性的活動に換算したところ、一組のカップルに子どもが生まれるまでにはおよそ一〇〇回の性交をするか、避妊せずに連続七～八か月の性行為を続けなければならなかった（もちろん個人差はあるし、別の条件設定で換算すれば別の結果が出るだろう）。ヒトの繁殖成功率が低い理由の一つに、流産率の高さがある。妊娠関連の不具合のうち最もよく起こるのが流産だ。胚のおよそ三〇％は着床前に失われ、さらに三〇％が妊娠六週目までに失われる。ほとんどがつぎの月経予定日よりも前に流れてしまうため、女性は妊娠したことさえ気づかず、今月はいつもより月経が重いようだと片づけてしまう。女性が妊娠に気づいたあとも一二週までに一〇%以上が流産に終わり、カップルの一・二%が再発性流産（アメリカの定義によると二回以上続けて流産すること）を経験する。

一二週を過ぎても安心はできない。世界の妊婦の四~二〇%は妊娠糖尿病になり、一〇%は妊娠高血圧症候群になる。妊娠高血圧症候群はとくに妊娠第三期に起こりやすく、それによって腎臓のデリケートな糸球体構造が傷つくと血液中に蛋白が漏れる。妊娠高血圧症候群は、肝臓が損傷するヘルプ症候群や、てんかんや脳けいれんをともなう本格的な子癇発作に進行することがある。近代医学が確立する前は、子癇発作は死を意味した。現在、子癇前症になった妊婦からは緊急帝王切開で赤ん坊を取り出す。二〇〇〇年前のローマ時代に初敢行されたとされる帝王切開は、そもそも、子癇発作に陥った母親をあきらめ、赤ん坊だけでも救おうという捨て鉢な試みだったという。いまでも子癇前症は世界規模で妊娠関連死の死因のトップで、妊娠関連以外を含めたすべての死因のうちで二〇%にのぼる。

アテナ・ベイフォードは一九九八年、最初の妊娠のとき重度の子癇前症になった。彼女は妊娠二六週のある夜、腹部の激痛で目を覚まし、翌日はひどい吐き気と頭痛がした。どれも典型的な子癇前症の症状だ。クリスマスの時期で診療所が閉まっていたので、彼女は一月初旬の診察予約日まで我慢した。予約日に出向くと、看護師が採血をして血圧を測った。看護師はもう一度測り直し、医者のところに行って耳元で何かささやいた。医者がやってきて、また血圧を測った。医者は彼女の不安をかきたてないよう平静を装いながら、「いまから紹介状を書きますので、そのあいだに家に戻って、入院用の荷物をまとめて病院のほうに行ってください。心配することは何もありません」と言った。病院に着くと、紹介状を読んだスタッフは顔色を変えた。アテナは座るよう言われ、ふたたび血圧測定された。彼女はそのときのことをこう話す。「大騒ぎになりました。私はすぐに看護師、助産師、医者の軍団に取り囲まれ、車いすに乗せられて集中治療室に連れていかれ、何があろうとここから勝手に動かないようにと厳しく命じられました。そのときになってやっと、私は自分が何か大変なことになっていると気づいたのです」。彼女は数分のうちに機械類につながれ、カテーテルを入れられた。専門スタッフがやってきて、「血圧が異常に高くなっていて、けいれんを起こす一歩手前です。子癇発作になったら大変なので、けいれんを防ぐための硫酸マグネシウムとモルヒネを打たせてもらいます」と言った。アテナは薬で意識を失ったが、真夜中に目を覚ますとモニターのまわりに何人もの医者と看護師が集まっていた。よくないことが進行中なのは明らかだった。彼らはアテナに、赤ん坊が苦しんでいるからすぐに帝王切開で出してやりましょう、と言った。女の赤ん坊は二八週で取り出された。体重はたったの九〇〇グラムだった。「とっても、とっても、小さな赤ちゃんでした。帝王切開の手術中、私は起きていたので、取り出されたときにちらっと見ることができたんです。でも、あの子はすぐに新生児集中治療室に連れていかれてしまいました」

アテナの血圧は依然として危機的に高かったため、赤ん坊を見に行くのは許されなかった。病院のスタッフと家族が写真やビデオを撮ってきて見せてくれた。なにしろその日は娘が生まれた記念日だ。翌日、悪い知らせが入った。赤ん坊が感染症にかかって容態が悪化したという。小さな肺が破裂しないよう注意しながらできるだけ多くの酸素が送りこまれたが、もうこれ以上は無理だろうというところで生命維持装置がはずされた。「その夜、新生児用かご型ベッドに横たわった赤ちゃんが運ばれてきました。病院の人たちは親切でした。娘が息を引き取るまで私の胸で抱かせてくれ、死んだあとは、娘の体を洗っておむつを変える作業まで私にやらせてもらえました。写真もたくさん撮ってくれました。写真を眺めれば癒しになるからという話でしたが、とてもとても。だって、そこに写っているのは死んだ赤ん坊なんですよ。私はそんな娘の姿を見るのが耐えられず、写真は全部、身内に引きとってもらいました」

親子の対立

妊娠や出産で心を引き裂かれるような思いをした女性たち同様、進化生物学者は、妊娠が世間でイメージされるようなロマンチックなものからほど遠いことを知っている。彼らは、妊婦とパートナー、お腹の中にいる赤ん坊をとりまく愛に満ちた表層の下にある、冷徹で合理的な遺伝的利害のロジックを見る。そして、ヒトの女性の生殖能力が低い理由を問う。受精卵や胚が、なぜこんなに多く流れてしまうのか。なぜ女性は妊娠すると、自身の命を危険にさらしたり胎児に致命的なストレスをかけたりするような病気になりがちなのか。ハーヴァード大学のデイヴィッド・ヘイグは、こうした妊娠合併症すべてを「親子の対立」と呼ばれる進化理論の枠組みでとらえ直した生物進化学者の一人だ。

子づくりは、外からはいかにも協調的な作業に見えるかもしれないが、母、父、胎児の遺伝的利害はけっして同一ではない。胎児は母から遺伝子の五〇％を受け継ぐが、父からも五〇％受け継ぐ。動物界における生殖、とりわけヒトにおける生殖で、女性は男性よりはるかに重い責任を負っている。赤ん坊を産むまでお腹の中に抱えていなければならないだけでなく、産んだあとも栄養を与えて世話をしなければならない。男性側の投資は精子をつくるだけという微々たるものだ。さらに、女性が産む赤ん坊は全員同じ母親の子だが、父親は違う可能性がある。そのため、母親の遺伝子の最大の関心は、自身の生殖可能年齢中に産むであろう赤ん坊の数を仮定し、そこから赤ん坊一人につきどれだけ投資するかを加減することにある。すべての卵を一つのかごに入れてはいけないのは、世の投資家と同じだ。一方、胎児という形をとる父親の遺伝子の関心は、母親の投資枠からどれだけ多くを独占できるかにある。母親にとって、子を一人失うことはもちろん悲惨な出来事ではあるが、その後に同じまたは別のパートナーを得て妊娠できれば損失をとり戻せる。しかし、胎児にとっては生き残るか死ぬかという二つに一つしかない。これが「親子の対立」である。

進化論者はこう考える。父親の遺伝子は（精子と、精子による胚への遺伝的関与という形で）子宮の受容性を高めるメカニズムを好むはずだ。生存能力の高い胚も低い胚も区別なく子宮に着床させてもらったほうが都合がいいからだ。一方、母親の遺伝子は胚の「質」を判断するメカニズムを好むはずだ。遺伝子に欠陥のある胚を育てるような無駄な投資は避けたいからだ。いったん妊娠が成立すれば、胎児と胎盤の中にある父親の遺伝子は、母親に、その後に産むかもしれない別の子どものために資源を残しておくのをあきらめさせるよう働きかけ、母親の遺伝子はその働きかけに抵抗するはずだ。ヘイグはこの利害関係の衝突を綱引き競技になぞらえる。綱の両側には筋骨隆々とした選手たちがいる。力が均衡しているときは、どちらの側も必死に引っぱっているのに綱の真ん中にある旗はほとんど動かない。正常な妊娠も、水面下で正反対の利害が同じ力で引き合っている。どちらか一方が引くのをやめたらこのシステムは破綻する。

第二次世界大戦直後から一九五〇年代〜六〇年代に免疫学を切り開いた、偉大なるパイオニアのピーター・メダウォアは、移植された皮膚や臓器を免疫系が受け入れたり拒絶したりする仕組みの解明に尽力した。彼はその後、妊娠に目を向け、ふと疑問に思った。免疫系は、移植された皮膚や組織が提示する抗原（外来蛋白質）を認識し、攻撃するのが仕事だ。だが母体の免疫系は、胚や胎児が父親由来の外来抗原を提示していても、それをすんなり受け入れて自分の一部に組みこんでいるように見える。遺伝子組成が半分異系の胎児は、なぜ自動的に拒絶されないのだろうか。メダウォアが出した答えは、母体の免疫系は胎児の父親の抗原に気づかない、というものだった。胎児は母体の免疫系から物理的に隔離されているからか、あるいは胎児の抗原提示方法が未発達だからか、それとも胎児の抗原提示は正常でも母親がそれにうまく反応できないからではないか、と彼は推論した。

メダウォアの問題提起をきっかけに、この謎を探る研究が進み、研究者らは過去五〇年間でその仕組みをなんとか大局的に説明できるところまで迫っている。その過程で、メダウォアの考えはすべて否定された。母体と胎児のあいだには堅固な障壁などなく、それどころか「漏れて」いた。胎児と胎盤から細胞デブリ（残骸）として出てくる父親由来の抗原が、母親の血液中に——妊娠中だけでなくそれ以降も——見つかったからだ。さらに、母体の免疫系は、父親由来の抗原を胚が子宮内膜に着床する前にすでに認識していることがわかった。

パートナーとつきあうようになってすぐに妊娠した女性は、六か月以上経ってから妊娠した女性より子癇前症になりやすいことは以前から知られていた。子癇前症になるリスクは、同じパートナーで続けて妊娠したときは低いが、パートナーを変えた場合や、同じパートナーでも数年経ってから再妊娠した場合はまた高くなる。子づくりをはじめる前はコンドームを使っていたというカップルや、性交頻度が低いカップルにおける最初の妊娠の際も、子癇前症リスクは高くなる。体外受精による妊娠、とりわけドナー精子を使った体外受精による妊娠でのリスクはさらに高くなるが、体外受精と並行してコンドームなしのセックスをたびたびしているカップルではリスクは下がる。オーラルセックスの最中にパートナーの精液を飲む女性に子癇前症リスクが低いというエビデンスさえ存在する。これらのことから考えられるのは、精液あるいは精子の成分は女性の免疫系と情報のやりとりをしているということ、女性の免疫系はくり返しパートナーの射精を受けているうちにそのパートナーの抗原を学んで容認するのを覚えるということだ。精液が女性の生殖器官に入り、卵子に受精し、着床し、胎児となって成長するまでずっと、父親の遺伝子は自身を次世代につなぐための戦略を駆使し、母親の遺伝子は、どの胚を受け入れるか、それを育てるためにどれだけ投資するかを判断するための戦略を駆使する。

精液からのシグナル

精液は、精子と栄養分に富んだ液状の混合物にとどまらない、複雑な体液だ。ニューヨーク州立大学オールバニー校の心理学者ゴードン・ギャラップは、レベッカ・バーチとロリ・ペトリコーンと共に、精液の化学的性質を研究するという新興分野に挑み、女性の生殖機構を操る有効成分とそれに対する女性側の反応を明らかにした。

ギャラップによると、膣は化学物質を女性の血流にとりこむ理想的なルートだという。膣にはたくさん血管があるだけでなく、膣からの血液は肝臓を経由せず腸骨静脈からまっすぐ心臓に戻る。外来物質を分解する役目を担っている肝臓を経由しないため、射精から一、二時間で女性の血中に精液の含有成分が数値となって現れる。精液に含まれる成分の多くは、受精を助けたり、受精卵の着床を助けたりするためのものだ。人工授精のうち、精液を洗浄または濃縮する「調整」処置をしてからおこなうタイプの人工授精では、受精率や胎児の成長度が下がるとギャラップは言う。ギャラップは別の試験結果についても報告した。その試験では、ギフト法（配偶子卵管内移植法）の治療を受ける女性の半分に当面のあいだセックスを控えるよう依頼し、もう半分にはこの処置の直前までセックスするよう依頼した。その結果、前者群では一八名のうち五名しか妊娠しなかったが、後者群では一八名のうち一五名が妊娠したという。

精液には、一般に女性のものと思われがちなホルモンが驚くほど多く含まれている。エストロゲン、卵胞刺激ホルモン（卵巣内の卵胞の補充、発達、成熟を刺激する）、黄体形成ホルモン（排卵を促す）などだ。ヒトの精液には各種の細胞シグナル分子、つまりサイトカインも含まれている。インターロイキン1、2、4、6、8、腫瘍壊死因子アルファ、インターフェロンガンマ、顆粒球マクロファージコロニー刺激因子などで、どれも免疫を抑制する性質、つまり子宮の着床を容易にする性質をもつ。ギャラップによれば、精液に含まれるこうしたホルモンの濃度は、妊娠していない女性における同じホルモンの濃度より高いことが多く、ときには妊娠中の女性で測定される濃度を上回ることさえあるという。とりわけ精液に多く含まれるのはヒト絨毛性ゴナドトロピンだ。これは排卵後の卵巣内の黄体を守り、プロゲステロン値を高いままに保って妊娠を持続させるのに不可欠のホルモンで、このホルモン値の測定は医療機関で妊娠の確定診断をするときに使われるほどである。

精液には一三種類のプロスタグランジンと脂質メッセンジャー分子も含まれており、それらは免疫系の攻撃軍隊の一つ、ナチュラルキラーリンパ球の活性を抑えることが観察されている。精液に含まれる多種多様なサイトカインとプロスタグランジンは、子宮と頸部にある標的細胞の受容体に結合し、女性の生殖組織を改変させるような遺伝子を発現させる。これはつまり、女性側の免疫反応が精液と受精卵に対して寛容になるよう操作し、胚の発達と着床を助けるよう子宮内膜を改変することで、精子の生存率と受精率を高めようとする戦略にほかならない、とギャラップは説明する。

アデレード大学のサラ・ロバートソンらは、精液の成分が母体の免疫系にどう作用しているのかを探る研究を進めた。生殖生物学研究のほとんどはマウスで実験されている。ロバートソンの研究チームは、オスの精液がメスの生殖路に軽い炎症を生じさせて免疫反応を引き出し、受精と妊娠の確立を高めているのかどうかを、ヒトにおいても確かめたいと思った。ヒトの子宮に侵襲的な医療処置をするような臨床試験は医療倫理上、禁じられている。そのためロバートソンの研究チームは、子宮に近い頸部の免疫反応は子宮のそれと似ているはずだという前提に立ち、頸部で調べることにした。

研究チームは、妊娠可能であることが確認されている女性を集め、三つのグループに分けた。被験者には、小さな針で頸部組織を採取する生検を二度おこなう。研究チームは全グループに、一度目の生検までの二日間はセックスを控え、それより前の五日間はセックスしてもいいがコンドームを使うよう指示した。これは生殖路から完全に精子を締め出すための措置だ。一度目の生検は排卵期で、二度目の生検はその二日後だ。二度目の生検までの二日間の指示は、グループごとに変えた。一つ目のグループにはコンドームなしのセックスを、二つ目のグループにはコンドームを使ってのセックスをしてもらった。三つ目のグループはセックスせずに過ごしてもらった。その結果、コンドームなしのセックスをしたグループだけに、頸部組織に多数の免疫事象が観察された。頸部は精液に触れることでさまざまな反応をしたということだ。この精液曝露グループには、各種免疫細胞に典型的な炎症反応が見られ、炎症経路に関係する遺伝子が活性化し、炎症促進型サイトカインの数が物理的に増えていた。マクロファージ、樹状細胞、好中球、Tリンパ球（外来抗原を特異的に認識するメモリー細胞）といった各種の白血球が頸部上皮に集まっていたのだ。こうした変化は、セックスをしなかったグループと避妊具を使ったグループでは生じていなかった。

第1章で述べたように、樹状細胞の仕事は外来蛋白質、つまり抗原をとりこんで自身の細胞表面に「提示」し、獲得免疫系のエフェクターT細胞に知らせることだ。樹状細胞は、細菌の表面やウイルスに感染した細胞表面の抗原物質のみならず、精子や精液の抗原物質をもとりこむ。エフェクターT細胞は受けとった抗原信号に応じて、細胞傷害性T細胞となって侵入してきた細胞を攻撃・破壊することもあれば、炎症性T細胞となって将来の着床を妨げる敵対的な環境にすることも、制御性T細胞（Tレグ細胞）となって良好な環境にすることもある。精液の精子以外の液体部に含まれるケモカインとサイトカインの化学伝達物質は、子宮内に軽い炎症反応を生じさせる。すると頸部または子宮に免疫細胞が集まってきて、互いにコミュニケーションする。結果として、女性には免疫記憶ができる。その後、同じ父親由来の抗原を提示する受精卵と胚がやってくれば、女性の免疫系は記憶と照合し、受け入れを認めて着床以降のプロセスに寛容になる。あらかじめパートナーの精液に多く接していると妊娠合併症の予防になるのはそういうわけだ。免疫系の「寛容化」なしに妊娠は成功しえない。

男性側でも、精液内に含まれる形質転換増殖因子ベータ（ＴＧＦ－β）と呼ばれるサイトカインの量にばらつきがあることが見出されている。ＴＧＦ－βには「免疫偏向」を促す能力がある。つまり、母親の免疫反応を、精子にとって敵対的な炎症反応型から、制御性Ｔ細胞の多い寛容型へと方向をそらすことができる。だが、母親の免疫系が父親由来の抗原を認識できるということは、受け入れる胚を質または適合性によってふるいにかけることが可能だということを意味する。たとえば、免疫細胞が「自己」と「非自己」を区別するのに、主要組織適合性複合体（ＭＨＣ）を目印にするという方法がある。ＭＨＣは、ヒトに関してはヒト白血球型抗原（ＨＬＡ）と呼ばれている。これは一六〇個の遺伝子がつくりだす多種多様な蛋白質でできた領域だ。この遺伝子領域の遺伝子は個人ごとの違いが大きいため、あなたのＭＨＣが私のＭＨＣと同じになることはまずない。臓器移植の世界では、拒絶反応を防ぐためにＭＨＣが適合しているか酷似していることが重要だ（そのため家族の一員が腎臓ドナーになることが多い）。だが子宮内では、似ていないことのほうが重要となる。実際、女性の免疫細胞が精液の中に自分とよく似たＭＨＣを感知すると、そのＭＨＣをつけた細胞を拒絶する証拠が見つかっている。細胞表面に外来抗原を提示するときに使われるのが、まさにこのＭＨＣ分子だからだ。母親のＭＨＣと父親のＭＨＣに重複が多いと、生まれてくる子どもは反応できる抗原の範囲が狭くなり、対抗できる病気の種類が少なくなる。おまけに、ＭＨＣ

が酷似していると、父母の両方に潜んでいた劣性遺伝子が子の代で姿を現し、ホモ接合となって活性化する。つまり遺伝疾患になる危険性が増す。意外でも何でもないが、ＭＨＣが酷似しているカップルでは自然流産の発生率が高いことを示すデータもある。

着床をめぐる攻防

卵子が受精し、卵割しながら子宮壁に落ち着くまでを便宜的に「着床の序章」と呼ぶことにしよう。着床の序章で展開される男女の利害衝突はマキャベリズムそのものだ。体外受精でつくられた胚が数回の卵割をしたころ、つまり胚盤胞になったころ、染色体がおそろしく不安定であることは以前から知られていた。この染色体の不安定性は、体外受精が不成功に終わるおもな要因の一つと考えられていた。不安定になるのは薬で卵巣を過剰刺激して卵胞と卵子を増産させているからだろうと思われていたため、不妊治療においては完璧な胚をつくる方法を探すことが究極の目標となっていた。

だが二〇〇九年、ルーヴェン・カトリック大学のジョリス・ヴェルメッシュは、初期胚の染色体異常をスクリーニングする超高感度検査法の開発に着手した。そしてその研究のため、不妊歴のない三五歳未満の女性たちからほぼ正常な自然胚を取り出した。ところがなんと、そうした正常な自然胚でも体外受精胚と同じような「遺伝子カオス」が大量に見つかった。ヴェルメッシュは三～四日経過した胚を形成している割球の細胞一つひとつを調べ、九〇％以上の胚に遺伝子の異常があることを確認した。約半数の胚には正常な二倍体細胞がまったくなかった。染色体不安定の内訳《うちわけ》は幅広く、異数性（染色体の組数が正常より多いか少ない）から片親性ダイソミー（一方の親から二本の染色体を受け継ぎ、もう一方の親からは何も受け継がない）までである。染色体の欠失、重複、分断、増幅がごた混ぜになったものまである。これほど不出来な胚はどう考えても成長するはずがないとあなたは思うだろう。たしかに、この段階の初期胚はその後、着床の失敗、初期の自然流産、妊娠確定後の臨床的流産などで七〇％ほどが失われる。しかし、遺伝子に異常のある胚が九〇％あっても、その後の妊娠損失率は七〇％にとどまっている。正常な胚の数より完全な健康体で生まれる赤ん坊の数のほうが多いということだ。

これにはいくつかの説明が考えられる。カオスな胚の一部は、異常な割球を死滅させ、正常な割球だけを胎児と胎盤にするというように、自己修正する能力があるのかもしれない。実際、正常な細胞が一つしかない冷凍・解凍胚からでも、健康体の赤ん坊が生まれることが報告されている。あるいは、胚には遺伝子のエラーを自己修正する能力があるのかもしれない。カオス胚の多くがこうしてなんとか生き残るのだとすると、なぜ胚は最初の段階でこれほど遺伝子が不安定な時期を過ごすのだろうか。ウォーリック大学の生殖医療学の教授ヤン・ブローゼンスとサウサンプトン大学のニック・マクロンは、これは胚に浸潤力をつけさせるための戦略ではないかと考えている。遺伝子の不安定性がこれほど高くなる例がほかにあるとすれば、癌性腫瘍しかない。悪性の癌細胞は「浸潤の序章」としてかならず遺伝子が不安定な時期があり、その後、運動能力と浸潤力と転移能力の高い細胞になって、別の臓器にまで広がる。最初期の胚は一時的に悪性腫瘍と似たようなプロセスを経るのではないか、というのがブローゼンスらの考えだ。胚にこれほど高頻度の「遺伝子カオス」が見つかったことは新たな医学の謎であり、このテーマについては今後の研究が待たれている。

初期胚はその後、一部の細胞が胎児になり、別の細胞が胎盤となる。ヒトの胎盤は、動物界でもとくに浸潤性が高いことで有名だ。これは「絨毛膜血腫性胎盤」と呼ばれており、正常に着床すれば子宮壁に深く結合して母体の血液循環を大改造する。この血液循環が確立すると、母親は、自身が餓死しないかぎり胎児への栄養供給を断つことができなくなる。絨毛膜血腫性胎盤は究極の寄生体だ。マクロンに言わせれば、胚は本質的に攻撃的な侵入者で、いざとなれば子宮さえ必要としない。子宮外妊娠がいい例だ。子宮外妊娠とは、本来の子宮壁以外の場所に――たいていはファロピウス管だが、ときには頸部や卵巣、腹腔に――胚が無理やり着床する現象だ。その胚が生き残ることはまずないが、攻撃的に血管に穴をあけるという性質が母体の大量出血を引き起こすため、母体を危険にさらす。奇跡的に子宮外妊娠でありながら健康な赤ん坊が生まれてくるという例もある。とくに有名なのは一九九九年に生まれたセージ・ダルトンだ。彼女は胚のとき、子宮外で育った。彼女の胎盤が無理やり穴を掘ったのは母親の腹腔にあった良性の線維腫で、ありがたいことにそこには血管が豊富にあった。胎盤の浸潤性の強さを示すもう一つの例は、胞状《ほうじょう》奇胎《きたい》だ。母親のＤＮＡが何らかの理由で消失した卵子に精子が受精するという、ひじょうにめずらしいケースである。その精子は細胞分裂して四六本の染色体をもつ二倍体を形成するが、すべて父親由来であるため子宮内ではごた混ぜの大きな細胞塊が育ってしまうのだが、これはいわば胎児のいない胎盤のようなものである。

精子製造の代謝コストは比較的低いため、男性側の遺伝子の関心は、できるだけ多くの胚を着床させることに向かう。一つひとつの胚の質や生存可能性までは考えず、見込みは低くても当たれば大きな成果が得られる賭けをするのである。「遺伝子カオス胚」というトロイの木馬はそんな例の一つだ。「親子の対立」理論によれば、女性側はそれに対抗する手段を進化させる。質の低い胚を着床させて自身の貴重な時間とエネルギーを無駄にしないために、女性は遺伝子的に異常な胚と正常に育つ潜在力のある胚を見分けなければならない。もし、質の低い胚をふるい落とすことができなければ、胎児への血流を断てない絨毛膜血腫性胎盤のせいで母親には莫大な代謝コストがかかってしまう。ヤン・ブローゼンスとその共同研究者らのチームによれば、効果的な着床を可能にする時期を狭めるよう進化した月経（子宮内膜の周期的剝離）こそが、胚の選別に必要なものだったという。進化が月経を選んだ理由を説明するのに提唱されていた従来の理論は、月経は女性の生殖器官を精子由来の病原体から守るのに有効だから、あるいは子宮内膜をいつも厚いままにしておくより定期的に剝離させたほうが代謝コストが低いから、というものだった。だが、ブローゼンスらは研究を通じて、月経は、何としてでも着床しようとやってくる胚の品質コントロールをするために、自発的脱落膜化と呼ばれるプロセスと同一歩調で進化してきたものではないかと考えている。

齧歯《げっし》類、クマ、シカ、カンガルーをはじめとする一〇〇種を超える動物には、生殖過程における「休眠」期間がある。休眠中の胚は、子宮壁に付着はするものの発生プロセスを一時中断して、子宮から着床オーケーの合図がくるまでじっと待つのだ。シカの一部の種では、秋に子宮にやってきた胚が春に着床する。こうしたシカの胚は、春まで待ってから脱落膜化というプロセスを誘発して母体の妊娠反応を起動させる。脱落膜とは子宮内膜のことだが、出産時に胎盤と共に剝がれ落ちる（ヒトの場合は月経時に剝がれ落ちる）ためにこう呼ばれている。脱落膜化は旧世界ザル、ハネジネズミ、オオコウモリにも見られる。ヒトは二足歩行をするようになって、胚が不在でもいったん妊娠反応を起こすようになった。そして毎回、月経周期に合わせて排卵から五〜七日後に自発的に脱落膜化する。ブローゼンスはこの時期を「着床の窓」と呼ぶ。受け入れ可能な時期、という意味だ。

子宮には、らせん動脈と呼ばれる特別な血管から血液が送られてくる。子宮を取り囲んでいる線維質の間質細胞は、著しい変化を経て脱落膜細胞に分化し、女性の月経サイクルは「分泌期」に入る。脱落膜をつくり続けるにはプロゲステロンが間断なく供給されなければならない。プロゲステロンは卵巣黄体で産生される。妊娠が起こらなければプロゲステロン値は下がり、女性の月経サイクルは「月経期」になる。しかし、胚の着床があるとプロゲステロン値は高いままとなり、子宮壁の脱落膜細胞は移動して着床物を包囲し、免疫細胞を呼んで着床物の取り調べをさせる。警戒区域に入ろうとする不審者をとどめて警官が尋問するようなものだ。

月経の進化的適応の価値は、子宮が脱落膜の変化を一時的に経験し、胚の包囲と取り調べの準備をすることで「条件づけ」がなされるところにあるのではないか。そう考えるにふさわしい事象がいくつかある。女の赤ん坊には生まれて二~三日のころに月経がよく見られるが、その後、子宮は初潮まで休止状態になる。初潮後も、通常二年間ほどは排卵をともなわない月経がくり返される。ブローゼンスの研究チームは、妊娠に先んじて月経がはじまるのは偶然ではないと考えている。月経による集中的な出血と炎症は、子宮に対する事前の条件づけのためのものだというのだ。定期的に月経がくり返されることの効果はほかにもある。成就しない着床への一時的な炎症反応の強度は弱い。だがこれは、将来の妊娠に必要となる形態や免疫の変化を子宮に促すには充分で、それでいて子宮に胚への嫌悪感を植えつけることもない。この軽度の炎症についてはサラ・ロバートソンも報告しており、重症の子癇前症が最初の妊娠で起こりやすい理由、とくに若い女性に起こりやすい理由の説明になるかもしれないとしている。これについてブローゼンスは、月経の経験が少ないと子宮への条件づけが充分になされないからだろう、と答えている。

ブローゼンスによれば、医学教科書はいまだに、胚を攻撃的なものとして、子宮内膜と子宮壁を受け身なものとして記述しているという。こうした比喩表現には長い歴史がある。デイヴィッド・ヘイグは、生殖科学者が使う言い回しの土台が二〇世紀最初の二〇年間に築かれたこと、それは大戦が迫りつつあった時代精神を色濃く反映していることを調べ上げた。たとえばエルンスト・グレーフェンベルクは、一九一〇年に書いた文章で卵子のことを「子宮壁に食いこむ横柄な侵入者」と表現していた。オスカー・ポラーノは母体と胎児組織の対立について、後者を「敵の領土に前哨基地を設置する」と書いていた。ヘイグはさらに、ジョンストンという人物の記述「境界地帯は明確に線引きされていないが、そこはじつのところ母体の細胞と侵入する胚が衝突する戦闘ラインで、両サイドの死体がまき散らされたまま放置されている」を引用し、ヨーロッパに大戦の影が忍び寄っていた時代にそれを不気味に予見するような言葉を使っていたことを指摘した。

実際には、子宮の脱落膜細胞は受け身どころか能動的な働きをしている。だがそれは、胚の侵入を受け入れるという能動性ではなく、選別するという能動性だ。異常な胚は透明な化学物質を出して無能であることを示す免疫シグナルを発するが、母体がそのシグナルを認識するには脱落膜化のプロセスが不可欠だ。つまり、ヒトの「着床の窓」は受け入れ可能な時期であると同時に、「胚を認識し選別する窓」でもある。ブローゼンスによれば、この同じプロセスは胎盤形成の制御にもかかわっているという。つまり、もし脱落膜化がうまくいかない患者がいれば、その患者は胚の認識もうまくいかず、(たとえ胚が有能でも)胎盤の形成もうまくいかないので、自然流産で胚を早期に失うか、そうでなければ妊娠確立後に子癇前症になる、とブローゼンスは言う。

ブローゼンスは本業のほうで妊孕《にんよう》性の問題を抱えた女性を多く診ている。彼の患者は不妊症か、そうでなければ、すぐに妊娠するのに出産までたどり着けないかだ。彼は数年前に診察した、八回も流産したというスコットランド人の女性のことを思い出す。当時、不妊と流産に強い関連性があることは広く知られていたので、彼はその女性に、一回妊娠するまでどのくらいの期間がかかるか尋ねた。なかなか妊娠しない、という重苦しい答えが返ってくるものと思っていたら、女性はあっけらかんと「いつも一か月でできます」と答えた。その女性は妊孕性そのものに問題はなく、子づくりしようと思えば毎回かならず妊娠する。ところが、早期流産でいつも胎児を失ってしまうのだ。

アレン・J・ウィルコックスは、初期の妊娠損失は三〇%以上という高い確率で起こることをはじめて明らかにした科学者だ。その彼が一九九九年、『ニューイングランド・ジャーナル・オブ・メディシン』誌に、胚の運命は排卵から着床までの日数しだいだとする研究結果を発表した。彼は妊娠を希望する有志被験者を多数集め、妊娠が成功するまで毎日、採尿して冷蔵庫に保存するよう依頼した。彼の研究チームは被験者の尿サンプルを分析し、黄体形成ホルモンが急上昇する日を特定し、それを排卵日とみなした。彼らはつぎにヒト絨毛性ゴナドトロピンの値を測定した。こちらは着床の高感度指標だ。大半の被験者において、着床は排卵日から六~七日目という狭い期間に集中していたが、一部の被験者では、八~一一日、あるいはそれ以上経ってから着床していた。ウィルコックスは、着床が遅くなると流産が指数関数的に増えることを明らかにした。このことについてブローゼンスは、「着床の窓」つまり脱落膜を変化させて着床する胚の包囲と取り調べの準備をする受け入れ期間に間に合わないからではないか、と考えている。試験の開始時間に遅刻した胚は試験を受けられず、能力のあるなしに関係なく退学させられる。遅い着床を許すことは、胚の品質コントロールのために進化した女性のメカニズムにおいて乱れを生じさせる。その乱れは、不育症（簡単に妊娠するのに流産をくり返す病態）という形で現れる。プリヤ・テイラーもこの病態に陥った。

プリヤは子どものいる家庭を築くのが望みだった。二〇〇三年に結婚し、ハネムーンで妊娠した。ところが、一〇週か一二週のころから断続的な出血がみられ、二二週目に事態は一変した。「目を覚ますと、お腹が小さくなっているように見えました。夫が、まずいな、と言いました。ベッドがぐっしょりと濡れていて、破水していたんです」。結局、彼女の赤ん坊は二五週という超早産でとり出された。「男の子でアレクサンダーと名づけました。あの子は生まれたとき、泣き声をあげたんですよ。でもすぐにカーテンの向こうに連れて行かれて、集中治療室の保育器に入れられました。体重四五〇グラムとあまりに小さく、自力で呼吸できなかったんです。保育器で二日間もちこたえましたが、結局死んでしまいました」

プリヤはくじけず、アレクサンダーを失った二か月後に妊娠した。だが、一〇週目で胎児の心音が途絶えた。彼女は子宮内膜掻爬術の手術を受けて胎児と胎盤組織を除去し、三か月後にまた妊娠した。このときもだめになり、その後も続けて六回、流産した。このときは毎回、四週から一〇週しかもたなかった。「何度も子宮内膜掻爬の手術室に私を送りこむことに、夫はだんだん耐えられなくなってきました。その間も、友人たちにはつぎつぎ子どもが生まれて……。つらかったです。私って、感情的なほうなので、そういうのに冷静ではいられないんです。だからといって同情されるのもいやですし。何より、自分にできることが何もないことに苛立ちました」

プリヤはそれでも自然妊娠に挑んだが、こんどは妊娠しなかった。そこで、二か月後に体外受精を試した。ここから合計六回の体外受精をし、うち五回は妊娠したが短命に終わった。体外受精の合間に一度自然妊娠し、七週間もちこたえたことさえある。ヤン・ブローゼンスがプリヤの治療を担当したのはこのころだ。ブローゼンスがプリヤの五回目の胎児から採取した組織をラボ分析に出すと、染色体異常が見つかった。これでは生き残るはずがなかった。プリヤは六回目の体外受精に強い希望を抱いていたが、悲惨な流産となった。カリブ海への旅行を直前にキャンセルして受けた子宮内膜掻爬術が原因で重症の子宮感染症になり、出血のため一週間も病院に閉じこめられた。いつもは感情を表に出さない夫のマットがこのときはじめて涙を流し、「もう充分だ。これで終わりにしよう。きみが何と言おうと、もうこれ以上はやめだ」と言った。プリヤもこのときほぼ限界に達していたが、「お願い。あともう一度だけ試させて。これでだめならきっぱりやめるから」と答えた。マットは一か月悩んでから同意した。

不育症スペクトラムは、着床可能な期間が長いこと、脱落膜化が正常に機能しないこと、胚の選別ができないことを特徴とする子宮障害だ。ブローゼンスは、プリヤはこの不育症スペクトラムの極端なケースだと考えている。胚の品質コントロールのためのメカニズムが進化の目論見どおりに機能しておらず、そのことが、すぐに妊娠するのに初期の喪失率が高いという臨床所見に現れているというのだ。

プリヤは最後の体外受精に臨んだ。驚くことに、二〇個の卵子のうち一四個が受精した。六日目の胚が二個、子宮に入れられた。ほどなく、妊娠検査は陽性で数値はかなり高いという電話が来た。着床がうまくいったという意味だ。しかし三日経つと数値が下がりはじめた。子宮はその状態を維持し、六週目に心音が確認されたが、このまま妊娠を継続できるようにはとても思えなかった。プリヤのことを気にかけていたブローゼンスは、六週から一二週にかけて毎週のように超音波検査をし、そのたびに胎児が育っていることを確認した。正確に言えば、プリヤのお腹には二つの胎児が入っていたが、一方は七週目に流れた。もう一方の、のちにマイアと名づけられる胎児はもちこたえた。マイアが出てこないようにと一六週目にプリヤの頸部は縫い合わされたが、一八週目に出血がはじまった。「このときも真夜中で、ベッドが血の海になりました。私は夫に、入院用品をバッグに詰めるよう言いました。どうせ数日だし、今回も赤ん坊を連れて帰ることはないと思っていたので、荷物はバッグ一つでした」。だが、二人が病院に着いてもまだ、胎児の心音は聞こえていた。ブローゼンスは翌日、超音波検査をして、胎盤のそばにかなり大きな血栓があるのを見つけた。二二週目、胎児の成長が止まった。子宮内の母体血液循環との連結が不充分になった胎盤が極度に変形していた。おまけに胎盤は頸部全体を覆っていたため、自然出産するのは無理な状況だった。それでも妊娠はなんとか最終段階まで維持され、三五週目になったとき、医者たちは、胎児が子宮内でこれ以上成長しそうにないこと、胎盤を通じての血流が少ないことから、もう充分だろうと判断した。こうしてベイビー・マイアは帝王切開でとり出された。健康的な一九五二グラムの体重だった。五日後、医療チームは母子そろって退院することを許可した。プリヤはそのときのことをこう語る。「おうちの準備はできていますか、と聞かれたんです。私は、あっと声をあげてしまいました。家に赤ちゃん用品は何一つ、用意していなかったんです。だって、まさか、ほんとうに赤ん坊を連れて家に帰ることになるなんて思いもしなかったので」

胎盤の進化

着床の成否を決める子宮壁の変化（細胞の変化と免疫反応の変化）はきわめて複雑で、研究は各所で進行しているものの研究者間の合意はまだ何もできていない。おまけに、現時点で私たちが理解していることの大半はマウス実験によるもので、同じことがヒトにあてはまるとはかぎらない。とはいえ、明白になりつつあることもある。間質線維芽細胞が脱落膜細胞に分化する途中で何らかの異常が生じ、脱落膜化がうまくいかなくなると、子宮は侵入してくる胚を受け入れておきながら尋問せず、それが早期流産や子癇前症を引き起こすのだろうというのだ。

ブローゼンスとその研究仲間であるマデュリ・ソーカー、シオバーン・クェンビー、ギジス・テクレンバーグらは、これまで脱落膜化のプロセスを大量に観察してきた。彼らは、炎症促進型サイトカイン・ファミリーの一つ、インターロイキン33（ＩＬ－33）の活動がカギを握っているのではないかと考えている。プロゲステロンは間質細胞が脱落膜細胞に分化するとき不可欠な物質だ。間質細胞は分化を開始すると、ＩＬ－33を分泌して受容体分子のＳＴＬ２に結合する。するとＳＴＬ２は、ケモカインとサイトカイン、Ｃ反応性蛋白その他による炎症促進因子のカクテルを子宮壁に誘導する。これは「着床の序章」にとって欠かせない一時的な炎症だ。この炎症が起こるおかげで、子宮の受容力に関係するいくつかの遺伝子にスイッチが入る。しかし、この炎症は自己収束する。プロゲステロンの後押しを受けて間質細胞が脱落膜細胞に完全に変わると、その脱落膜細胞はフィードバック・ループを起動させ、ＩＬ－33に結合させるお〈と〉〈り〉の受容体をつくりはじめる。おとりの受容体はｓＳＴ２と呼ばれているが、これが実質的にＩＬ－33の働きを封じこめてしまうため、炎症反応は止まる。科学者らは、正常な女性と不育症に苦しむ女性から採取した間質細胞の培養液で、ＳＴＬ２の遺伝子活性値の変化を比べてみた。ＳＴＬ２値は当初はどちらの女性でも上昇したが、正常な女性では脱落膜化の二日後に下落した。不育症の女性では脱落膜化から八日経ってもＳＴＬ２値が高く、おとり受容体のｓＳＴ２値はかなり低かった。不育症の女性は、延長された「着床の窓」の期間に胚を着床させることはできるのだが、ＳＴＬ２とそれが活性化させる炎症促進型サイトカインの影響も本来より長びく。それが着床させた胚にとって敵対的な環境をつくり出す。なぜならこのとき脱落膜組織は傷つき、出血し、免疫攻撃細胞だらけになっているからだ。

間質細胞は脱落膜細胞に変わると、放出する化学信号の分子（サイトカイン）の種類を変え、母体と胚の接合面におけるゲートキーパーとして働くようになる。脱落膜細胞はインターロイキン11と15を放出することで、ナチュラルキラー細胞（ＮＫ細胞）と呼ばれる特別なタイプの白血球の動員と分化を促す。通常のＮＫ細胞は、キラーという名が示すとおり末梢循環においてきわめて毒性が強く、ウイルスに感染した細胞や腫瘍細胞を破壊する。だが、子宮のＮＫ細胞が産生するのは、細胞毒素ではなく妊娠を継続させるのに必要なサイトカイン一式だ。子宮のＮＫ細胞は、脱落膜にあるすべての白血球のうち七〇％を占めるまでに増え、胎盤の形成を助ける（新しい血管を育てて胚から母体組織に侵入するよう促す）。同時に脱落膜細胞は、胎児が細胞毒性をもつＴ細胞から攻撃されないように守る。父親由来の遺伝子を保有する同種異系にあたる胎児を攻撃するようＴ細胞にメッセージを送る物質をつくる遺伝子のスイッチをオフにしてしまうのである。

母体からの「尋問」に合格した胚は、子宮壁になおいっそう深く侵入して強固に食いこみ、胎盤をつくる。胚は細胞分裂しながら栄養外胚葉という細胞層を外側に形成する。そこから侵入力のある栄養膜細胞が育ち、内側にある細胞塊が胎児となる。栄養膜は子宮壁に深く侵入するとき、血管に富む樹状構造を形成する。これは絨毛膜絨毛と呼ばれ、胎児をしっかり固定する役割をする。栄養膜はこのころには絨毛栄養膜と呼ばれるようになり、母体と胎児組織の境にある絨毛間腔と呼ばれる大きな内腔と、子宮壁のらせん動脈とをつなぐ開口部をつくる。こうして、絨毛膜絨毛は母体の血液を自由に浴びられるようになる。絨毛と絨毛間腔には合胞体栄養細胞という細胞層がある。ここで、らせん動脈は劇的に改造される。動脈壁の平滑筋と弾性線維が解体されて胎児の栄養膜細胞に置き換わり、高圧に耐える引き締まった血管だったものが、脱いだばかりのストッキングのような抵抗の少ないぶよぶよした血管になる。

通常、妊娠二〇週までに特別な構造物ができあがる。これが胎盤だ。胎盤は分娩時に表面積が一一平方メートルにもなる。この広大な面積は、肺がガス交換するときとほぼ同じ効率を可能にする。おまけに母体のらせん動脈が改造されているので、胎盤への血流は何物にも邪魔されない。つまり、母親側で胎児への血流量を制限することはできない。胎盤がこれだけ母体に深くしっかり入りこんでいれば、胎盤が放出した化学物質は母体の血流に直接浸透していって、母体の代謝を操ることもできる。一方、母体側から胎児に働きかけるのは困難だ。母体が放出する化学物質が胎児に到達するためには、まずは合胞体栄養細胞層を、つぎに胎児上皮組織を通り抜けなければならない。

子宮壁、胎児、胎盤は、通常の免疫ルールが適用されない「免疫特区」であり続ける。子宮は、非自己の信号を提示する侵入細胞を攻撃しない。代わりに尋問と選抜をして、友好的な反応をするか敵対的な反応をするかを決める。胎盤は、一億二〇〇〇万年前ごろ哺乳類が獲得したものだが、これだけ複雑で深く侵入する絨毛膜血腫性の胎盤をもっている生物種は、ごく少数の例外を除けばヒトと大型類人猿だけである。絨毛膜血腫性の胎盤のおかげで、ヒトや大型類人猿に子どもを長期にわたって懐胎し、その間に大量の食料と酸素を与えることが可能になった。一方、母体側は胚や胎児のために相当量のリソースを割かなければならず、また母体の免疫系は局所的に通常の作用機序を抑制しなければならなくなる。この働きには、自然免疫系と獲得免疫系の両方がかかわっている。前者ではNK細胞が、後者ではT細胞が、末梢循環でそれぞれの対象物に対して通常とは異なるふるまいをする。胎盤を形成するには哺乳類ゲノムに相当量の進化が起こらなければならないが、その一部はまったくの偶然で得たものだ。

胎児への免疫寛容

私たちは第1章で、制御性T細胞（Tレグ細胞）がエフェクターT細胞の過剰生産を抑制することで、アレルギーや自己免疫疾患を防ぐ働きをしていることを知った。制御性T細胞は胎児への免疫寛容にも欠かせない。制御性T細胞は当初、サプレッサー細胞と呼ばれていた。初期の組織移植実験で、拒絶反応を防ぐ細胞だと思われていたからだ。だが、拒絶反応を防ぐ効果は限定的だとわかり、当初の過剰な期待は失望に変わった。また、この細胞を化学分析するには技術的な限界があったため、研究者の関心は薄れていった。ふたたび注目されたのは、T細胞の必須マーカー遺伝子、FOXP3という転写因子が発見されたことによる。FOXP3を欠いたマウスとヒトは制御性T細胞をつくれず、重度の自己免疫疾患を発症する。

排卵に先立って、末梢循環中の制御性T細胞は大幅に増加する。これは、エストロゲンとプロゲステロンの分泌が増加することと関係していると思われる。関節リウマチや自己免疫疾患を発症している女性が妊娠中だけ症状が緩和するのも、そのためだろう。ハーヴァード大学のタマラ・ティルバーグの研究チームは、T細胞がHLA－Cというヒト白血球型抗原分子の一グループを識別できることを明らかにした。HLA－Cは一六〇〇種類もの潜在的なバリエーションを示しうる唯一のHLA抗原だ。ここでもまた、以前に述べた組織適合性のメカニズムが働く。胚と胎児組織はHLA－Cのバリアントを提示する。T細胞はそれを見て、父親由来の遺伝子の適合性に応じて友好的な反応をするか敵対的な反応をするかを決める。HLA－Cが不適合な妊娠では（父親由来のHLA－C分子が母親のそれとあまりに違うときは）、サイトカインを放出するT細胞と制御性T細胞の両方の存在量が増す。エフェクターT細胞の敵対的なふるまいを食い止めるには制御性T細胞の存在量がものを言う。実際、いくつかの研究が、制御性T細胞の数が減ると再発性の自然流産と子癇前症が増えることを示している。

ニューヨークのメモリアル・スローン・ケタリング癌研究所のロバート・サムステインは、胎児への免疫寛容に制御性T細胞が果たす役割について、進化で説明するすばらしいモデルを提唱した。制御性T細胞のほとんどは胸腺で生産される。しかし、制御性T細胞の中には、末梢血管を循環しているナイーブT細胞からできるものが個別の集団として存在する。胎児への免疫寛容に関係しているのは後者の集団だけで、このことは、胎盤哺乳類のメスが父親由来の抗原に接したとき不可避の「母体と胎児の対立」を弱めるために特別に進化した仕組みではないかとサムステインは考えている。サムステインは、こうした末梢血管系の制御性T細胞の分化に必要な要素を明らかにした。それは遺伝子FOXP3の存在と、その遺伝子の作用を促進するCNS1というきわめて重要な非コード領域である。CNS1は胸腺系のT細胞の成熟には必要とされない。サムステインは動物界の広範な種にCNS1を探し、この非コード領域は胎盤哺乳類の進化過程で突然、出現したものであることを見出した。その後CNS1は、一九五〇年代にバーバラ・マクリントックが突き止めたジャンピング遺伝子（科学者たちはトランスポゾンと呼んでいる）の一種だとわかった。CNS1はどこからかゲノムに入りこみ、別の染色体の上に飛び乗り、FOXP3遺伝子のすぐ下流に着地したところ、そこで遺伝子エンハンサーとしての任務を与えられたのだろう。サムステインは、メスのマウスを対象にした一連の実験を報告した。それによると、CNS1欠損マウスでは脱落膜に対して動員できる制御性T細胞の数が極端に少なかった。メスのCNS1欠損マウスは、MHC不適合のオスとつがわせても、らせん動脈の早い段階での壊死、炎症、膨張が見られ、発生を止めた胎児はそのまま母体に吸収されたという。

特殊化した制御性T細胞が胎児への免疫寛容を強化するという、サムステインの進化モデルは理にかなっている。このモデルなら、新しいパートナーとつき合いはじめてすぐに妊娠した女性が子癇前症を発症しやすい理由を説明できるからだ。そうした女性は、パートナーの精子から提示されるHLA－C分子の特定パターンに対する免疫寛容を学習する時間が充分になかったのだろう。このモデルは、妊娠の空白期間が長いほど子癇前症リスクが高まる理由の説明にもなる――免疫記憶が薄れると考えられるからだ。ヒトの精液にサイトカインＴＧＦ－βが高濃度で含まれているというサラ・ロバートソンの観察の説明にもなる。ＴＧＦ－βは、子宮内で活動する制御性Ｔ細胞の分化に不可欠の物質でもある。分化した制御性Ｔ細胞が胎盤形成時の子宮壁に存在しなければ、胎児への免疫反応を抑制するものは何もない。

胎児が育ちはじめると、母体と胎児の「綱引き」が本格化する。デイヴィッド・ヘイグによれば、このとき母の関心は胎児が無秩序に貪欲に成長するのを抑えることで、胎児の関心は母体から無制限に栄養を得ることだ。胎児のすべての遺伝子には、母由来と父由来の二つのコピーがある。つまり胎児は、母と父の二個体のゲノムをＤＮＡとして抱える存在である。哺乳類における母と父の衝突に対し、進化は「遺伝子刷りこみ」に解決策を見出した。遺伝子刷りこみとは、メチルという化学物質の分子をＤＮＡに付着させてそれを不活性化させることにより、遺伝子の働きをオフにするという作用だ。ある遺伝子が母性刷りこみされていると、胎児における母由来の遺伝子コピーはオフになるが、父由来のコピーはオンである。父性刷りこみの場合はその逆になる。いまのところ母性刷りこみ遺伝子は一五〇個ほど見つかっており（この先もっとたくさん見つかるだろう）、その多くは胎盤と胎児に関係するものだ。あなたの推測どおり、遺伝子刷りこみはしばしば互いに逆の作用をする。これもまた、ヘイグの言う「綱引き」だ。研究者らは、刷りこみの対称性がおかしくなったとき何が起こるのかを知ろうと、刷りこみされた遺伝子のペアのうち母性または父性のどちらかのコピーをノックアウトする実験を多数おこなった。ヘイグの言う「綱引き」に意図的に干渉し、どちらか一方が綱を引くのをやめたときどうなるかを見ようとしたのだ。

一例として、初期に見つかった刷りこみ遺伝子のペアに、インスリン様の成長因子２（ＩＧＦ２）がある。ＩＧＦ２は通常、父性のコピーだけが活性化するため胎児の成長を促す。ＩＧＦ２の父性コピーをノックアウトしたマウスでは、母の関心が強く出るようバランスが傾き、体重が四〇%も軽くなった。通常、母マウスはIGF2に拮抗するIGF2Rという遺伝子で父性コピーを不活性化させ、胎児の成長を制限する。この遺伝子の母性コピーをノックアウトすると、バランスは父の関心に有利なほうに傾き、胎盤ホルモンの産生が三五%増える。結果として、母マウスの体重は通常の場合と比べて一二五%となった。

バース大学の研究者らは先ごろ、胎児の成長に拮抗的な遺伝子コントロールが働くという考え方が、「綱引き」の両サイドにあるもう二つの遺伝子にもあてはまることを見出した。一つは父性コピーを活性化させ母性コピーを沈黙させるDlk1で、もう一つは父性コピーを沈黙させて母性コピーを活性化させるGrb10である。Grb10をノックアウトしたマウスは、通常の同腹マウスより体重が四〇%重く、高濃度の脂肪沈着が見られた。一方、Dlk1をノックアウトしたマウスは二〇%軽かった。両遺伝子とも同じ遺伝子経路を通って作用するため、拮抗する力が平衡を保っていれば正常に成長する。

PHLDA2は胎盤の成長を抑える母性発現遺伝子で、その過活動はこれまで子宮内発育遅延と関連づけられてきた。この遺伝子の過活動が流産や死産のリスクを高めることを示した研究もある。こうした観察は、この遺伝子に、胎盤が母体のらせん動脈をつくるのを邪魔する力があると考えれば納得がいく。PHLDA2の効力は、父性発現して胎盤の成長を促すPEG10という遺伝子によって押しとどめられる。この遺伝子は妊娠初期にはほとんど活動していないが、妊娠一〇~一二週になると多く発現するようになり、出産までその発現水準を保ち続ける。

CDKN1Cは母性発現遺伝子で、この母性コピーが機能しないと胎盤が過剰成長する。ヴァラリア・ロマネリは、CDKN1C遺伝子が変異して機能不全になった女性を多数診てきた。女性たちは重症のヘルプ症候群に陥りながら最終的には出産したが、生まれてきた赤ん坊は過体重で、手足の肥大その他の障害をともなうベックウィズ・ヴィーデマン症候群になっていた。これは、バランスが父性遺伝子の関心に有利なほうに傾き、異常な胎児の成長と栄養過多を引き起こしたからだろう。

ほかにも刷りこみ遺伝子に関連する障害は二つあり、胎児の成長に「綱引き」のバランスがいかに重要かを示している。アンジェルマン症候群は、15番染色体の母由来遺伝子が不活性化するという変異が原因の病気だ。この遺伝子は通常、父性コピーが沈黙している。アンジェルマン症候群の赤ん坊は、重篤な睡眠障害に陥り、またいつまで経っても乳離れしない。病名の由来でもある天使（エンジェル）のような愛らしさと幸せそうなふるまいは、母性遺伝子を沈黙させることに成功した父性遺伝子の勝ち誇った笑みのようにも見える。一方、プラダー・ウィリ症候群は、15番染色体の遺伝子が不活性化することで起こる。この遺伝子は通常、父由来であれば活性化するが母由来だと沈黙する。プラダー・ウィリ症候群の小児は、覚醒していることが困難で、あまり体を動かさず、吸引反射が弱いという特徴がある。しかし、一歳を過ぎて離乳食をとるようになると食欲旺盛となり、しばしば肥満児になる。この場合、有利になっているのは母の関心だ。乳の吸引力が弱いということは、母親のエネルギー備蓄を奪う力が弱いことを意味する。離乳後に食欲旺盛になったとしても、その子がむさぼり食うのは母乳ではなく母体の外にある食べ物だ。

デイヴィッド・ヘイグは先ごろ、この考え方を、夜中に何度も乳を求めて母親を困らせる赤ん坊がいるという現象にあてはめた。重篤な睡眠障害と乳離れの遅さを特徴とするアンジェルマン症候群においては、母性コピーを不活性化させることで、刷りこみ効果が相殺される父性遺伝子が特定された。ということは、通常の赤ん坊にあるこれらの父性遺伝子は、母親の授乳期間を長引かせるための適応だと考えられる。授乳期間を長引かせれば母親の排卵は抑制され、母親の栄養を奪い合うことになるきょうだいの誕生を遅らせることができるからだ。ダーウィン進化論は、もうほとんどマキャベリズムと言ってもいいようだ。

妊娠中の代謝とホルモン

母体におけるらせん動脈の大改造は、妊娠二〇週のころまでに仕上がる。そこから出産まで、母体は胎児と自分自身に必要なものを供給可能にする代謝態勢に切り替わり、心拍数と血液中の赤血球数を増やす。また、正常な胎盤でも細胞デブリ（傷ついたり死んだりした細胞の残骸）はそれなりに出るので、それが母体の血流に入って血管に軽い炎症が生じれば、母親の血圧は上がる。オックスフォード大学ナフィールド産科婦人科のイアン・サージェントとクリス・レドマンによれば、この時期に生じる、不充分な胎盤形成を特徴とする早発型の子癇前症は、血管の炎症が重くなった状態だという。らせん動脈の改造が不充分だと胎盤への血流量が減って低酸素症を引き起こすと考える研究者もいるが、サージェントとレドマンは、血流量が減ることより血流が断続することのほうを問題視している。血流がとぎれとぎれになると胎盤は一時的に虚血状態となる。その後に血流が回復すると、閉塞した冠動脈が再開するときと同じような「再灌流障害」を引き起こす。血液、酸素、栄養がいきなりやってくると、炎症と、フリーラジカルの放出による酸化ストレスが生じるのだ。傷ついた胎盤が出す炎症性因子と細胞デブリは、たちまち母体の動脈に全身性炎症反応を引き起こし、血管の内膜を傷つけ、血圧を上げる。

ヘイグはこう推論した。胎児と胎盤は、もしそんな目に遭った場合はそれに対抗し、充分な血液供給を再建するよう特別な生化学武器を使って母体に働きかけるはずだ。まず、母の心拍出量を増やすようにするだろう。それだけでは不充分だとなれば、つぎに母の末梢循環で抵抗を上げる、つまり血圧を上げる。母の血液を子宮と胎盤を含む主要臓器すべてに行き渡らせるためだ。このヘイグの理論は、ハーヴァード大学医学大学院の腎臓専門医、アナンス・カルマンチによって裏づけられた。

カルマンチは二〇〇〇年ごろから、妊娠高血圧症候群と腎不全の両方に苦しむ女性を多く診るようになった。子癇前症の原因について、研究も合意もほとんどできていない現状を知った彼は、廃棄された後産《あとざん》を使って病んだ胎盤で活性化する遺伝子を探すことにした。病んだ胎盤ではそうした遺伝子がコードする蛋白質が母体の血流に入ることが知られており、とりわけ可溶性ｆｍｓ様チロシン・キナーゼ（ｓＦｌｔ１）と呼ばれる蛋白質が突出して多いことを彼は突き止めた。重症の子癇前症になった妊婦の血液を調べると、正常な妊婦に比べて五倍ものｓＦｌｔ１が含まれていることがわかった。さらに、ｓＦｌｔ１を注入したラットはさまざまな子癇前症様の症状を呈することも判明した。カルマンチがこの研究結果を二〇〇三年に発表すると、すぐにヘイグから連絡が入った。ヘイグは自分の理論の実例が見つかったことを喜んだ。母体の循環系を混乱させることがなぜ胎盤の利益になるのか病理学的に説明できないでいたカルマンチのほうも、ヘイグのおかげで自分の研究結果を説明する理論の枠組みを得られたため、ヘイグに大いに感謝した。

新しい血管の成長と、既存の血管における内膜のメンテナンスを指揮しているのはＶＥＧＦという蛋白質だ。健康な動脈壁なら正常な血圧になる。だが、ｓＦｌｔ１はＶＥＧＦのアゴニストで、結合すればＶＥＧＦを不活性化させる。ヘイグが予想したように、ｓＦｌｔ１は母体の末梢血管の血圧を上げ、より多くの血液を胎盤に引き入れようとする。だがＶＥＧＦは腎臓の糸球体（廃棄物を血液中に出すためのフィルター）の内膜をメンテナンスするためにも必要な物質で、肝臓や脳でも活性化している。このことは、なぜ子癇前症が腎不全と蛋白尿症を引き起こすのかの説明となる。ｓＦｌｔ１は単独では作動しない。ストレスを受けた胎盤は可溶性エンドグリンを出し、それもまた血圧を上げる原因になる。これがｓＦｌｔ１と相互作用して、極度に重症の子癇前症であるヘルプ症候群――頭痛、ひどい胸やけ、肝酵素の上昇

——を引き起こしていると考えられる。

ヘイグが一九九〇年代に親子の利害衝突という仮説を打ち立てたとき、彼はブドウ糖をめぐる母と胎児の戦いを想定していた。女性の少なくとも一〇％は妊娠中に、とくに妊娠第三期に妊娠糖尿病になる。この糖尿病は赤ん坊を出産すると同時に消える。妊婦の血糖が上がるのは、インスリン受容体の効率が落ちて身体の細胞がインスリンに耐性をもつようになるからだ。それに応じて、母は血糖を安定させようとインスリンを増産する。だが、ヘイグには疑問が残っていた。インスリンの耐性強化とインスリンの生産は互いの効果を相殺するのだから、インスリンの少量生産と少ない耐性というバランスに落ち着かせたほうが経済的なのでは？　しかし、このときは彼が要素に含めていなかったのは胎盤だった。何もしなければ、胎盤は母が胎児に与えたいと思う以上のブドウ糖を母の血液から奪おうとするだろう。だから母は、インスリンの生産を通じて自身の血糖を下げようとするのだ。

ヘイグによると、食事をするたびに母と胎児は自分が受けとるブドウ糖の配分をめぐって「小競り合い」をする。母が自身の血糖を減らす期間が長くなればなるほど、結果的に胎児にまわるブドウ糖の配分比率は高まる。その理由はお察しのとおり、インスリンを生産してブドウ糖の供給を抑えるという母の措置に対抗するため、胎児がインスリンの効果を抑制するよう母に働きかけるからだ。胎盤は、胎盤由来の乳腺刺激ホルモンを出す。このホルモンは母体細胞のインスリン受容体に干渉し、インスリンの作用を阻害し、血糖を上げる。このホルモンは同時に各種の炎症促進性サイトカインをつくるよう働きかける。これらの物質もまた、インスリンの作用を阻害し、インスリン耐性と高血糖を促進させるのだ。母はそれに対抗するためもっと多くのインスリンを生産するが、結局は追いつくことができずに妊娠糖尿病になる。

正常な妊娠はどのくらい長く続くもので、あるときなぜ終わってしまうのだろう？　出産のタイミングを決めているのは何なのだろうか？　ヒトの妊娠期間は平均するとおよそ四〇週だが、早産の時期についてはかなりの開きがある。現代医学に基づく産科医の介入がおこなわれるようになる前は、四二週や四三週になってもまだ赤ん坊が出てこないことがあり、その場合は母親に重症の子癇前症が生じた。一九九五年、オーストラリアのジョン・ハンター病院のロジャー・スミスらは、妊娠初期から時を刻みはじめて妊娠期間と出産の時期を決めている「胎盤時計」なるものが存在するのではないか、との考えを提唱した。この時計は、胎盤でつくられて母体の血流に放出されるコルチコトロピン放出ホルモン（ＣＲＨ）に従って動く。これは、二〇週ごろから分泌がはじまり妊娠第四期に急激に増加するホルモンである。

妊娠中にＣＲＨが母の血流に流れこんでも、母の肝臓でつくられる結合蛋白質がすぐにこのホルモンを不活性化させる。そのため、血液中を循環するＣＲＨの濃度が少々上がっても何も起こらない。だが出産の三週間前ごろになると、ＣＲＨの量が結合蛋白質の量を上回り、ＣＲＨの作用を止められなくなる。スミスらが妊婦の血漿ＣＲＨ濃度を測定したところ、のちに早産（平均三四週）することになる妊婦は、正常出産（四〇週前後）する妊婦に比べてかなり高いＣＲＨ値を示していた。逆に、四二週以降に出産した妊婦ではＣＲＨ値が低かった。ＣＲＨが結合蛋白質で抑えきれなくなると早産になり、抑えられ続けると遅い出産になる。これが胎盤時計の仕組みであり、妊娠初期におけるＣＲＨ値は妊娠期間の推測と、早産を生じうる警告に対する信頼性のある指標となる、とスミスらは言う。

スミスらは、胎膜にＣＲＨの受容体が存在すること、また分娩の際の子宮収縮を引き起こすプロスタグラジンとオキシトシンはＣＲＨにより刺激されることから、妊娠後期に活性化したＣＲＨの濃度が高くなると出産がはじまると推論している。ＣＲＨは胎児の発達とも同期するのではないかと彼らは考えている。ＣＲＨは器官成熟に関係する胎児の副腎ホルモンをも刺激するからだ。彼らが提唱したモデルは、出産に適したタイミングをめぐる母子間の協調に欠かせない要素の一つである。

この話はここで終わらない。ＣＲＨは妊婦だけでなく私たちだれにもあるホルモンで、ストレス反応に不可欠な要素だということが知られている。ＣＲＨは脳の視床下部から分泌され、下垂体を刺激して副腎皮質ホルモン（ＡＣＴＨ）をつくる。これは副腎を通るとき、コルチコステロイド、とりわけコルチゾール（またの名をヒドロコルチゾン）を分泌させる。この経路は視床下部－下垂体－副腎皮質系、略してＨＰＡ系と呼ばれている。妊娠が進むと、母体のＨＰＡ系におけるＣＲＨ、ＡＣＴＨ、コルチゾールの生産は低下する。これは胎児を守るための母側の努力だとこれまでは考えられてきた。胎児はコルチゾールに過剰反応すると思われてきたからだ。

ここで、ニューメキシコ大学で進化発生プログラムを指揮しているスティーヴ・ガンゲスタッドは、スミスらの胎盤時計モデルにいくつか納得のいかない点があることに気がついた。彼はこの状況をヘイグ流に考えてみた。もし母親が、胎児を守るためにコルチゾールを減らすよう視床下部のＣＲＨ生産を抑えるのだとすると、なぜ胎児はわざわざ胎盤性ＣＲＨを母親の血液循環に入れるようなことをするのだろう？　さらに、ＣＲＨの最終目的地が（分娩を促すための）胎盤の受容体とその膜だとすると、胎盤はＣＲＨを局所的に作用させればいいはずなのに、なぜわざわざ母親の血流に大量に流し続けるのだろう？　これまでとは違うもっと論理的な説明が必要だ、とガンゲスタッドは考えた。

コルチゾールは、「戦うか逃げるか」のストレス反応にすばやくエネルギーを供給するため、血糖値を上げるよう肝臓で作用する。胎盤が大量のＣＲＨを出すのは、これもまた胎児が母からより多くのブドウ糖を引き出すための戦略の一つなのではないかとガンゲスタッドは論じる。ＣＲＨとコルチゾールの増減は釣り合っているからだ。母は胎児に反撃し、ＣＲＨを蛋白質複合体に結合させると同時に自身のＣＲＨ

とコルチゾールの生産を減らすことで、できるだけ多くのＣＲＨを無効にしようとする。ガンゲスタッドによる胎盤時計説の再解釈を裏づけるように、胎児の子宮内発育遅延は子癇前症と同様、ＣＲＨ値の高さと相関している。これは、危うくなった胎児がＣＲＨで応戦していることの表れだ。らせん動脈の改造が不充分だと生じがちな胎盤への血流障害もまた、ＣＲＨ値の高さと相関している。この場合は、コルチゾールがエピネフリンとノルエピネフリンへの血管の感受性を上げることで、母の血管収縮を促している。これもまた、母の末梢循環での抵抗性を上げることで障害された胎盤に血液を分岐させようという胎児側の働きかけの一つである。

妊娠第三期にＣＲＨ値が高いことが早産に関連している事実に異を唱える者はいないだろう。だがこれは、ある時点で胎児の栄養要求が、胎盤の向こう側に栄養を届ける母側の輸送力を上回ってしまうからではないかとガンゲスタッドは考えている。この危機的な状況に面した胎児は自身の脂肪備蓄を動員しはじめる、つまり飢餓状態になる。やがて、このまま子宮に残るより、いますぐ外に出て母乳から栄養を得たほうがいいという代謝の交差点に達する。この交差点で、胎児は大量のＣＲＨを出して母からありったけのブドウ糖を絞りとろうとするが、それが不充分であることがわかると、そのままＣＲＨの増産を続ける。それでコルチゾールが充分にできると、分娩がはじまる。

この考え方は、ピーター・エリソンとホリー・ダンスワースが提唱する、妊娠期間と出産時期に関する「エネルギー学と成長」仮説に一致する。出産のタイミングは、従来の産科理論では女性の骨盤のサイズと押し出す力の制約に合わせるよう進化したものだとされてきたが、むしろ母と胎児の代謝バランスによって決まるのではないか、と二人は主張する。二人が打ち立てたモデルによれば、分娩は、胎児の要求に母が応えられなくなるとはじまる代謝ストレスが引き金となる。多くの刷りこみ遺伝子が胎盤で活性化していることが知られているが、その多くは脳の活動にも関係していることが判明している。そうした遺伝子刷りこみは、誕生後に母と赤ん坊のあいだで繰り広げられる新しい戦い——母の世話と母乳を通じての栄養供給をめぐる戦い——のためのもので、赤ん坊への母の愛着、母を引きつけるための赤ん坊の魅力、乳腺の刺激などに関係しているものと思われる。

究極の選択

このように妊娠から出産までを進化の視点で眺めるのは、いかにも冷徹だ。デイヴィッド・ヘイグが描写する子宮内での母子の利害の衝突や争いは、ともすれば、私たちが意識的におこなう意思決定と混同されがちだ。赤ん坊のことを、傲慢で非道な存在だとみなしているように思えたとしても不思議はない。それはヒトの生殖を愛情豊かで協力的な行為と夢見がちな私たちに不快感を与える。しかし、進化論者が語る戦略や利害の衝突は、私たちが意識的にコントロールできるようなものとはまったく違うメカニズムの話だということを忘れてはならない。母親が自身の脂肪や炭水化物の備蓄を胎児に奪われまいと戦うのは、母親自身の意思によるのではない。母由来の遺伝子の利害と父由来の遺伝子の利害（これは胎児の利害として表れる）という対立する要素をなんとか釣り合わせようとしてきた、進化の対処法なのだ。サラ・ロバートソンに言わせれば、これは受胎の免疫制御と胚の着床からはじまる品質コントロールのすべてだ。男性は粗悪品だろうが何だろうが売れさえすればいいという不誠実なセールスマンで、女性は低品質の商品を店の在庫にしないよう厳しく目を光らせる小売店主というわけである。

ロバートソンによれば、女性を妊娠させるチャンスを高め、子宮壁に受け入れを可能にさせる免疫反応を引き出す能動的な成分が精液にどれだけあるかは、男性によって個人差があるという。一方、女性には男性の生殖媒体の品質を評価し、それが不充分であれば胚ごと駆逐できるという高度な受容力が与えられている。この「女性側の選択」という部分が妊娠中も継続しないはずはない。低品質の胚が着床に成功してしまうと母親の貴重なリソースを食う。その胎児が成長すれば、もっと多くのリソースを母親から奪う。万一、母親をとりまく外界が妊婦に敵対的な状態となった場合には、胎児は適応不良の重荷になりうる。妊婦に敵対的な状態とは、病気の流行、食料不足による栄養不良、自然災害や戦争などによるストレス、パートナーまたは最愛の支援者との別離などである。その意味で、胚と胎児は出産するまで（そしてその後も）ずっと「試用期間」なのかもしれない。

女性の選択は胚から胎児、胎盤にまでおよぶ。母親の免疫系は、環境の変動に応じて友好的にも敵対的にも入れ替わることのできる態勢になっている。「これは、必要とあれば妊娠組織をまるごと切り捨てることのできる強力なメカニズムです」とロバートソンは言う。たしかに妊娠の開始時には精液の成分が重要な役割を果たす。制御性T細胞をたくさん集められるかどうかは精液の成分にかかっているからだ。だが、その後は受胎産物と環境から受けるシグナルに重きが移る。そのシグナルが交信する樹状細胞とT細胞は実際、環境ストレスによく反応する。外界から免疫系が受けとるシグナルは視床下部－下垂体－副腎皮質系（ＨＰＡ系）を通るからだ。このような、母親の免疫系と環境間の連結メカニズムは、免疫系が急性のストレスに反応して流産を引き起こす理由の説明になると彼女は指摘する。このことは、社会心理的ストレスの認知、プロゲステロンの減少、１型（炎症促進型）免疫応答へのシフトと流産に関連性のあることを示した最新研究の結果に一致する。免疫系に品質コントロール機能があるのなら、すべての妊娠損失を「病理的」なものとしてきた従来の見方を変える必要がある。「特定の状況下における免疫介在性の妊娠損失は正常なもので、最適な生殖機能に欠かせない要素だと考えるべきです」とロバートソンは主張する。この主張にはデイヴィッド・ヘイグも大いに賛同することだろう。

この挑戦的で広範囲にわたる主張を裏づけるエビデンスは、いまのところわずかしかない。とはいえ、着床や胎盤の発達など妊娠における決定的な場面で、胚がかなり不安定であることは明白だ。母親の精神状態がＨＰＡ系を通じて胎児に伝わることもすでに知られている。ミシガン大学公衆衛生大学院のダニエル・クルーガーは、アメリカ全土、四五〇〇の郡における二〇〇〇年の出生記録を網羅的に調べ、出生時低体重と早産のケースを、アメリカ国勢調査の家族構成および社会経済的地位のデータと照らし合わせた。その結果、シングルマザー（男性パートナーが不在の女性）は妊娠期間が短く、生まれてくる子に低体重児が多いことを見出した。生まれてきたとき父親がいないことは赤ん坊にとって幸先がよくない。母親にとっても妊娠育児に男性からのサポートが得られない。そうしたことから、シングルマザーでは胎児へのリソース投入を制限するような無意識的なメカニズムが働くのではないか、とクルーガーは言う。ただし、こうしたメカニズムが胎児の命を断つところまで強力に働くのかどうかは今後の研究を待たなければならない。

一方、進化の考え方を取り入れた生殖医療の分野が、妊娠関連疾患の治療に突破口を開いてくれるだろうという未来への見通しは明るい。たとえばアナンス・カルマンチは、母親の血中ｓＦｌｔ１が上昇すると子癇前症様の症状がはじまることから着想を得て、妊娠中に定期的にｓＦｌｔ１を測定すれば、それが早期警報システムになることを実証した。カルマンチらの研究チームは、子癇前症様の症状を呈している妊婦少数にｓＦｌｔ１を除去する血液透析を実施したところ、血圧と蛋白尿が安定し、妊娠期間が延びたという結果を報告している。オーストラリアでは、サラ・ロバートソンとガス・デッカーの共同研究により、ＴＧＦ－βを使った不妊治療に希望が見えてきている。さらにロバートソンはバイオ企業と組んで、顆粒球マクロファージコロニー刺激因子というサイトカインを使って胚盤胞の質を上げ、ひいては着床の成功率を高める研究をしている。ヤン・ブローゼンスは、インターロイキン33（ＩＬ－33）が再発性の妊娠損失の治療に役立つはずだと考えている。

　進化医学は、私たちが生殖に抱くロマンチックな幻想を打ち砕きながらも、つい最近まで謎に包まれていて科学研究がまったく進んでいなかった妊娠関連疾患のブラックボックスに、たくさんの知見をもたらしてくれている。近年、ブローゼンスやロバートソンその他多くの研究者が進めている研究のルーツはどれも同じだ。それは、現存する最も偉大な進化理論家と称されるロバート・トリヴァーズが一九七四年に、世にはじめて提唱した「親子の対立」理論である。デイヴィッド・ヘイグはこの理論を妊娠関連疾患に広げた。進化を医学に応用するサクセスストーリーはいままさに進行中だ。世界有数のトップ生殖進化学者たちが、進化を彼らの研究の理論的枠組みとして使っている。

第3章 腰痛

故チップ・オニールは伝説的なマサチューセッツ州の下院議員で、米国下院議長を務めたこともある。彼については長年、語り継がれてきた噂話がある。社交好きな政治家だったオニールは、いつでもだれとでも、すすんで握手した。とはいえ、遊説中にたまに見かける程度の有権者を全員覚えていられるほど記憶力がいいはずもない。そんな彼の作戦は、そうした人に出合うと肩に軽く手をまわしてから握手し、声を落として「どうですか、腰の具合は」と尋ねることだった。聴衆のおよそ八〇％は腰痛その他の不調を抱えていることを思えば、こう声をかけられた相手はほぼ確実に、「オニールさんは私のことを覚えていてくれた」と感激する。

現生人類の特徴としてまず挙げられるのは直立歩行だ。直立歩行で手が自由になったおかげで、ヒトは効率的な狩りと採集ができるようになり、脳を発達させた。この足と手と脳をもった動物は、地球上に急速に拡散し、世界に多くの変革をもたらした――いつもいい変革をもたらしたわけではなかったが。二本足で立つことを標準としている生き物は、動物界全体で鳥類とヒトしか存在しない。テナガザルなど一部の霊長類も二足で歩くが、それは地上を移動するときだけだ。鳥類の多くはぴょんぴょん跳びはねる歩き方をし、ダチョウとその類縁動物は明白な二足歩行および走行をする。しかし、頭と骨盤と足を地面に対してまっすぐ垂直に立てて移動する、真の二足歩行を獲得したのはヒトだけだ。動物界においてヒトの二足歩行の獲得が唯一無二であること――一回かぎりの試みだったこと――の理由として、筋肉、腱、骨に関係するあらゆる病気と死の代償をともなっている点を指摘する進化人類学者は少なくない。彼らに言わせれば、すべてはヒトの祖先が背骨の向きを垂直に変えたことからはじまったのである。

ロザリンド・マイケルの話をしよう。一九五一年、ロザリンドは一一歳のとき自分の背骨が何かおかしいと気づいた。やがて腰背部と脚が痛み出した。彼女はそれまで活発な子どもだったのに、脚の力が衰え、学校帰りにバス停から自宅までの急な坂道を登ることがどんどんつらくなっていった。かかりつけ医は成長期によくある「成長痛」だろうと言って深刻に受け止めなかったが、下校時の困難は日を追って増大した。痛みが激しく、家にたどり着くなり倒れこみ、痛みが弱まるまで横になる日が続いた。

母親は、このままにはしておけないと娘を専門医のところに連れて行った。専門医はロザリンドの背中をちらと見て、前屈して足先に手を触れるよう指示した。「私の手はひざにも届かなかったんです。ママはそれを見て引きつったような声を上げました」と、ロザリンドはそのときのことを語る。専門医は、背骨がスリップしているようだ、手術することになるかもしれないと言った。彼女の最下部腰椎（L５）は、本来なら仙骨の上に乗っていなければならないのに前に落ちており、それが残りの脊椎を引きずるかっこうになっていた。この状態は脊椎下垂症と呼ばれている。なぜこんなことが起こるのかは解明されておらず、遺伝的な要因が関与していることくらいしかわかっていない。ロザリンドは学校で遊びすぎたせいだと思った。「子どもだった私は、高いところから飛び降りてばかりいた自分が悪かったんだと思いました。学校には飛び降りるのにちょうどいいテラスがたくさんあって、だれが一番高いところから飛び降りられるか、友だちと競争していたからです」

彼女は病院で、まずは牽引法を九日間受けた。脚にピンを入れて上から吊るし、体の重みを利用して脊椎を本来の位置に戻そうとしたのだ。だがうまくいかなかったため、手術することになった。当時はチタンのロッドもボルトもなかったので、本人の腸骨翼から採取した骨の移植片を使って、L5椎骨の基部を仙骨の前に直接、融合させた。これ以上のスリップを起こさないよう固めてしまったのである。彼女は術後、一二週間を病院で過ごした。ベッドに仰向けの状態で、移植した骨がくっつくまでギプスで固められていた。退院後、ロザリンドは勉学を続け、医学校に進学し、麻酔専門医となった。その間ずっと外科的に融合させた部分は保持されたが、年月とともに脊柱は後凸に湾曲した。本来はC字形（前弯）になるべき脊柱が逆さまに曲がる、脊柱後弯症と呼ばれる状態だった。

ロザリンド・マイケルは、背部痛、椎間板ヘルニア、脊柱の極度の湾曲、首から足のつま先まで伝わる不快感と変性に苦しめられている大勢の患者の一人にすぎない。形質人類学者と進化生物学者の多くは、この一連の不具合を、ヒトが直立二足歩行する唯一の生物種である事実と関連づける。脊柱とその付属器を改造して背の高い姿勢で歩けるようになった代償として、この病態が表れているというのだ。この考え方の先駆者に、ペンシルヴェニア大学の法人類学者、ウィルトン・M・クログマンがいる。彼はヒトの骨のことなら何でも知っているとされ、フィラデルフィアの警官たちから「骨探偵」と呼ばれていた。ロザリンドがギプスに覆われて病院で寝ていたのと同じ一九五一年に、クログマンは話題を呼ぶ論文を書いた。ロザリンドが読んでいれば痛々しく共鳴したであろうその論文は、題名を「ヒト進化の傷跡」という。その中でクログマンは、「ヒトはその場しのぎでつくられたポンコツだが、何よりの驚きは、私たちがそれになんとか順応しようとしていることだ」と述べていた。

未完成の二足歩行？

　クログマンは四足動物を「歩く橋」と表現した。脊柱は、四本の柱に支えられた片持ち梁のアーチのように機能し、その軒下に胸と腹をぶらさげているからだ。脊柱が九〇度回転すれば元々の設計のよさのすべてが失われる。立った脊柱は三つのアーチに分かれて垂直方向に体重を支える役目をしなければならなくなる。祖先から受け継いだアーチはシンプルだったが、頭を上にあげるために首にC字形のカーブ、頸椎前弯が必要になった。歩くために体幹下部にC字形のカーブ、腰椎前弯が不可欠になった。その中間には反対方向に曲がる、胸椎後弯ができた。以上がヒトの脊柱を特徴づけるS字カーブである。ヒトの二足歩行における回転と曲げをすべて可能にするために、脊柱のユニットである椎骨は背側にかけてエッジが細くなるくさび形になった。クログマンはこれを「おもちゃのヘビのパーツのような形」と表現した。だが、この可動性のよい接合方式には高い代償をともなう。とりわけ腰背部に荷重がかかると、椎骨が隣接する椎骨の斜面に対してスリップを起こしやすいのだ。

　ヒトは、脊柱下部と骨盤、仙骨が合流する後肢で立つことで多くの災いを被っている。背骨と骨盤は平行ではなく斜めに交わる。腸骨は内臓が下に落ちるのを防ぐために短く広くなった。体重を支える応力は、くさび形の仙骨と関節でつながる腸骨に集中する。ヒトではこの仙腸関節は長くなっており、仙骨を産道に侵入するほど下に押し下げ、そのため狭くなった産道が出産を困難なものにしている。つまりこの部位は本質的に不安定で、それが腰痛を引き起こしている、とクログマンは言う。

　ヒトの内臓はかなりの重量がある。それが重力に従って下に向かうため、ヘルニアが起こる。心臓が地面から高い位置にあると、静脈血が脚から心臓に戻るとき重力に逆らうことになり、静脈瘤ができる。また、大腸の最下部にある静脈はうっ血しやすく、痔を生じさせる。

クログマンは足についても注目した。足は、進化の時間感覚でそれこそ一瞬のうちに、つかんだり巻きつけたりするものから、支えたり圧力を分散させたりするものへと機能を転換させた部位だからだ。「ヒトは親指を他の四本指と同じ方向にそろえた。かかとと足首と甲を含む足根骨はいまや足の全長の二分の一となっている。チンパンジーなら五分の一の長さしかないところだ。堅固なアーチと交差する二つの軸――一方は足根骨に伸びる軸、もう一方は足指の骨を横切る軸――をつくった」。これはいわば一時しのぎの仕事だ、とクログマンは書いた。「扁平足、外反母趾、タコなどのトラブルが生じるのは、私たちの足が進化の適応途中にあり、まだ機能的に完成していない証拠である」

二〇一三年二月の米国科学振興協会では、クログマンへの敬意をこめた「ヒト進化の傷跡」と題する特別セッションが開かれた。科学誌『サイエンス』のベテラン記者であるアン・ギボンズは、そのセッションの講演者の一人、ケース・ウェスタン・リザーヴ大学のブルース・ラティマーのことをよく覚えている。背骨の手術を受けて生き延びたラティマーは、痛々しく曲がった背を揺らしながらふらつく足で演壇に立ち、ヒトにしか見られない損傷や病態のすべては直立姿勢に起因する、と語りはじめた。ヒトのS字形脊柱は、年月とともに圧を蓄積し、やがて生まれつきのカーブをさらに強めるような脊柱前弯症、脊柱後弯症、脊柱側弯症を引き起こす。とりわけ問題なのは、産道の閉塞を予防し、脚と足の上で上半身を釣り合わせるのに必要な腰背部の大きなC字カーブだ。そこは構造的に経年劣化しやすい部分であり、「大事に扱えば四〇〜五〇歳まで乗り切れますが、その後は人それぞれです」とラティマーは語った。歩行時に一方の足をもう一方の足の前に出し、同時に腕を反対方向に振るときに生じるねじれ運動は、時間が経つうちに椎間板をすり減らし、ヘルニアを形成する。股関節脱臼、腱膜瘤、ヘルニア、扁平足、半月板損傷、脛骨過労性骨膜炎、椎間板ヘルニア、脊椎骨破砕、脊椎分離症（背を伸ばしすぎたり曲げすぎたりすることで脊柱背面のデリケートな箇所に損傷ができる病態)、脊柱側弯症、脊柱後弯症を患う生物種はヒトだけである、とラティマーは述べた。

ヒトが歩いたり走ったりするとき、関節の各所で生じる力は体重の数倍になることがある。これは歩くときにはそれほど心配しなくていい。ひざを一五度曲げるだけでかなりのエネルギーを吸収できるからだ。それ以上ひざを曲げて歩けばもっと多くのエネルギーを消散させられるが、自分で試してみればわかるように、そんな歩き方をしていては疲れて話にならない。残念ながら、私たちは走るとき、最大の力が発生するまさにその瞬間に下肢が完全に伸びきる。チンパンジーの場合、腰から大腿骨がぶら下がり、下肢の骨はひざの下までまっすぐに伸びているため、ひざ関節にかかる圧は均等だ。ヒトでは、足の位置が体の重心の真下にこなければならないため、ひざ関節は内側に曲がり、その軟骨には不均等な摩滅が生じる。

ボストン大学のジェレミー・デシルヴァはクログマンと同じく、進化はヒトの足を完成させるのに充分な時間をまだかけていないと言う。もし、ヒトの足のデザインが完璧なら、足のトラブルを対象にしたビジネスが一〇億ドル産業になるはずがない。たとえばダチョウの足は、走るのに最適な構造になっている。ダチョウの足首と足の骨は融合して一つの堅固な骨になっており、長く厚い腱が二足走行運動中の弾性エネルギーをためることができる。ちょうど、パラリンピック競技で選手がつけている義足のような足だ。ダチョウとその祖先は、そんな完成品をつくるのに二億五〇〇〇万年の時間をかけた。ヒトは五〇〇〇万年しかかけていない。ヒトの足には祖先から引き継いだ二六本の骨がまだ残っている。樹上生活をしていた私たちの祖先にとって、それらの骨と筋肉が発達した足は木の枝をつかむのに理想的だった。もちろん進化は、樹上生活に適したサルの足に歩行と走行をさせるため、改造に腐心した。「ヒトの足はそこそこいい働きをしています。自然選択は、地面反力を吸収し、歩行推進中に硬くなるよう改造を重ね、歩くときの蹴り出しを可能にする弾性のあるアーチ構造やアキレス腱まで建造しました」とデシルヴァは言う。

とはいうものの、ヒトの足のデザインを「インテリジェント」と形容するのは早計だ、とデシルヴァは注意を促す。それはデザインの産物などではなく、無数の小さな応急処置の積み重ねの産物だからだ。小さな応急処置とはペーパークリップやガムテープのようなものだ、とデシルヴァは言う。進化は、パラリンピック陸上選手のオスカー・ピストリウスが使っている義肢をデザインするエンジニアとは違い、白紙段階に戻って製図からやり直すということができない。何であれ、目の前にすでにあるものに手を加えるしかないのだ。私たちの祖先について言えば、目の前にあったのは木の枝をつかむのに最適化された長い親指のついた、高度に柔軟性のある平らな足裏をもつ足であり、そこに応急処置を重ねた。「私たちが足首をねんざしたり、足底筋膜炎を起こしたり、扁平足になったりするのは自然な流れです」とデシルヴァは説明する。かかとの突起は急速に発達させられ、足底腱膜（かかとと足指の付け根を結ぶ長い靭帯）は炎症を起こしやすくなった。あの痛くてつらい腱膜瘤は、親指が他の指と無理やり平行にさせられたことで生じている。

腰痛は世界的な流行病の一つだ。アメリカだけで、毎年二〇〇〇万人が腰痛のために医者を訪れており、そのための医療費は年間八五〇億ドルを超えている。イギリスでは、一年のうち腰痛のために労働者が欠勤する日数が八一〇〇日を超え、その治療コストは国民保健サービスが負担している分だけでも三億五〇〇〇ポンドになる。さらにその外側には、腰、脚、足のトラブルを診断・軽減すると謳うビジネスが林立している。二〇一四年七月にロンドンのオリンピア見本市会場で開催された「腰痛展」では、そうした製品や療法がごまんと展示された。背骨の状態を診断するためのウォークイン式ＭＲＩボディースキャナー、マッサージ機、椅子、ベッド、クッション、運動療法、ヨガ、アルファ波誘導音楽、マイクロ波療法、牽引器、磁気療法、疼痛緩和用サプリメント、損傷した椎間板を修復するための熊笹エキスカプセルなどである。

ピート・メイは典型的な腰痛持ちだ。彼はスポーツライターで、自分が説き勧めている運動をしたあとはかならず整骨医の診療所に直行する。現在五三歳だが、最初にこの問題に気づいたのは二〇代前半で、フットサルで体をねじったり回転させたりしていたときだ。「私の整骨医はロンドン北部の丘の上に住んでいるのですが、ひどいときには、行きはタクシーで乗りつけて、帰りは先生に車で駅まで送ってもらいます。車から降りたあとはよろよろと歩くんです。先日は、コーンウォールの海沿いの道を歩いているとき、ぬかるんだ道で足を滑らせて尻もちをつきました。翌日は体を立てて歩くことができませんでした」。その整骨医は、年代物の車を扱う自動車修理工のようにピートの手当てをする。ありがちなことだが、ピートの腰痛の原因はよくわからず、骨折も異常も見つからないのに痛みがある。かろうじて言えるのは、脊柱後部のデリケートな椎間関節が過敏になっていて、それが機械的な腰痛を引き起こしているらしいということと、彼の腰痛はおそらく改善しないだろうということだけだ。

揺らぐサバンナ仮説

どうやら私たちは直立姿勢を維持するために高い犠牲を払っているように見える。実際、長生きすればするほど腰と脚と足に問題を起こして死ぬリスクが高まる。一方、筋骨格関連の重篤な疾患の多くは老化と無関係だというエビデンスも多くある、とブルース・ラティマーは指摘する。二足歩行がつねに高い犠牲をともなうものであるなら、直立姿勢のデメリットを相殺する強力なメリットがあると考えるのが妥当であり、そう考える説はこれまでさんざん唱えられてきた。その多くは、二足歩行への進化が展開した舞台を、暑く開けたアフリカのサバンナだとする前提に立っている。私たちの祖先は縮小する森を出て、草原に進出したというのだ。しかし、そうした説のどれ一つとして、確固たる説得力をもっていない。

まずは「見張り」仮説だ。後ろ足で立って草原を遠くまで見渡しているうちに二足歩行へと進化した、という説である。しかし、野生のチンパンジーやゲラダヒヒは、地平線を見渡すために起き上がるような、ことはめったにしない。その点はフィールドワークで確認されている。ルーシーを発見した古人類学者のドン・ジョハンソンも、アウストラロピテクス・アファレンシスのように体が小さく（身長一メートル、体重二七キロ）足の遅い祖先種が後ろ足で立てば捕食者に見つかる可能性が高く、むしろ危険だったはずだと指摘する。

つぎに、道具や武器の使用、食料の収集、自己防衛といったニーズに合わせて進化したという「両手の解放」仮説がある。だがジョハンソンは、道具や武器の使用と二足歩行の出現に一〇〇万年以上のギャップがあること、チンパンジーその他の類人猿は二足歩行に移行することなく食料収集や喧嘩をしていることから、この仮説を疑問視している。母親の両手を自由にして乳児を運べるようにするため二足歩行が出現したと唱える者もいる。体毛消失の傾向が加速し、それにより母親の体毛につかまることができなくなった乳児を抱えるために二足歩行を獲得したというのだ。マンチェスター大学の二人の科学者はこの仮説の検証に挑むため、若くて健康な女性たちに一〇キロの重りをつけさせて、エネルギー消費量を計測した。一方のグループには、左右対称の重りをつけさせた。そして、重りを一個にまとめて胴着に入れた場合と、ダンベル二個に分けた場合との二通りで計測した。もう一方のグループには、同じ重さのものを左右非対称にして（赤ん坊のように）腰の上にのせるか腕に抱えるかさせた。その結果、非対称の重りをつけた女性たちのほうがはるかに多くのエネルギーを消費していることがわかった。つまり、赤ん坊を抱える必要性から二足歩行が選択されたという説は蓋然性が低いということである。

ジョハンソンは「体温調節」仮説も切って捨てる。これは、直接地上に到達する太陽放射による熱負荷を減らすために直立したとする仮説だが、日の高い時間帯は木陰で休んでいればいいだけの話ではないか、と彼は言う。最後に「水生類人猿」仮説がある。ヒトの体毛消失、効率的な発汗、皮下脂肪は、私たちの祖先が森からサバンナに出たのではなく、途中どこかで水中生活をしていた期間があったと仮定すれば説明がつく。この仮説はこれまでばかばかしいと片づけられていたが、ドイツの人類学者カーステン・ニーミッツが弱めた形で提案し直した。すなわち、ヒトの祖先は一定期間、太腿がつかるくらいの水深を二足で歩いて暮らしていた、というのだ。たしかに、二足歩行への移行期に水の支えを得られれば好都合だっただろう。しかし、ワニやカバ、ヘビ、オオカワウソがうようよいる水の中をそんなふうに歩くのは、かなりの犠牲を強いられたはずだ。

私たちはこれまで間違った問いを追究していたのではないか、とジョハンソンは言う。「ヒトの祖先はなぜ直立したのか」に対する決まった答えはない。そうではなく、「初期のヒト祖先にとって、四足から二足に移行するに至るメリットは何で、いつ、どこで生じたのか」を問うべきだったのでは？　もちろん、そうした問いに対する答えもこれまでは簡単には出てこなかった。ヒトの祖先の化石は極端に少なく、また近年の同位体技法が使えるようになるまでは、祖先が暮らしていた環境を再現することは困難だったからだ。しかし、証拠は少しずつ集まりつつあり、そのいくつかはかなりの驚きをもたらしている。

ホモ・エレクトス、ホモ・ハビリス、ホモ・ハイデルベルゲンシスといったホモ属の初期の種は、すでに二足歩行を完成させていた。では、二足歩行に移行したのはそこからどのくらい昔なのだろうか。現タンザニアのラエトリで発見されたアウストラロピテクス・アファレンシスの有名な足跡化石は、アウストラロピテクス属の一部が少なくとも三五〇〇万年前にすでに洗練された二足歩行をしていたことを明らかにしている。その足跡はヒトのそれによく似ていた。足裏アーチがあり、親指が他の指と並んでいた。かかとの骨はチンパンジーのそれよりずっと大きかった。ブルース・ラティマーは冗談まじりに、現代のフロリダ海岸で彼らと出合ってもそう驚かないだろうとまで言う。リバプール大学のロビン・クロンプトンの研究チームはｆＭＲＩ画像法を使ってラエトリの足跡を三次元化し、現生人類のそれと比較した。コンピュータ・シミュレーションが計算した足跡の圧から、研究チームはラエトリの足跡の持ち主がどんな歩き方をしているか割り出した。それは、類人猿のような前かがみの姿勢からはほど遠く、完全な直立姿勢で、足の前部、とりわけ親指で蹴り出す歩き方だった。

彼らは木登りもしていたのだろうか？　アウストラロピテクスの化石を数多く見てきたジェレミー・デシルヴァは否定する。彼らの足関節はヒトと同じように正方形だった。チンパンジーの足首は深い屈曲が可能になる台形だ。チンパンジーは木をよじ登るとき、足を脛骨すれすれまで曲げている。アウストラロピテクスはそこまでできず、木を登ったとしても不格好だっただろう。つまり、彼らは果実をとったり逃げたり眠ったりするために木に登ることはあっただろうが、基本的な生活は地上でしていたと考えられる。ただし、この考え方があてはまらない化石もわずかに存在する。二〇一二年、ヨハネス・ハイル＝セラシエとブルース・ラティマーその他の研究者らは、三四〇〇万年前のアウストラロピテクスの足の破片を証拠として提示した。その化石の種名はまだ同定されていないが、初期の種の一つであるアウストラロピテクス・ラミダスの可能性がある。もちろんアウストラロピテクス・アファレンシスの可能性もある。ともかく、その化石破片からは、親指が他の指と反対側にあることが示されていた。研究者らは、この化石種について、地上より樹上のほうが機敏に動けたはずだと結論づけた。このことは、二足歩行への移行は一直線だったのではなく、同じ属の中で地上生活をするものと樹上生活をするものが共存していたことを示唆している。

科学者らはこの報告にすぐさま反応し、四四〇〇万年前に存在していたアルディピテクス・ラミダスと共通する特徴をつぎつぎと示した。その年代はヒトとチンパンジーが共通祖先から分岐したとされている時期に重なる。「アルディ」は、二足歩行の起源に対する私たちの理解を根底から覆す可能性を秘めている。ヒトの進化をたとえた有名な戯画に、前肢の指関節を地面につけて歩く（この歩き方はナックル歩きと呼ばれる）チンパンジーから、前かがみに歩くアウストラロピテクス、そしてホモ・エレクトスを経て優雅な直立歩行をするホモ・サピエンスを一列に並べたものがある。だがこの戯画は、古人類学者たちの啓蒙のおかげで現在では誤りであることが知られるようになってきている。アルディは明らかに二足歩行者だ。その骨盤は平たく幅広で、ヒトやアウストラロピテクスの骨盤によく似ている。大腿骨、押しつぶされた肋骨、胸椎の後部の破片などと重ね合わせると、アルディが直立していたのは疑う余地がないという。ただしアルディは、大きな親指が反対側についた細長い足をしていた。

C・オウェン・ラヴジョイとティム・ホワイトらはアルディについて、こう結論づけた。彼らは小枝をつかみながら体を支えることのできる足を使って林冠を「歩く」、二足歩行の樹上生活をしていた。地上でも直立歩行をすることができたが、のちに出現するアウストラロピテクスほど効率的ではなかっただろう。「アルディピテクス・ラミダスはいまや、樹上生活から二足歩行の地上生活への移行期というミッシングリンクをつなぐ確たる証拠となった」とラヴジョイらは言う。そして、手厳しくこうつけ加えた。

「アフリカ類人猿の移動方式から集めた観察をベースに二足歩行の出現を説明するという従来型の理論は、いまとなっては役に立たないパラダイムだ」

これまでは、ヒトとその直接の祖先はナックル歩きをする種の系統だという考え方が一定の支持を得ていた。その根拠は、チンパンジーやゴリラと同じ形の手首および指の骨をもっていることだった。しかし、トレイシー・キヴェルとダン・シュミットは、チンパンジーとゴリラはナックル歩きをするとき違う手と手首の部分を使っていることを指摘した。さらに、もっと幅広く類人猿やサルまで観察を広げると、チンパンジーと似た手首と指の骨をもっていながらナックル歩きをしない種が多くいること、またチンパンジーと似た手首と指の骨をもっていなくてもナックル歩きをする種が多くいることを見出した。

直立歩行は森の中で獲得した

アルディの発見は、さらに古い時代に存在していたいくつかの風変わりなホミニン（ヒト亜科）への関心を再燃させた。ヒト進化史の周縁にいた脇役たちが中央舞台に引きずり出されるようになったのだ。九〇〇万年前ごろの私たちの直接の祖先は、どうやら森の木の上で二足歩行に向けて何通りかの実験をしていたらしい。オレオピテクスを例にとろう。オレオピテクスの化石はアルディピテクスとよく似ているが関連性はなく、地中海中央にあるシチリア島とサルディニア島の固有種だった。この種には、広い胸、細長い手指と足指、柔軟性の高い関節、そして完全に直立していたことを示唆する腰椎前弯があった。おそらく樹上で効率よく動き、地上でも不格好ながら歩くことができただろう。その親指は残りの指に対して一〇〇度の角度で開いており、足は三脚のように体重を支えていた。孤立した島に天敵はいなかっただろうが、六五〇万年前ごろアフリカ本土と陸続きになったあとは獰猛な捕食者がやってきて、オレオピテクスはほどなく絶滅した。

二〇〇一年、フランスの古人類学者ミシェル・ブリュネはチャドで、壊れて変形した頭蓋を発掘し、それをサヘラントロプスと名づけた。現地語で「生命の希望」を意味する「トゥーマイ」というニックネームがついているこの頭蓋化石には、ヒトと類人猿の特徴が混在していた。だがブリュネは、この頭蓋の持ち主は二足歩行をしていたと確信している。脊髄の通り道である大後頭孔が、類人猿のそれより前方に位置しているからだ。二〇〇〇年にはケニアのトゥゲンヒルズで初期のホミニド（ヒト上科）が発見され、オロリンと名づけられた。オロリンには、アウストラロピテクスとアルディピテクスの両方に似た小さな歯があり、大腿骨と腰の接合箇所、つまり転子の特徴がかなりヒトと似ていた。これらのことからオロリンは、たとえ樹上で暮らしていたとしても二足歩行をしていたと考えられる。

こうした初期の二足歩行者のどれかが私たちの直接の祖先であるかどうかはまだ不明だが、ホミニド（大型類人猿と私たちを含むグループ）による二足歩行への試行錯誤がこれまで思われていた以上に多彩だったことは明らかだ。ヒトの二足歩行がチンパンジーのナックル歩きから直接進化した可能性はかなり低い、とロビン・クロンプトンは言う。私たちの祖先は四足歩行する初期の霊長類に端を発し、サヘラントロプスやオロリンのような「クラウン・ホミニド」になり二足歩行を獲得したが、そこから四足でナックル歩きをする種への揺り返しがあり、最後にまた戻って完全に直立した二足歩行のアウストラロピテクス属およびホモ属になったのだろう。クロンプトンらはいわゆる「オッカムの剃刀《かみそり》」の原則に到達した。科学はなるべく簡素なシナリオを歓迎する。私たちの祖先は、ホミニド系図における初期の先駆的な二足歩行動物から出発し、まずチンパンジーとの共通祖先となった。そこから、私たちホミニン系統は二足歩行プロジェクトを続行させたが、チンパンジーとゴリラは枝分かれして、二足歩行中心の暮らしから独自の四足歩行へと進化した――ときおり二足歩行をし、食料収集や喧嘩、ディスプレイ（誇示）、林冠へのよじ登りをするときには三足歩行をもするという四足歩行である。

クロンプトンの説は一見すると突飛だが、本人はつぎのように主張する。

化石、環境、実験的証拠から論理的に導き出された結論は、直立歩行は当初、樹上生活への適応の一つとして進化したというものだ。その理由を説明しよう。現在も、類人猿やサルの大半は小さくしなやかな木の枝のあいだを移動するとき前肢と後肢の関節のたわみを増大させる。この動作は重心を下げ、体のぐらつきを減らし、枝の振動をも減らす。二足移動は樹上暮らしの類人猿が細い枝の先にいるとき有利だったはずだ。長い足指はたくさんの小枝をつかむことができ、それによって安定性を最大化させられる。自由になった片手または両手は、バランスをとったり、食べたり、霊長類学者らが「ニッチ」と呼ぶところの林冠で、高低差のある枝を移ったりするのに便利だっただろう。オランウータンを観察して見出したことがある。オランウータンは、大きく安定した足場の上で移動するときは四足歩行をする。やや小さな足場のときはぶら下がる。だが、ごく小さな複数の足場の上では二足歩行になり、脚をヒトのようにまっすぐ伸ばす。

直立する脊柱は、これまで考えられていたよりずっと古くから出現している。四〇〇万年前には大半のアウストラロピテクスが日常的にそこそこ効率的な二足歩行をしていた。アウストラロピテクスは腰椎の数と形状（くさび形）が私たちと同じだった。彼らは、前かがみになったり重心を落としたりせず、まっすぐ立って歩いていた。胸郭も私たちと同じ樽形だった。なお、チンパンジーの胸郭は下に広がる円錐形だ。チンパンジーの胸郭下部が広いのは大きな内臓を収容するためで、上部が狭いと木にぶら下がったときの筋力を増強することができる。また、チンパンジーは私たちより腰椎の数が少ないため、完全な直立姿勢をとることができない。

この革新的な二足歩行起源説は、二〇一三年にヒトとチンパンジーが共通祖先から分岐した時期が抜本的に改正されると支持を得るようになってきた。以前の認識によれば、分岐の時期は四〇〇万年～六〇〇万年前ごろとされていた。だが、アルディの発見後、四〇〇万年～六〇〇万年前ごろ分岐していたのでは計算が合わなくなった。ホミニン（ヒトのみを出現させた類人猿の分岐系統）の二足歩行への進化が、稲妻のようなスピードでなければ追いつかないのだ。そこで科学者らは、類人猿の分岐を分子時計で推定し直した。遠い祖先の世代交代年数と、世代ごとに新しく生じる変異の数をもとに割り出したチンパンジーとヒトの分岐時期は、最も保守的な数値を選んでも七五〇万年前ごろとなった。これにより、二足歩行をしていたサヘラントロプスとオロリンは問題なくヒト系図に組みこまれた。そしてチンパンジーやゴリラは、これまで考えられていたより古い時代に分かれた別系統となった。

アウストラロピテクスが移動するときのエネルギー効率は、ヒトと比較すれば悪いだろうが、チンパンジーが二足歩行するときよりはよかったはずだ。マイケル・ソコール、デイヴィッド・ライクレン、ハーマン・ポンツァーはそれを数値化して示した。二足歩行するチンパンジーは後肢が短いせいで、足を地面につけるたびに大きな力が必要となる。つまり、エネルギーのコストがかかる。また、腰とひざを曲げてよたよたと歩くと体の重心が股関節の前にくるため、それに対抗する臀部の伸筋に大きな負荷がかかる。さらに、前かがみの姿勢はひざの周囲の筋力をかなり要する。チンパンジーにとって、四足であろうと二足であろうと歩いたり走ったりするのはヒトがそうするより大きなコストがかかるのだ。移動コストに関して現代人はチンパンジーの七五%ですんでいる。したがって、初期のホミニンはわずかな腰の伸展または脚の伸長から省エネルギー効果を得て、その方向に自然選択圧がかかったと考えられる。この省エネ効果は、食料が頻繁に不足する環境で狩猟採集するにはなおさら有益だっただろう。

このことから、私たちの祖先が段階的に移行した時期はさらに過去に押しやられる、とドン・ジョハンソンは論じる。

ルーシー以前のヒトの祖先は森林に守られた環境で直立した、というのが私の考えだ。危険の少ない、慣れ親しんだ環境にいるうちに二足歩行への試行錯誤をしたのである。祖先は二足歩行を得たあとサバンナに進出し、活動領域を広げた。いったん開けた環境に出てみると、二足歩行はあらゆる点で役立った。自由になった両手による道具の制作と使用、長距離を歩いての食料採集と運搬が可能になった。必要に応じて背の高い草の上を見晴らすこともできた。二足歩行はその時点で完璧ではなかったが、それはヒトの進化においてあらゆることを可能にしうる革新的な行動様式の変化だった。ヒトはいまなお、扁平足やヘルニア、腰痛その他に苦しめられている。だが、祖先によるこの革新的な一歩がなければ、道具の制作、脳の拡大、知性の増強、ひいては地球を支配するほどの能力をヒトに与えることはなかっただろう。

ヒトの脊柱はうまくできている

では、ヒトの脊柱は目的にかなっているのだろうか？　それとも、多くの進化学者が言うように、両手を自由にするための妥協の産物、その場しのぎの措置だったのだろうか？　私は何人もの整形外科医と比較解剖学者にこの質問をぶつけてみた。そして、単純な二択ではなくもっと複雑に考えるべきであること、進化人類学者たちの決めつけは行きすぎであることを私は感じた。腰痛を例にとろう。ジョン・オダウドは、ロンドンのセント・トマス病院で整形外科部長をしている腰痛の世界的権威だ。彼は、世界中に腰痛が蔓延しているという見方について、それが偽りだとまでは思わないものの、単純に肯定はできないという。なぜなら、腰痛をともなわない脊柱損傷や、明白な病的兆候を示さない腰痛があまりに多くあるからだ。変性した脊椎に出る腰痛と同じくらい、正常な脊椎に出る腰痛があることは、多くの研究が示している。これはどう解釈すべきだろう。痛みの原因は脊椎ではなく筋肉または靭帯に存在していて、それを映し出す画像技術がまだ開発されていないだけなのかもしれない。あるいは、痛みは腰ではなく脳の中にあるのかもしれない。真に心因性の腰痛はまれだが、精神医学の範疇ならある。たとえばこんな場面を想像してみてほしい。あなたがいっしょに暮らしているパートナーは、あなたが腰痛に苦しんでいると献身的に世話をしてくれる。そこに医者が割りこんで、「あなたの腰には何の問題もない」と言ったら、パートナーとの関係は危うくなる。スキャン検査を受ける前から答えを「知って」いる人もいる。その人にとってスキャン画像には自分の腰痛を正当化する証拠が映っていなければならないからだ。最悪なのは、正常な腰の画像があがってくることだ。

ここで、ロザリンド・マイケルのその後を追ってみよう。一二歳で脊椎が仙骨から完全に外れてしまった彼女は、現在の水準からすると原始的な外科手術で腰椎下部を仙骨に融合させたあと、みじめな生涯を送ったのだろうか？　とんでもない。その「応急処置」は五〇年も役に立ち続けた。彼女は職業や仕事の自由を奪われたこともなく、子どもを産むことさえできた。ヒトの仙骨は先が腹側にとがっていて産道を圧迫するので、出産のたびに問題を生じさせる。手術で融合されたロザリンドの椎骨は産道をさらに複雑にした。にもかかわらず、彼女は赤ん坊を二人も経膣出産した。「帝王切開になりますと言われたんですが、うちの子は二人とも、くねくね曲がりながら降りてきてくれました」

手術の後遺症は、ロザリンドが六〇代後半になってからついに現れた。手術のせいで脊柱前弯ではなく腰椎後弯になっていた彼女は、年々腰の曲がりが深くなり、前方を見るためにはカメのように首をもちあげなければならなくなった。彼女の背には正常なS字カーブがないためバランスが悪くなり、歩行の困難と疲労が増大した。彼女は悩んだすえ、V字形のくさびを第二腰椎から取り出して、まっすぐにする骨切除術を受けることにした。その手術の代償は不愉快な痛みだった。位置関係が少しずつ変わっていた背中と脚と腹部の、すべての筋肉、靭帯、腱に影響が出たからだ。五年後にはまた健康状態が下降しはじめたと彼女は言うが、それは彼女自身の要求水準が高すぎるからかもしれない。彼女はつい最近、イギリス横断ウォーキングを達成している。カンブリア州から北海まで七つの山を越え、全長一六〇キロを踏破したのだ。そしていまも、一日一六キロを一週間歩き続けるウォーキング・ホリデーに出かけている。現在の「応急処置」が、自分の寿命より長持ちすることを祈りながら。

オダウドは、ヒトの脊柱は直立荷重を支えるのに最適なデザインだと考えている。それはたいていの人にとって八〇年の使用に耐えうる構造で、強靭さと柔軟性、重度の損傷をものともしない復元力を有している。実際、デザインから考えられる以上によく機能しているとオダウドは言う。比較解剖学者たちもおおおむね彼の考えに賛成で、ヒトの直立脊柱におかしなところは何一つなく、私たちが抱える問題の多くは四足歩行動物にも共通していると主張する。

ヒトの脊柱における進化的新規性の一つは、腰部と首が凸状に湾曲し、それをつなぐ胸部が凹状になっている独特なS字カーブだ。なぜS字カーブなのかというと、それがヒトの直立に不可欠なものだからだというのがたいていの説明となっている。だが、ちょっと考えてみればわかるように、直立するだけならまっすぐな垂直の棒でいい。ブリストル大学の比較解剖学教授、マイク・アダムスによれば、S字カーブの真価は衝撃吸収にあるという。硬直的な構造ではとても支えられない複雑な圧縮応力にも、S字カーブなら対応できる。私たちが動くたび、S字カーブはベッドのスプリングのように少しずつ形を変える。つねに張力を受けているからいつでもエネルギーを吸収できる。しかし、このスプリング様の変形はあくまで「少し」である。背骨に沿って走る大きな傍脊柱筋群が曲がりすぎないよう支えているからだ。

もちろん、このS字には不利益がある。大勢いる脊柱前弯症の患者と脊柱後弯症の患者がその証拠だ。しかし、それらが生じるときの問題はほとんどが腰部にある。このことはしばしば脊柱の圧縮荷重、つまり椎間板に対して垂直に降りる力のせいだとされる。この力は、上から下にいくほど大きくなる重力のほかに、直立姿勢を安定させるためにつねにぴんと張っている傍脊柱筋群の筋緊張からも生じる。脊柱下部は、重力と等価の圧縮力に加え、「揚力」まで受けている。ヒトの脊柱はこの荷重に対し、ある程度は対処できるよう適応している。下のほうの脊椎は大きく強くできている。応力というのは単位面積あたりの力なので、圧縮応力は脊柱の上でも下でも均等だ。したがって、脊柱下部に病的状態をもたらしている要素は圧縮ではなく「曲げ」だ、とアダムスは主張する。

アダムスの元同僚で現在はノッティンガム大学の解剖学教授をしているドーナル・マクナリーも同意見

で、四足歩行動物の脊柱の筋圧縮がヒトのそれと同等である点を指摘する。チーターがガゼルを全速力で追いかけているところを想像してみよう。チーターがアクセル全開の最高速度で走りながら、曲がったり回転したりすれば傍脊柱筋群を酷使し、ひいては脊柱に莫大な負荷をかける。傍脊柱筋群に生じるけいれんは強大で、ともすれば破壊的でさえある。ブタの場合も、ベーコンにするために飼育されるブタは背部に筋肉が大量についている。そうしたブタを食肉処理場で殺すとき、スタンガンの使い方を誤ると背部筋肉に「死のけいれん」を引き起こす。それはあまりに強烈で、ときに脊椎を砕く。食肉処理後のブタ肉から脊椎の破片が出てくることはよくある。ヒトの場合も、てんかん発作中に脊椎が砕かれることがある。

意外に思われるだろうが、脊柱の向きが水平から垂直に変わっても脊柱が受ける圧縮荷重はほとんど変わらない。圧縮荷重は重力ではなく筋動作から生じるからだ。たとえば、平均的な男性の腰椎は、重労働をしているとき約二〇〇〇ニュートンの圧縮荷重を受ける。このうち、腕や頭、胸の重さによるものはせいぜい三〇〇ニュートンだ。ヒトの脊柱が受ける荷重は四足歩行動物とさほど違いはないとマクナリーは言う。脊柱の元々のデザインとそのデザイン仕様は、二足歩行になったからといって変わっていないのだ。それどころか、ヒトはこうした筋負担を軽減するよう独特な進化をしたとマクナリーは指摘する。私たちの体は前後方向に薄いため（ちなみにゴリラは前後方向に厚い樽形だ）、前後の曲げモーメントを大きく減らせる。

傍脊柱筋群がこれほど大きな圧縮荷重に対応できる理由は生物力学で説明できる。脊柱を曲げたりねじったりしているときの筋負担を減らしたいというとき、理想としては、これらの筋肉を離れたところから、つまり長いレバーで動かせばいいことになる。だがそれは解剖学的に不可能だ。傍脊柱筋群は脊柱と並行に走る筋肉群で、短いレバーで動くせいで圧縮力を増大させる。あなたが背を曲げて二〇キロの荷物をもち上げる場合を例にとろう。脊柱にかかるこの非対称の荷重は、傍脊柱筋群によって相殺されなければならない。荷物をもつ腕と手のレバーは脊柱から四〇〜五〇センチほどあるだろうが、背中の筋肉のレバーはその一〇分の一以下だ。したがって、傍脊柱筋群の筋力は荷物の重量の一〇倍でなくてはならない。あなたの背中では、屈曲と同時に圧縮がおこなわれているのだ。重いものをもち上げたり庭いじりしたりしているとき、私たちは前かがみになってレバーの長い腕を操りながら、それを相殺するよう背中の筋肉を収縮させる。すると必然的に、脊椎と椎間板に圧縮荷重がかかる。これが腰椎下部の椎間板の幾何学的形態を変える。幸い、腰椎下部の椎間板は動きに対して二五度の角度まで耐えられるくさび形に進化している。だが、もちろん、これだけの負荷がかかれば問題が起きないはずはない。

マクナリーによれば、進化が選んだ解決策は可塑性の高い筋骨格だったという。私たちの筋骨格は、課される負荷に対処するため時間をかけて機能的に型式変更される。筋肉、骨、軟組織は恒常的に負荷を受けるうちに強くなる。これが、重いものをもち上げることを仕事にしている人たちにかならずしも腰痛が発生しない理由の一つだ。彼らの腰はそれに対処できるよう型式変更されているのだ。腰痛を起こすのは、たまの日曜に思い立ったように庭いじりをする人だ。

ヒトの脊柱を苦しめる問題の多くは四足歩行動物にも発生する、とマクナリーは指摘する。とりわけ、ウマやグレーハウンドなど運動能力の高い動物、あるいは長生きした動物にその傾向がある。ここ数十年、獣医医療の進展のおかげで高齢化したペットは増えている。ダックスフント、ペキニーズ、ビーグル、プードルといった軟骨形成異常の系統のイヌには、生後一八か月以内に椎間板変性が現れることがある。シエパード、ラブラドール・レトリバー、ドーベルマンピンシャーのような軟骨形成異常でない系統のイヌでも、八歳になるまでにヒトと同じような椎間板変性が高い頻度で現れる。

私たちがヒトの脊柱の構造的な不具合を進化のせいだと思うのは短絡的すぎる、とアダムスは言う。その許容誤差はいつもぎりぎりまで抑えられている。ヒトが進化させてきたのは大きな腰椎と、負傷に対して復元力と耐性のある、ふかふかした厚い椎間板だ。実際、ヒトの椎間板は、整形外科医が置換手術に用いる人工椎間板とは比べものにならないくらい強い。ただし、それが損傷したとき修復するのが困難だという問題がある。椎間板への血液供給は事実上ないに等しい。圧縮荷重下ではどんな血管もつぶれてしまうからだ。おまけに軟骨内の細胞密度はことのほか低い。損傷部の新しい細胞に充分な血液の供給がなされなければ、癒えるどころか変性がはじまる。進化は危険と隣り合わせの組織を私たちに残した。そして、その進化の努力を無効にするのは往々にして「文化」だ。西洋では、脊柱下部の柔軟性を失う文化が定着している。私たちは一日中、椅子に座って体を動かすことをしない。アフリカ人やインド人は、少なくとも五〇年前には多くの時間を、身をかがめる姿勢で過ごしていた。彼らは大人になっても子ども時代と同じように体を動かしていた。腰椎に柔軟性があれば椎間板は子どもと同じように前にも後ろにも曲がり、簡単には損傷しない。だが柔軟性を失うと、あらゆる「曲げ」が脊柱を圧迫する。日曜庭師が腰痛を起こすゆえんである。

こうした椎間板のふるまいが、世界的な腰痛の流行を説明する一助となる。正常な椎間板であれば痛むことはない。それは脊柱への圧縮負荷を和らげるような構造になっており、血管も神経も通っていないからだ。しかし、椎間板ヘルニアになると放射状の亀裂ができ、すき間に血管と神経が入りこむ。椎間板に潤いを与えている分子が漏れ出し、局所炎症を引き起こす免疫因子が流入する。その炎症が痛みとなる。

おまけに、ヒトは長時間動かずに直立したままでいるようには設計されていない。現代社会でしばしば求められる直立不動の姿勢は、椎間板の後部と神経弓に負荷を集中させる。私たちは直立しているとき、小さくデリケートな椎間関節から腰椎後部まで大量の荷重伝達が生じている。歳をとると背が低くなることはよくご存じだろう。これは、椎間板の変性にともなって椎間板どうしの距離が縮まり、椎間関節にさらに圧がかかることによる。椎間関節は、若いときには脊柱にかかる圧縮力の一〇％未満しか受けないが、五〇歳になると二〇～三〇％も受けることになる。背中が丸まった猫背の姿勢ならなおさらだ。さらに椎間板の高さを失うと、圧縮力の九〇％もがデリケートな椎間関節にのしかかる。すると骨全体の改変、骨の過剰増殖、変形性関節症が生じる。

しかし、これが直立姿勢のデメリットなら、メリットももちろんある。進化は、短期的には順応性の高い骨格を私たちに与えてくれており、その恩恵はとほうもなく大きい。アンディ・マリーやロジャー・フェデラーがテニスラケットを操る腕にはあなたや私より三五％も多く骨がある一方、あなたは六か月寝たきりになれば骨の一五％を失う。私たちの体は型式変更のおかげで、必要なときに骨を増やし、必要でないときには骨を減らして貴重なリソースを節約できる。筋肉と骨の適応的な型式変更は、ウサイン・ボルトのようなスーパーアスリートが世界新記録を更新し続けて、限界がどんどん伸びる理由の一つだ。

代償としての苦しみ

私自身は、高齢になってから払う「つけ」について、ブルース・ラティマーが言うほど悲観的にはとらえていないが、ヒトとその祖先が二足歩行の代償として支払ってきた困難が少なくとも三つはあったと考えている。それは、骨粗鬆症、妊娠出産、脊柱側弯だ。

骨粗鬆症は代謝とホルモンが複雑に関係する障害だが、生体力学の要素もかかわっている。骨は二種類の組織でできている。外側の硬くて高密度な皮質骨と、内側のスポンジ状の海綿骨である。ヒトには骨盤に向かって下向きに大きくなる腰椎がある。きわめて大きなかかとの骨もある。だが、下部の腰椎は大きいが低密度で、四足歩行動物と比べると海綿骨が多く皮質骨が少ない。他の構造と関節でつながる長骨の連結部も同じようなデザインだ。海綿骨は力が加わると曲がり、それが効果的な衝撃吸収材となっている。

しかし、すぐれた衝撃吸収材になる海綿骨のこの性質が骨粗鬆症のリスクを高める。曲がりやすく柔軟だということは、薄く細長く、スカスカだということを意味する。おまけに海綿骨は生きている、つまり動的だ。海綿骨の細胞である破骨細胞は骨を再吸収し、その密度を下げる。大きな海綿骨には大きな内部表面積があるため、身体の他の部位からの信号を受けて密度を変える型式変更を起こす可能性がひじょうに高い。そうした信号の一つは、骨が定期的に吸収しなければならない応力負荷の量といった機械的なものだ。一方で、科学界では論争中だがこんな考え方もある、とマイク・アダムスは指摘する。歳をとると筋肉は弱くなり、若いときほど利用しなくなるから、骨への負荷も減るという考え方だ。以前ほど高い負荷を受けなくなると、骨は少しずつ密度を下げて軽くなる。ここでもまた「使うか、失うか」の進化原則が働いているのである。しかし、こと高齢者の場合、それこそバナナの皮で足を滑らせただけでも命にかかわる大骨折を引き起こす。

二〇一三年二月の米国科学振興協会は、ウィルトン・M・クログマンに敬意を表した「ヒト進化の傷跡」と題する特別セッションを催した。そのセッションで、人類学者のカレン・ローゼンバーグは聴衆に、まさにこの「ヒト進化の傷跡」が現代の母親たちに苦痛を負わせていることを思い出させた。帝王切開という高度な外科的介入は、文字どおり母親のお腹に大きな傷跡を残す。帝王切開の普及は、出産に対する行き過ぎた「医療化」を映す鏡であると同時に、通常の出産がどれほど困難で苦痛に満ちたものかを表す鏡でもある、とローゼンバーグは指摘した。出産の苦しみは、ホミニンの歴史を通じて女性の骨盤に加えられた容赦ない選択圧の結果である。骨盤は、当初狭くなることで直立歩行に適応した。だがホモ・エレクトス以降、赤ん坊の脳がどんどん大きくなってきて、こんどは産道を広げる必要が出てきた。赤ちゃんゴリラの体重は母親の体重の二・七％しかないが、ヒトの赤ん坊の場合は六％を超える。

ヒトの産道の入口は、前後より横（腰幅方向）に広いため、赤ん坊の頭は産道に押し入るとき横に向きを変えなければならない。産道の途中では、骨盤の坐骨の位置に邪魔される。とりわけ坐骨棘《きょく》と前に飛び出た仙骨の先端部は厄介で、赤ん坊は先に進むために九〇度回転しなければならない。この回転は、頭に引き続いて肩を産道に入れるためにも必要だ。その後、産道の出口が近づくと、赤ん坊はもう一度体をひねって頭の後ろ側を恥骨にもたせかける。赤ん坊は母親から顔をそらすように出てくる。へその緒がからまったり分娩のいきみで傷ついたりしていても母親にはどうすることもできず、現代なら助産師か産科医の、先史時代なら身近な女性の介助がいる。たとえだれかに手伝ってもらっても、出産はごく近年まで命がけの営みで、女性と乳児のおもな死因となっていた。

ローゼンバーグはかつて、このケースを進化の仕事が欠点だらけで不完全であることの代表のように論じていた。二〇〇七年、彼女は『ナショナルジオグラフィック』誌のジェニファー・アッカーマンにこう語った。「すべてはその場しのぎでつくられた、できそこないの構造のせいです。かろうじて機能している、といった水準で、あなたがエンジニアならこんなシステムはぜったい設計しないでしょう。残念ながら、進化はエンジニアではなく補修屋です。昨日のモデルに手を加えることしかできないんです」。だが、いまのローゼンバーグの考え方は、私と同じく少し緩んでいる。私も彼女も、自然選択による進化は「神がかり的な補修屋」なのではないかと考えはじめている。出産を、不完全な進化プロセスの傷跡と見るのではなく、実質的に両立しない二つの要求に落としどころを見つけ出す、神がかり的なトレードオフと見るべきではないかとローゼンバーグは言う。

妊娠に関してさえ、進化はいい補修仕事をしてきた。キャサリン・ウィットコムは、リザ・シャピロやダニエル・E・リーバーマンと同時期に、ヒトの女性とその子孫の女性に独特な腰椎に一つの適応が見られることを明らかにした。妊娠中は体型が変化する。体重が三・五キロ～四キロにもなる発達中の胎児が子宮内で前に突き出すからで、妊婦の重心とその位置は腰より前になる。歩くのがどんどん非効率になり、いわゆる「よたよた歩き」になる。これに対して、ある程度までは筋動作で対抗できるが、ひじょうに疲れる。進化はこの状況を改善してきた。私たちの腰椎はくさび形になっており、腰部脊柱を反ったアーチ形にして直立姿勢を可能にしている。男性の場合、くさび形の腰椎は最下部のL4とL5のみだが、女性ではL3まである。おかげで妊婦は臨月まで最大二八度後ろに反り、胎児を腰の上にのせるような姿勢をとることができる。ここまで急角度に反った場合に生じうる脊柱への剪断《せんだん》力も、くさび形のL3が大幅にカットしてくれる。前にも触れたが、顕著な脊柱前弯症は脊柱末尾にあるデリケートな骨端部に影響する。脊柱前弯症だと通常の直立姿勢で生じるより多くの圧縮荷重がこの部分にかかるからだ。女性は妊娠中に増加する圧縮荷重に対処するため、骨端部の表面を増やすよう進化した。このような適応はチンパンジーにはないが、アウストラロピテクス・アファレンシスにはあった。アウストラロピテクス・アファレンシスは腰椎のくさび形に、ヒトとまったく同じ性差が見られる。このことから、初期ホミニンの母親は現代の母親と同じように疲労と腰痛を抱えており、そのせいで狩猟採集能力や捕食者からの逃避能力が著しく制限されたはずだ、とウィットコムは推論している。それは強い選択圧となって、現在の妊婦に見られる腰部への進化を促しただろう。

私たちの脊柱にある後弯と前弯のカーブは、高齢になってよほど腰が曲がるまでは、直立歩行と負荷吸収に対する完璧なまでに正しい適応だ。しかし、脊柱が横に曲がる脊柱側弯症もかなりの頻度で出現する。この異常な脊柱の状態は、ヒトとその直近の祖先にしか見られないと考えられている（四足歩行動物では実験的な外科手術でのみ誘発される）。脊柱側弯症はどうやら、ヒトの祖先が二足歩行を完成させた直後から脊柱を苦しめてきたようだ。ナリオコトメ・ボーイ（トゥルカナ・ボーイとも呼ばれる）を調査した人類学者らは、その骨格を一五〇万年前のホモ・エレクトスのものだと同定したが、この少年にも脊柱側弯があった。私がちょうどこの章を書いているとき、大ニュースが飛びこんできた。レスターの修道院跡地（いまは駐車場）の地下からイングランド王リチャード三世の遺骨が発見されたというニュースだ。リチャード三世はよく「せむし男」と表現されてきて、その真偽についてはは長いあいだ謎とされてきた。だが、遺骨の発見により、リチャード三世には右方向に大きく曲がった脊柱側弯症があったことが判明した。

ロザリンド・ジャナは二〇一一年、わずか一五歳で『ヴォーグ』誌主催のライティング・タレント・コンテストで優勝した、新進ライターでブロガーだ。彼女は十代の日々を重症の脊柱側弯症による苦悩と苦痛で過ごした。最初に気づいたのは、胴の左下前側に出現した畝のような細長い隆起だった。彼女の母も気づいた。「母はそれを見て、線維の塊じゃないかと言いましたが、やがてそうでないことがはっきりしてきました」。整骨医に見せると、ごく軽度の脊柱側弯症で心配することはない、と言われた。彼女の父といとこにも軽い側弯症があったが、彼女の曲がりはどんどんひどくなり、不快な症状に苦しめられるようになった。「胴が縮むんです。私は背が高く、脚が長いので、胴の長さと脚の長さに圧倒的な不一致が生じていました。どう見ても正常なプロポーションではありません。肋骨は明らかに左側に寄っていて、横腹に突き出たこぶのようでした。右の肩甲骨も、まるで直角の鳥の翼のように突き出てしまいました。

背骨がこれほど急に曲がった理由の一つは、その夏が私の急成長期にあたったことと関係があります。私は食べて食べて食べまくりました。なのに、背は逆に低くなったんです」

ロザリンドの脊柱側弯症は六か月で五六度から八〇度へと急速に進行した。痛みも増大した。体育の授業に出られないのはもちろんのこと、美術の試験で二時間ほど台の上に身をかがめて作業しただけで、そのあと寝込むはめになった。喘鳴を発症し、坂道を歩くことが困難になった。これ以上は先延ばしにできないと、彼女は整形外科を受診した。整形外科医はレントゲン写真をじっくり眺め、彼女の体を測定し、「八〇度のカーブ……コブ・アングルですね。通常は四五度を超えれば手術をします」と言った。彼女の母が割って入り、その手術を受けるとしたらいつごろになりますか、と尋ねた。早くても二～四週間後になるだろうと思っていたら、「つぎの水曜はいかがですか?」と言われた。手術中、彼女は脊柱を露出され、筋肉をはがされ、各椎骨にチタンの椎弓根スクリューが打ちこまれ、複数のスクリューをチタン・ロッドでつながれ固定された。彼女の背骨とロッドはひとかたまりになって、まっすぐになった。

脊柱側弯症のほとんどは特発性（原因不明）で、これまで研究対象として関心が集まらず、ある意味放置されてきた。それでもいくつか手がかりはある。特発性脊柱側弯症は通常、患者が十代に入ったころ、つまり身体が急成長しはじめるころに出現する。ということは、これは進行性疾患であって退行性疾患ではない。軽度の脊柱側弯症は意外に多く見られる。ブリストル大学が一万四〇〇〇人の小児を出生から十代まで追跡したＡＬＳＰＡＣ小児研究によると、軽度の脊柱側弯症は五％の割合で出現していた。曲がる角度が一〇度以上の脊柱側弯症になると発生率は低くなる。女児と男児の発生割合は九対一で、女児への出現が圧倒的に多い。成長中の脊柱の何が側弯症の進行を許してしまうのか、なぜいつも右側から曲がりはじめるのかは謎のままだ。一つ考えられるのは、脊柱のＣ字カーブにあたる腰椎前弯との関連だ。脊柱側弯症の女児の多くは突出した腰椎前弯を呈している。筋障害だという見方もあれば、脊柱につながる結合組織の不具合だという見方も、骨格成長の混乱だという見方もある。そのどれかだとしても、なぜ脊柱の片側だけに影響するのかは不明だ。何らかの非対称の機械的な力が加わって、椎骨側面が圧迫されるのではないかと考える研究者もいる。

これらの手がかりから、脊柱とその附属部というかぎられた場所で何らかの故障が起きているということはわかる。だが、それ以上にもっと根本的な原因があるのだろうか。いくつかの研究が、特発性脊柱側弯症に関連する染色体領域を特定している。とくに、ＣＨＤ７という遺伝子が、細胞内における多くの重要なプロセスに関係しているようだ。たとえばこの遺伝子に変異があると、赤ん坊を危険にさらすチャージ症候群になるリスクを高める。チャージ症候群になると心臓欠陥、精神遅滞、難聴、尿生殖器奇形、そして脊柱側弯症が現れる。ＣＨＤ７遺伝子は、胚の対称的な発達を促す胚細胞シグナル分子の多くと相互作用していると考えられている。

この対称性について興味をもったフランスのドミニク・ロージーとアラン・ベルトスは、脊柱側弯症の小児患者を調べて内耳の前庭に異常があることを見出した。そうした小児患者は平衡感覚に問題があり、正しく歩いたり自転車に乗ったりするのに時間がかかる。ヒトの走行と歩行はある意味、バランスを崩しては直しのくり返しだ。一方の足を上げているあいだは、もう一方の足だけで立っているからだ。驚くことではないが、ロージーとベルトスは患者の脳梁（脳の左右の半球をつなぐ神経線維の太い束）に異常を見つけた。彼らが調べた脊柱側弯症の子どもの場合、脳梁の異常のせいで、脳から発せられる左右の指令が妨げられていた。別の研究者らは、脊柱側弯症患者の脳の別の領域に左右のサイズ差を見出している。

ロージーとベルトスは、脊柱側弯症の若者たちの頭蓋・顔面の左右非対称をＭＲＩスキャナで測定し、左右の眼窩の位置と、鼻中隔、あご、頬骨の発達度合が大きく違っていることを見出した。彼らはつぎのように考えた。あごと頬骨は頭蓋底とつながっている。頭蓋下面の頭蓋底は小脳(脊椎側弯症患者では小脳も非対称)と内耳骨迷路を収容している。内耳骨迷路がゆがんでいると、耳石(液体が詰まった内耳の中に存在する、重力と加速を検知する感覚細胞を作動させる小粒子)が体位保持のための信号を送る経路も非対称となり、バランス失調が生じる。具体的には、これらの半円形の経路異常が運動神経系の一部である前庭脊髄路に異常な信号を送るものと思われる。前庭脊髄路は、脊髄を経由して脳幹と手足および体幹の筋肉をつないでいる。これが損なわれると、脊柱側弯症患者によく見られるような歩行問題が生じる。脊柱の可塑性が高い急成長期にこうした非対称的な異常があれば、側弯症は容易に発症するだろう。

以前、ダブリンにある聖母マリア小児病院で整形外科部長をしていたカロリン・ゴールドバーグは、脊柱側弯症の小児患者の非対称を独自の方法で測定した。彼女は、手のひらの特徴(手掌皮膚紋理学と呼ばれる技法)を使って左右の手を比較した。脊柱側弯症の患者には大きな左右差があった。この技法が測定する現象は左右非対称性と呼ばれている。ある生き物の物理的形状が左右対称から、つまり安定的な胚の発生の基本的特性から、どれだけ離れているかを示すものである。成育中に環境要因に対する感受性が強い生物または個体は進路をはずれやすく、解剖学的パラメータのあちこちで左右非対称を出現させる。ゴールドバーグは、一九九〇年代初期に女児は男児より左右非対称性の出現が多いことを示唆したドイツの研究があると言い、ついでに皮肉っぽく、「少女は少年より不安定なんだとか——ふん、笑わせるじゃありませんか」とつけ加えた。ゴールドバーグは、女児および男児におけるこの成育中の不安定性と成育速度を座標に落としこんでみた。そして、女児は一二〜一三歳に二重のリスクを抱えていることを見出した。それは身長が急に伸びる時期であり、成長期において最も不安定なときでもあるからだ。男児の急成長開始はもっとあとになってからだ。ゴールドバーグの考え方は他の研究者から否定されているが、彼女はこの考え方でしか脊柱側弯症が圧倒的に女児に多い理由を説明できないと力説する。また、思春期の少女は骨と皮だけで肉がなく、その年齢にしては異常なほど背が高くなることがある。ロザリンド・ジャナもそうだった。

マイク・アダムスは、脊柱側弯症を理解するうえで女児の思春期の急激な身長の伸びを考えることが重要だと同意する。骨粗鬆症を患う高齢女性の「鉱質除去」された骨に負荷がかかったとき、その骨がずれたり変形したりするのは常識だ。「鉱質除去」された骨が出現するもう一つの時期は少女の思春期である。そのとき少女らは、骨にミネラルが蓄積されるよりも速く成長する。すると脊椎は、数時間ごとに小さなずれや変形を起こす。

この件についてはさらなる研究が待たれるが、脊柱側弯症の根底に遺伝子と非対称があるのは明白だ。脊柱局所において、不規則な椎骨の成長点、脊柱を下降する神経系の異常、弱い筋肉、固い靭帯といった要素が組み合わさると、根底にある非対称が増幅されて本格的な脊柱側弯症になるようだ。

では、なぜほかの動物は脊柱側弯症にならないのだろうか。それにはおそらく重力が関係している。脊柱が直立していると、椎骨、椎間板、筋肉組織にある非対称構造は何であれ、重力を受けて増幅するだろう。あるいは自然選択は四足歩行動物の脊柱側弯症をとことん排除してきたのかもしれない、とゴールドバーグは言う。「チーターの背骨が四〇度曲がっていたら、ガゼルを追いかけられませんから」と彼女は笑う。ヒトの場合、三五度曲がっていたとしても、まっすぐな背骨とほぼ変わらない強度が保たれており、また出産の邪魔にならない。走るときの障害にもならない。あのウサイン・ボルトも脊柱側弯症だ。リチャード三世は七〇度の側弯症を抱えながらもボズワースの戦場で果敢に戦った（だが頭部を剣で切られ、戦死した)。なお、リチャード三世の心までねじ曲がっていたのかどうかについては、いまだ学術界で議論中だ。つらい十代を乗り越えたロザリンド・ジャナも、「背骨が曲がっていたって、私には気骨があります。ホネのある生き方をしていると思いますよ」と言う。

ランニング障害

ヒトの骨の進化を長期的に詳細に眺めることにより、私たちは現代の病的な状態を二つのパターンに見分けられるようになった。二足歩行を獲得することで真に犠牲になったものか、それとも相容れない複数のニーズに折り合いをつけるために編み出されたものか。しかし、現代人の多くが悩んでいる問題を解明するうえで、進化生物学が大きな役割を果たしてきた分野が一つある。それはランニング障害だ。

ダニエル・E・リーバーマンはハーヴァード大学のヒト進化生物学教授で、ランニングをこよなく愛している。とくに優秀なランナーというわけではなかったが、学生時代からマサチューセッツ州ケンブリッジのハーヴァード大学周辺界隈やチャールズ川沿いの数キロを少なくとも週三回、走っていた。近年は、それを裸足でしている。昨今流行の、進化から着想を得たベアフット・ランニングだ。リーバーマンは、ヒトの祖先が有能な走者に進化した時期、およびその能力を与えた骨格と筋肉組織が進化した時期を特定するという課題を追究した。彼は同僚のデニス・ブランブル、デイヴィッド・ライクレンらと共に、最初に効率的に走れるようになったホミニンは、二〇〇万年前ごろアフリカのサバンナに進出したホモ・エレクトスだと突き止めた。

リーバーマンらは、生体力学の専門家から走行中に最も重要なのは安定性の維持だと聞いた。私たちの背中の面が大きいのはそのためだ。体幹の安定は大殿筋が収縮することによって得られるが、その大殿筋を飛躍的に発達させたのがホモ・エレクトスだった。内耳の三半規管はバランスをとるのに、また加速と頭の上下運動を検知するのに欠かせない器官で、実際、ホモ・エレクトスで三半規管のサイズが大きくなった証拠が存在している。とはいえ、走行中にかかとの上下動衝撃が頭に伝わると、それはいともたやすく前庭器官に過負荷をかけるはずだ。ありがたいことに、頭が肩から分離していればしているほど振幅減衰の仕組みが働く。チンパンジーの場合、頭と肩は大きな僧帽筋でしっかりつながっている。これは木登りのための適応だ。一方、ホモ・エレクトスおよびヒトでは、僧帽筋はずっと小さく、別の新しい特性に連動している。後頭部から首の頸椎に伸びる項靭帯（こうじんたい）が確立されたのは、ホモ・エレクトスがはじめてである。

リーバーマンはこう説明する。「走行中に脚とは反対側の手を引き上げているとき、その手につながる腕は頭とほぼ同じ質量を有しています。また、頭を前側に落とす慣性力はもう一方の腕、つまり後ろに引きずっている腕をも下に落とそうとします。ヒトの小さな僧帽筋は項靭帯《こうじんたい》と連動して、下に落ちつつある腕と前側に落ちつつある頭のあいだに機械的な突っ張りをつくるのです。こうして、頭が前に落ちようとするのと同じだけ、腕は頭を後ろに引き戻します。じつによくできた構造です」

リーバーマンは、ホモ・エレクトスの歩行と走行を向上させたであろう骨格の特性はほかにもたくさんあると言う。だが、ホモ・エレクトスが初の効率的なランナーだとわかったからには、必然的に二つ目の疑問が浮上する。生き残るために走る必要があったような状況とは、具体的にどんな状況だったのだろうか？　私たちは、ウサイン・ボルトやモハメド・ファラーのような偉大な陸上選手から、ヒトの走りに勝手に壮大なイメージを描いてきた。現実には、ウサイン・ボルトでさえウサギに追い抜かれるし、怒り狂ったチンパンジーにも追いつかれる。一〇〇メートル走をすれば、チンパンジーのほうがヒトより速く走れるかもしれない。ましてやチーターが相手だったら。ただし、チンパンジーはすぐに息が切れる。チーターは全速力で走ると体温が上がりすぎるため、一キロも走り続けられない。カメがウサギを負かすような状況はあるのだろうか？　リーバーマンはぴんときた。私たちの祖先はスピードではなく持久力を上げられるよう進化してきたのではないだろうか。

ホモ・エレクトスとその子孫は、捕食者から走って逃げ切れることはあまりなかっただろうが、獲物をとことん追いつめて死なせることができた。そこそこ健康的なヒトなら（おそらくホモ・エレクトスも）、毎秒五メートルの速度で数キロ走ることができる。これはイヌが小走りから疾走に移行するときのスピードを上回っており、ヒトは一キロ以上の距離ならイヌから逃げ切れることを意味する。さらに、ウマは毎秒およそ九メートルの最高速度を出せるが、長距離になると毎秒五・八メートルしか維持できない。理論的には、ヒトはマラソンの距離ならウマに勝てることになる。そして、そのとおりであることが実証された。ウェールズ地方の風光明媚な市場町、スランウルティド・ウェルスでは、一九八〇年から毎年六月に、全長三五キロのクロスカントリー・コースでヒト対ウマの「マラソン競走」が開催される。ふつうはウマが勝つのだが、ときに接戦となり、数秒差でかろうじてウマが面目を保つこともある。ヒトがウマに勝つまで二五年かかった。二〇〇五年、ヒュー・ロブが二時間五分というタイムを達成し、最も速かったウマに二分の差で勝利した。二年後、二人の選手が一一分の差でウマを打ち負かした。

体毛または毛皮に覆われた動物は、体を冷やすのに荒い息（あえぎ）をしなければならず、またあえぎと疾走を同時にできないため、ヒトと比べて不利になる。上気道のみで短く浅い呼吸をすばやくくり返すあえぎでは、酸素摂取のニーズを満たすには足りない。あえぎをする動物は、あえぎか疾走のどちらかしかできない。ヒトは、呼吸と歩調とを連動させておらず、汗腺を有し、体毛をもたない。汗で失われる一ミリリットルの水分は、五八〇カロリーの熱に相当する。ヒトは一時間に一リットルから二リットルの水にアクセスできれば、それだけで日の高い時間に走り続けることができる。リーバーマンは、ヒトはまさに特殊な動物種だと言う。捕食者と被食者の関係を考えれば、たとえばガゼルを追いかけるチーターを見ればわかるように、自然選択は概して持久力よりスピードを好む。筋線維の構成も大いに関係する。スピードを選択された動物は、タイプ1（緩慢酸化型）の線維より、タイプ2b（急速糖分解型）とタイプ2a（急速酸化型）の線維が圧倒的に多い。急速型の線維は大きな力を出せるが、嫌気的に働くためすぐに疲れる。緩慢型の線維は好気性にすぐれているが小さな力しか出せない。ヒトの脚筋はそれぞれ五〇％の構成比となっているが、筋肉においても先ほど述べた適応的な型式変更が可能なので、持久力トレーニングで緩慢型線維の比率を八〇％にまで高めることができる。

持久戦の狩猟で、私たちの祖先は獲物の大型哺乳類を消耗させるまで追いつめた。そこまで追いつめれば原始的な槍やこん棒でとどめを刺すことができただろう。むしろそのほうが安全で効率的だったに違いない。リーバーマンに言わせれば、大型のアンテロープを仕留めるのに一五キロを走っても、それに必要なカロリーはマクドナルドでビッグ・マックバーガーとMサイズのフライドポテトを食べた場合の一〇四〇キロカロリーより少なくてすむ。大型のアンテロープは体重二〇〇キロを超えており、マクドナルドで一回食事をとるのとは桁違いのカロリーを含んでいる。たとえ成功率が半々だったとしても、見返りの大きさを考えれば持久戦でアンテロープ狩りに挑む価値があったことは想像に難くない。ヒトの祖先にとって持久走が生き残りを有利にする生態学的ニッチがあったというリーバーマンの生態学的主張は、ひょんなことから証明されることになった。そのいきさつは、『エッジ』という科学電子雑誌に二〇〇五年に掲載されたリーバーマンのインタビュー記事に出ている。インタビューの中で、彼は走行の進化についてハーヴァード大学で公開講義をしていたときのことを語っている。講義室の最前列に、ひげをふさふさと生やし、ズボンつりをつけた大きな体の男が座っていた。その男は靴ではなく靴下をはいて、足に粘着テープを巻きつけていた。「最初、ハーヴァード広場のホームレスが迷いこんだのかと思いました。でもその人、ジェフリーは、ジャマイカの平原で自転車屋を営んでいるハーヴァード大学の卒業生だったんです。ジェフリーは講義のあと私のところにやってきて、走るのは大好きだけれど靴を履くのが嫌いなベアフット・ランナーだと自己紹介しました。そして、ヒトは明らかに裸足で走るよう進化したと考えますが、あなたはどう思いますか、と聞いてきたのです。私はそのとき、すばらしい着眼点だと思いました」

当時、リーバーマンは足底筋膜炎に苦しんでいた。足裏アーチの結合組織が腫れて痛む症状だ。もっと安全に走る方法があるのかもしれない、この奇妙な聴講者の話を聞いてみようじゃないか、と彼は思った。「私たちはジェフリーをラボに案内し、床反力計の上で走ってもらいました。その走り方はとても美しく、やわらかく、軽快でした。私たちはたいていかかとから着地します。たくさんのサポートがついた大きな厚底のランニングシューズを履いて、かかとを地面にぶつけます。でもジェフリーは、指のつけ根の膨らんだ部分（指球）から先に地面につけ、つぎにかかとをやさしく着地させました。かかとに強い衝撃が生じない方法です。私はそれを見た瞬間、彼の走り方がヒト本来のもので、ランニングシューズで守りに守っている私の走り方のほうが間違いなのだと直感しました」

裸足だろうと、簡素な履物をつけていようと、ヒトの祖先はこうやって走ってきたのだとリーバーマンは雷に打たれたようになった。ランナーたちの足の悩みは山のようにある。過去三〇年でナイキやアディダスは、かかとのクッション、足首のサポート、固いアーチなど、スポーツシューズにさまざまな工夫を加えてきた。にもかかわらず、ランナーの三〇〜七〇％が毎年、反復ストレス損傷を起こしている。その損害を訴えたくても、どこに訴えればいいのかわからない。進化生物学は、法医学研究所に代わって従来型「ハイテク陣営」対「ベアフット・ランナー」の議論に決着をつけられるだろうか？

ハイテク陣営は、ランニングは本質的に負傷しやすい行為であり、さらに生体力学的な異常、座りがちなライフスタイル、誤ったトレーニング法、人工舗装面（アスファルトなど）が負傷リスクを増大させている、と主張する。ベアフット・ランナー側は、負傷の原因は走り方が悪い場合もあるが、クッション性のいいシューズが逆に、私たちが本来もっている固有受容感覚のフィードバックを鈍らせていると主張する。これは、足や脚の位置や動きにおかしなことがあると、その情報が神経系を通じて脳に伝わり、反射的に位置や動きを正す仕組みである。リーバーマンはこう語る。「人体は裸足で走ることに適応したのです。人体の運動力学的特性は着地の衝撃を和らげるようにできています。裸足で走れば、固有受容感覚をより多く使うことができ、足そのものを強化させるでしょう。靴を履いていようとなかろうと、ランナーを負傷から守るのはこうした要素だというのが私の仮説です。まとめると、重要なのは何を履くかよりどう走るかですが、どう走るかは履いているものによって影響される、ということです」

私たちの体は裸足で走るようデザインされているのに現代のシューズを履いて走るというのは、ひょっとすると決定的なミスマッチかもしれない。ベアフット・ランニングなら感覚フィードバックを得られる。足裏は地面の硬さ、粗さ、でこぼこといった信号を伝え、中枢神経系はそれに応じて即座に負傷回避策を指示する。一方、昨今のスポーツシューズは累積する衝撃を吸収する。私たちはそれに気づかぬまま過ごし、ある日突然、激痛に襲われる。「靴が足を弱め、柔軟性をなくす原因になっており、それは成長期の子どもにとってとくに心配です」。固い靴底、足裏サポート、回内運動その他の動きを抑制する特性を備えた靴は、本来なら受けるべきストレスに筋肉や骨が適応するのを妨げる恐れがある、とリーバーマンは言う。加工食品ばかり食べていると咀嚼力とあごの筋肉が弱くなるのと同じで、サポート力の高い靴を履いて育った子どもは足の力、とりわけ縦足弓の筋肉が弱くなる。縦足弓の筋肉が弱いと、足を安定させるといった基本的な機能が発達しない。「この仮説はまだ厳密に調べられていません。ですが、靴を履かずに暮らしている人々には、扁平足をはじめ足の異常がほとんど見られないという報告があります」

リーバーマンは、世界一優秀なベアフット・ランニングのコーチとしてリー・サックスバイを挙げる。サックスバイのトレーニング法はすべて、リーバーマンが授けた進化生物学の知識に基づく。私自身、ロンドン中心部のクラーケンウェルにあるサックスバイのジムで終日コースのトレーニングを受けてみて、進化生物学の知見がふんだんに使われているのを実感した。ジムの片隅にはダンボール紙に切り抜かれたチャールズ・ダーウィンの実物大写真が置かれている。トレーニングの内容に間違いがないか、ダーウィンが目を光らせているかのようにも見える。ダーウィンの向こうには人体骨格標本が吊られている。別のコーナーでは一人のランナーがリズミカルにトレッドミルを踏んでいて、そのすべての動きを、直角に据えつけられたビデオカメラが記録していた。サックスバイのジムは、ランニングのコーチ、フィットネス・トレーナー、ピラティスのインストラクター、生体力学の研究者など多くの人で混み合っていた。来ている人はみなランニング好きで、大半が足底筋膜炎やモートン症候群、ランナーひざ、腱炎などよくある負傷を抱えていた。たとえばドミニクは、再発性のアキレス腱炎に苦しんでいて、ランニングシューズに矯正用のサポートをつけていた。ルイーズは腰とひざに問題を抱えているが、長距離ランナーとしてひざの手術を受けずにすむ方法を探していた。みな、ベアフット・ランニングの「グル」に教えを請おうと集まっていた。

彼らはまず、サックスバイのビデオを見せられた。ニューヨーク・シティ・マラソンでカメラの前を通り過ぎるランナーを撮影したビデオだ。ランナーの大部分は厚底のランニングシューズを履いていて、足を着地させるたびにかかとを地面に叩きつけている。というより、靴のクッションが厚ければ厚いほど、ランナーはかかとを乱暴に降ろしていた。このジムに集まってきた人たちはどうか。各人の走行ビデオを見ながら、点数（1〜3）で評価がつけられていった。悪い姿勢で明らかにかかとを地面に叩きつけている人は1点だ。この場合、たいてい腰が曲がっていて、地面に激突する力の一〇〇%がかかとからひざ、尻まで伝わっている。2点の人は、足裏で着地し姿勢も悪い——脚がふらつき、やや前のめりになっている、つまり尻が突き出ている。着地の衝撃は相変わらず大きく、尻まで伝わる。これは未熟なベアフット・ランニングだ。3点は優秀なベアフット・ランナーで、狭い歩幅ですばやく足の指球から着地し、体幹はリラックスしていて垂直に保たれている。足とひざ、尻は垂直の一直線上にある。サックスバイはリーバーマンの調査について語った。ハーヴァード大学陸上競技部の精鋭アスリート一五名を長期追跡した結果、かかとから着地する選手に負傷の発生率が二倍高かったことを見出した調査である。地面反力（体重から計算）を簡単なグラフで表すと、かかとから着地するときグラフの山は急勾配で高くなっていた。ある程度、足の前側から着地すると、グラフの山のカーブはそれほど急勾配にならない。完全なベアフット・ランニング・スタイルなら、なだらかな二つの山ができる。

よいランニングとはよい動きがすべてである、とサックスバイは説く。重力、地面反力、弾性収縮力、エネルギー保存のうち、どれ一つ無関係なものはない。彼のアドバイスは従来のフィットネス産業が訴えていたこととは正反対だ。たとえば、陸上選手のトレーニングの多くは筋肉をつけることに費やされるが、筋肉をつけてもランナーには役に立たない。ランニングに重要なのは腱の弾性収縮力だ。足、とりわけ足裏アーチとアキレス腱は偉大な衝撃吸収体で、ゴムバンドさながらに、ためておいた衝撃エネルギーを走行サイクルの蹴り出しポイントで放出する。毎回、アーチとアキレス腱は着地の衝撃エネルギーの五〇%を吸収し、それを使って走りの動きを補佐するのだ。だが、かかとで着地すると衝撃エネルギーは貯蔵再利用に回されず、代わりにひざと腰に伝えられ、そこで損傷を累積させる。弾性収縮力の真価を実感するにはつぎのことを試してみるといい。メトロノームを入手して、拍子を毎分一八〇に設定する。その音に合わせて定位置でジャンプする。着地するときは基本的に指球を使い、かかとは軽く床に触れるくらいにする。これくらいなら簡単にできるだろう。さて、つぎは、メトロノームの拍子を毎分六〇に設定する。これは大半のジョギング・ランナーの着地頻度だ。あなたはすぐに、ジャンプを続けるには脚の筋肉、とくにふくらはぎの筋肉を酷使しなければならないことに気づくだろう。なお、毎分一八〇という速いリズムで着地するのは、精鋭アスリートか、または伝統的に持久走をしている民族の人だ。

ただし、いいベアフット・ランニング・スタイルには、速いリズムと足の前側で着地すること以上のものがある。遅いスピードまたはソフトな進み具合をしているとき、あなたの体はあなたにかかとから着地するよう伝え、スピードを上げるにつれて前側からの着地に移行するよう伝えるだろう。体重の重い人は、軽い人より早めに移行する必要がある。しかし、これは足から脳に正しい固有受容感覚のフィードバックがあってこそできることだ。かかとにいつもクッションが敷かれていると、脳は実際の地面反力の強さを判断できなくなる。ホワイトノイズが入って脳を混乱させてしまうのだ。足は、自ら地面を感じることができれば自らケアするようにできている。

ランナーが陥りがちな最悪のケースは、中途半端に前側着地テクニックを使うことだ。これはサックスバイのジムで2点と評価された走り方で、すぐに腱炎と筋膜炎を発症する。問題は姿勢の悪さだ。よい姿勢というのは、骨盤と脚という支持器官の真上に重心を置くことをいう。赤ん坊が、まず立ち上がり、歩き出し、最後に走るのを覚えるように、成人ランナーも段階を踏んで学ばなければならない。

サックスバイのジムを訪れた日の立位チェックは私にとって気恥ずかしい体験となった。大勢いる参加者の中で、私が最初に指名され、床反力計の上に裸足で立つよう言われたのだ。目の前のテレビは、私の足の各所が床に与える地面反力をデジタルイメージで映し出す。恐ろしいことに、私はそもそもまっすぐ立てていなかった。右足と左足では圧のかかり具合が大きく違い、また両足とも圧はかかとに集中していた。正しい立位をとるには、かかとと指球に均等に圧をかけ、指球のうち母指球（親指のつけ根）に一番高い圧がかかるようにしなければならない。私はそのように正そうとしたが、テレビに映る画像から視覚フィードバックの助けを借りているにもかかわらず、なかなか正せなかった。少し安心したことに、正しい立位をとれなかったのは私だけではなかった。私のあとに続いた優秀なスポーツ選手たちも、床反力計に乗るといびつな姿勢を映し出され、みな正すのに苦労していた。私たちは全員、ベアフット・ランニングの技術を学習する以前に、姿勢の基本から学び直さなければならなかった。

現代の病気や病態を進化の視点で考えることを知ったリーバーマンらは、いまや本格的に進化医学を追究している。「私のしていることは、生物進化そのものと同じ、見えるか見えないかのゆっくりした歩みかもしれませんが、いずれ科学全体の大きな変化の一部になると信じています。病気の理解と自分の体をどう使うかを進化が教えてくれるということに、私は自分の研究を通じて気づきました。これまでぜったい治らないと思われていた病気も、進化の観点を使えばアプローチが可能なのです。それを示すのに、ベアフット・ランニングの話は私が知るかぎり最良の例だと思います」とリーバーマンは言う。

第4章　眼の病気

眼の進化についての説明はかねてから、生物学において対処のむずかしい問題の一つだった。眼は相互依存する多くのパーツが複雑にからみあっている器官だ。そのため、インテリジェント・デザインや特殊創造説を支持する人々は、進化論を否定する材料としてしばしば眼を引き合いに出してきた。眼は「還元不能な複雑さ」の最たるものであり、変異と選択を段階的に重ねてきたものであろうはずがない、というのである。一方、進化論者の側は、眼がどれだけ複雑な器官であろうと、ほかの部位と同じように進化の段階を追ってできたものと理解している。この章では、多くの生物学者が集めてきた証拠をもとに、眼が間違いなく進化の産物であることを示すと同時に、昨今の発生生物学の急速な進歩がもたらした、眼疾患の治療と視力回復のための新しいテクノロジーを紹介したい。

ティム・レディッシュにとって、一九九二年の夏は栄光に包まれた。彼はバルセロナ・パラリンピックに出場し、一〇〇メートルバタフライで銀メダルを、一〇〇メートル自由形で銅メダルを獲得した。三五歳で全盲のティムは、このときを境に水泳でめざましい成績を上げることになる。国際試合およびパラリンピックで合計四三個のメダルをとり、イギリス・パラリンピック協会の会長にのぼりつめ、二〇一二年のロンドン・オリンピックでは組織委員会の理事を務めるに至った。

ティムは網膜色素変性症だ。これは網膜の光受容体細胞が徐々に消失し、やがて周辺視野のすべてが失われる遺伝性の変性眼疾患である。この病気になると、角度にして一〜二度の範囲しか見えないという重篤な視野狭窄が生じる。ティムは学童期に発病していたが、そうと診断されたのはもっとあとになってからだった。学童時代に彼は自分を単に不器用な少年だと思っていた。毎日ぶ厚い眼鏡をかけて登校し、いつも何かにぶつかっていた。「行き先が見えないのに時速一六〇キロで走りまわり、あちこちに突っこむ車のようでした」。いまと違って一九八〇年代のイギリスでは、眼鏡屋が購入者の網膜を定期的に検査することがなかったため、ティムの症状は見つけてもらえなかった。彼自身、視力がほかの子どもと違うとは思いもしなかった。どうもおかしいと気づいたのは夜盲症がはじまったときだった。「眼鏡屋に行き、夜になると見えにくくなること、逆にスポットライトがまぶしすぎてバイクに乗っているとき困ることを訴えました」。眼鏡屋は、色つきレンズにするといいと答えた。だが、色のついたガラスの眼鏡は事態をますます悪くした。

彼は一九八八年に、やっと網膜炎と診断された。症状はいよいよ悪化し、視野はどんどん狭くなり、視力の鮮明さも失われていった。彼はそれでもなお、というよりだからこそ、自身も水泳選手をめざすことにした。背中を押してくれたのは通っていた水泳スクールのコーチだ。「私のコーチは女の先生で、一九八八年にソウル・オリンピックに出て、帰ってくるなりパラリンピックのことを話してくれました。彼女は私に〈つぎの開催地のバルセロナでメダルをとってきてね〉と言いました。〈何言ってるんですか、私は歳をとりすぎてるし泳ぐのも遅いし〉と笑いながら答えると、コーチは〈あなたは私より一つ歳上なだけだし、泳ぎも遅くない〉と真剣な口調で言いました。その言葉を聞いて私の心は決まり、やるからには全力を尽くそうと思いました」

二〇一一年、ティムは息子から、オックスフォードのジョン・ラドクリフ病院でロバート・マクラレンが臨床試験の参加者を募集しているという話を聞いた。電子網膜チップを移植するという試験で、マクラレンは末期の光受容体喪失患者、つまり完全な夜盲症の患者を探していた。ティムは当初、あまり乗り気ではなかった。この病気になった人間にとって重要なのは、不利な条件のある環境に適応し、生き抜き、競うこと——つまりは病気を受け入れて、それを前提に生きることだと常日頃から考えていた。網膜チップを入れたところで劇的な改善が見込めるとも思えなかった。「臨床試験なんて必要ない、いまのままで充分満足してるんだから。よほど革新的な技術開発でもないかぎり、これ以上よくはならないだろう、と息子には答えました」。そう答えたものの、電子機器オタクの血が騒ぎ、そのデバイスがどう働くのか技術的詳細を調べてみた。そして、自分のような分析的思考の持ち主が被験者のメンバーに加われば、デバイスの改良に多少の役に立つのではないかと考えた。ティムは応募した。マクラレンのチームは慎重に説明した。最悪の場合は、ティムの網膜にわずかに残る光受容体をもふさいでしまう。一番うまくいった場合でも、ほんの少し光効率のいい視力が得られるのがせいぜいだ。動き回るのが多少便利になる程度であり、それ以上のことは期待しないでほしい、と言われた。

二〇一二年一〇月、そのデバイスは一〇時間におよぶ手術で埋めこまれた。外科医チームはまず、ティムの耳の後ろの頭蓋骨に小さな穴をあけ、皮膚の下に電源装置を設置した。つぎにケーブルをこめかみに沿うよう筋肉の下にはわせ、眼窩の穴に通した。そして細心の注意を払いながら、喪失した光受容体の代わりとなるチップを網膜の所定の位置にぴったり合うよう挿入した。「最初にスイッチが入ったとき、私はまさに感嘆の息を漏らしました。光を見ることができたんです。とても明るい光を。暗い部屋にいるときだれかがマッチを擦って光を灯したときのような、そんな感じでした」。ティムは、少なくとも試験用の部屋の中では、黒い面に白い針を使った壁掛け時計の時間を読めるようになっていた。一〇回のうち九回は正確な時間を答えることができた。そのデバイスは、対象物が静止しているか彼自身が動いていない状態なら役に立つことがわかった。日常生活でも、オフィスにあるいくつかの物体を認識できるようになった。たとえばコンピュータのモニターがオンになっているかどうかや、モニターの輪郭は把握できる。ただし、モニターに映る情報まではわからない。屋外では、街路灯と、光で照らされた歩行者待避所（交差点の中ほどに設置されている）が夜間なら見えるようになった。だが、明るい日中はあいかわらず見えない。

ヒトの眼の構造

ティムはこの移植された網膜を、途中で故障したり自身の眼組織によって拒絶されたりしないかぎり、できることなら死ぬまで使い続けたいと思っている。しかし、この臨床試験の真価、並びにティムのように先駆けて移植を受けた患者の協力は、近い将来こんなふうに眼の修復ができるようになると示す以上の意味合いがある。オックスフォードの科学者たちがそこから学んだのは、網膜細胞には光受容体と視神経に新たな接続路を形成させる能力があるということだ。それ以前は、脊髄損傷や脳外傷のような重篤な変性が生じると、神経系は自力で修復できないと思われていた。同様に、光受容体から脳に視覚情報を伝える働きをしている他の網膜細胞（双極細胞や神経節細胞など）も、眼の光受容体がいったん死滅して情報を送らなくなると入力が途絶えて減衰すると思われていた。ところが、網膜チップを移植すると視神経につながる出力ニューロンに新たな接続路が形成された。そして患者の視力をある程度、回復させることに成功した。これはつまり、残っていたニューロンの機能がまだ健在だということを意味する。具体的に言うと、チップ上の一五〇〇個の感光ダイオードがまだ生きている下流ニューロンを刺激して、脳に画素化したイメージを集めさせている。このことからオックスフォードの科学者たちは、網膜に相当するチップの作成が可能なのではないかと考えた。網膜光受容体（杆体細胞と錐体細胞）のタネを作成し、それを網膜の正しい層に正しい方向で植えつけてやれば、死滅した光受容体は新しい光受容体に置き換わり、視力が戻る可能性がある。こうした研究は、オックスフォード以外でも世界各地で進んでおり、さまざまな種類の前駆細胞から網膜に移植する細胞を作成する方法を探っている。研究者らが頼りにしているのは発生生物学の最新知見だ。発生生物学は、脊椎動物の眼というとてつもなく複雑な器官が、胚の中で未分化細胞の塊から有能な視覚装置へとどう育っていくのかをつぎつぎ明らかにしている。

まず基本となるのは、眼の発生過程で組織が数層になって形成される眼杯という器官だ。眼杯の外層には頑丈な線維があり、それが膜組織すなわち強膜の境界線となる。内層には血液の充満した絨毛膜がある。つぎに網膜色素上皮が出現する。網膜色素上皮はその上にある光受容体に栄養を届け、廃棄物を取り除く。光受容体の層は一億二〇〇〇万個の杆体と六〇〇万〜七〇〇〇万個の錐体でできている。杆体は低光量によく反応し、私たちの夜間視力に貢献している。錐体は高光量に反応し、それを通じて私たちは色を認識する。杆体は周辺網膜に多く、錐体は直径一・五ミリメートルの微小な黄斑に集中している。錐体の密度は黄斑の真ん中にある中心窩で最も高くなる。中心窩の直径はわずか〇・三ミリメートルしかないが、私たちの精密な中心視野は中心窩によって得られる。ティム・レディッシュの場合、網膜炎で周辺視野は全滅させられたが、ごく細い中心視野が残っていた。

脊椎動物の網膜では、光受容体は信号を眼の中心に向けて送りこみ、双極細胞の層を介して神経節の内層に届ける。神経節の細胞から出ている軸索がまとまって神経線維の束になったものが、いわゆる視神経である。こうした網膜の内層にはミュラー細胞、アマクリン細胞（ニューロンの一種）、水平細胞がつまっていて、光受容体から視神経に信号を中継するのを助けている。実際に光子を吸収する細胞は網膜の外側にあるため、光は視神経に到達するまでに、途中にあるすべての細胞層と接続部を通過しなければならない。さらに、神経節細胞の軸索は網膜の内層を横切ってから視神経の束になって折り返すため、私たちの網膜上には光受容体を一切含まない「盲点」がある。この盲点がどこにあるかを知りたければ、簡単に調べる方法がある。片方の眼を覆ってもう一方の眼で前方の一点を見つめる。そして鉛筆を水平に右に動かす。数センチほど動かしたところで鉛筆はふっと見えなくなり、さらに右に動かすとまた現れる。鉛筆が消えた地点で上下に軽く動かすと、同じようにふたたび視界に入ってくる。

網膜に加えて複雑なのは水晶体だ。網膜上の正しい位置に集光させなければならない水晶体は、結晶質の蛋白質分子でできており、それが臨機応変な屈折率を可能にしている。虹彩は、瞳孔のサイズを変えて網膜に届く光の量を調節できる。そして眼の動きをコントロールする筋肉組織がある。

眼の進化モデル

ここまで述べたことは眼の構造が複雑だという事実のごく一部の説明でしかない。だからこそ眼は、人体におけるあらゆる複雑な器官をさしおいて、一九世紀初期から創造説論者と進化論者の争点になってきた。ダーウィンの進化論は一五〇年かけて磨かれてきたにもかかわらず、創造説論者はいまなお頑なに否定する。

インテリジェント・デザインの主唱者として歴史上最も有名なのは聖職者のウィリアム・ペイリーだ。道徳哲学者で、一八世紀後期にイングランド北部のカーライルで大執事となったペイリーは、著書『自然神学』で神の存在を主張し、自然をデザインしたのは神の御業《みわざ》だと論じた。田舎道を歩いている途中で石につまずいたとする。その石は、前からずっとその場所に転がっていたものだとしか思わない。石がそこにあった理由など考えもしないし、それ以上の説明を求められることもない。しかし地面に落ちているのが時計だったらそうはいかない。複雑な内部構造をもつ多くの部品でできている時計には明らかに目的があり、そのためにデザインされたものだと考える。その時計は、時間を知るという意図のもと、時計職人がつくったものだ。各種の動物も、その複雑さから考えれば目的をもってデザインされたものであるのは明らかだ。だが、動物自身はそのつくり方を知らず、そのデザインのおかげで使い勝手がよくなっていることも理解できない。したがって、意図をもったデザインをしたのは神に違いない。神はあらゆる生き物の「時計職人」だ、とペイリーは書いた。

半世紀後、チャールズ・ダーウィンが現れて、まったく別の考えを主張した。脊椎動物の眼に代表されるように、動物およびその体の器官はどれほど複雑に見えてもすべて自然選択を経て生じた。それを証明するのに必要なのは、原始的な構造の眼と完成された眼の中間にある段階的な移行期の証拠で、そこからは、それぞれの持ち主が最大限生き残るよう選ばれた改良のあとが見られるはずだ、とダーウィンは考えた。しかし、一八五九年に『種の起源』を出版した時点では、彼の理論を裏づける段階的な移行期の証拠を提示することができなかった。「白状すれば、比類なき仕掛けをもつ眼のようなものが自然選択で生じるなどという話は、あらゆる可能性を考えて、なおばかげていると私自身も思う」と、ダーウィンは謙虚に書いた。創造説論者らは、この文章をいまなお喜々として引用しているが、『種の起源』のそれ以外のところはあまり読んでいないようだ。ダーウィンは自説を主張するにあたって、このようなことも書いている。「理論的に考えてみよう。完全で複雑な眼から不完全で単純な眼まで多数の段階があるとするなら、その持ち主にとって有益なそれぞれの段階が存在するはずだ。そしてその眼がごくわずかに変化して、その変化が次世代に受け継がれるということは確実に起こる。さらに生活環境が変化したとき、なんらかの変化なり改良なりが加えられた器官がその動物にとって有益になっているとすれば、どうであろう。完全で複雑な眼が自然選択で形づくられたという概念は、たしかにわれわれの想像できうる範疇を超えるが、理論的に考えればそれほど非現実的ということにはなるまい」

ダーウィンはこのあと、完全に機能する脊椎動物の眼の起源を、単純な生物の皮膚上に出現した細胞（光の有無を感じるだけの細胞）とし、そこからゆるやかに進化したという蓋然性の高い道筋を説明している。そうした細胞の集合体は、わずかなへこみをつくる色素細胞になり、視神経が色素細胞と皮膚の透明な膜をつなぎ、その透明な膜からレンズができる。

創造説論者はこの問題を別の角度で見る。彼らはダーウィンの唱える漸進的な変化を雄大だなどと思うことはなく、多くの複雑なパーツの集合体である眼の還元不能な複雑さを、要素がどれか一つ欠けただけで全部が使い物にならなくなるものと考える。彼らが考える眼の起源については、いまとなっては少々時代遅れではあるが典型的なものとして、フランシス・ヒッチングによる一九八二年の著書『キリンの首』からの引用を紹介しよう。

眼が機能するためには……クリーンで湿り気がなくてはならず、それは涙腺と可動性のあるまぶたの相互作用で保たれる。光は角膜という保護外膜の小さな透明区画を通過し、レンズに入り、そこで集光されて逆向きに網膜に届く。網膜で光に反応する一億三〇〇〇万個の杆体と錐体が光化学反応を起こし、光を電気信号に変え、脳に伝達され、そこで対処すべき適切な行動が決定される。この過程のどこか一つでも悪くなると――角膜が濁ったり、瞳孔が拡張したり、レンズが曇ったり、焦点が合わなかったりすれば――視覚的に認識できる像は現れない。眼は、すべてが完全に機能しているか機能していないかの二つに一つしかない。

近年のダーウィンのブルドッグ（番犬）といえばリチャード・ドーキンスで、彼は一九八六年の著書『盲目の時計職人』でヒッチングの言及に噛みついた。ドーキンスが指摘したのはティム・レディッシュをはじめ大勢の眼疾患患者が語っていることと同じで、初歩的な段階にある眼も、病気に侵されたヒトの眼も、眼がまったくない状態よりはるかにいいということだ。『盲目の時計職人』は、ペイリーやヒッチングその他が唱える「還元不能な複雑さ」に対してドーキンスが切り返しを試みた書だ。一九八七年、私はBBCテレビで『盲目の時計職人』を原作とするドキュメンタリー番組を作成するため、ドーキンスとチームを組んだ。私たちはアニメーションで眼の進化を伝えようとした。皮膚の表面に一列に並んだ光感受性細胞が、スイッチの入る・入らないで光の有無を感知するところから、その細胞集団が陥没してピンホール・カメラとなり、「網膜」という別の区画に届いた光から対象物を認識できるようになった過程、そしてそれらの細胞集団がたまたま粘液を分泌するようになり、球状に集まってピンホールをふさいで原始的なレンズとなり、おかげで入ってくる光を絞って光受容体表面に届けることで詳細な画像を得られるようになったところまでをアニメーション化したのだ。ドーキンスと私はこのアニメーションを、「進化について忠実に説明したもの」と自画自賛していた。だが同僚のプロデューサーたちは感心するどころか、

「ただのアニメーション漫画」だと思った。そう、私たちは何も「証明」していなかったのだ。あれは数学的な裏づけのない単なる「もっともらしいシナリオ」で、科学的な証拠ではなかった。しかしその後、スウェーデンの科学者二人が眼の進化についてすばらしい数理モデルを作成してくれた。そこには、眼はダーウィンとその後に続く進化論者が示唆したように「進化」を経てできたものであること、しかもそれはかなり短い期間で出現したものであることが示されていた。

一九九四年、スウェーデンのルンド大学で、ダン゠エリク・ニルソンとスザンヌ・ペルゲルは、彼らいわくの「眼の進化に必要な時間についての悲観的な推定」を発表した。彼らが作成したモデル・アイは、視力の鋭敏さとして知られている「空間分解能」を進化選択のパラメータとしていた。そのモデル・アイでは、空間情報の量が増えるような漸進的変化が生じれば、どんな変化であれ選択されるようになっていた。これはまさに、形態学的多様性、選択の強度、遺伝の可能性に対して現実的で保守的な価値をもつ数理モデルだった。

モデル・アイの出発点は光感受性のある細胞が集まった斑点だ。その斑点を、まずは透明な保護層と濃色の色素細胞の層のあいだにはさむ。彼らはこの「構造体」に、詳細を見分ける能力を上げるような選択圧をかけた。最初の段階で、光感受性細胞の層と色素細胞の層を内側に折って陥没させておいた。その穴に透明層が沈みこむと、ゲル状の硝子体、つまり半球形の原始的な眼になる。視力の向上は、穴の深さが直径と同じになるまで続いた。そこからさらに視力を上げるには、穴の縁《ふち》を収縮させて、ピンホールへの開口部を狭めなければならなかった。この段階の眼は、頂上に丸い小さな開口部がついた中空のボールのようだ。あるいは丸い花瓶を想像するといい。だが、開口部が収縮するにつれて、像の解析度は上がるものの同時に「ノイズ」も増えてくる。捕獲された光子の一部が何らかの事情で欠落し、忠実性を損ねてしまうからだ。こうなると精度はもう上がらず、いよいよレンズの出番となる。選択圧を受け続けると、穴の中にあるゲルは粗雑な楕円形のレンズになり、まずピンホールをふさぐ。さらに選択圧がかかるとそれは眼の中心に移動し、直径をやや減らし、厚みを増し、屈折率（光を曲げる能力）を上げる。そして、レンズとピンホールを覆う平らな虹彩ができる。

モデル・アイの終点は、イカやタコの眼によく似た「水生動物の眼」だ。ニルソンとペルゲルは、それぞれの段階で生じた「空間分解能が一％向上した回数」を数えたところ、一八二九回だった。彼らがつくった眼が実際に進化するにはどのくらいの年月がかかるのだろう？　彼らは遺伝率、選択の強度、眼の構成要素ごとの変動率、世代交代に要する期間（小～中サイズの水生動物の平均値を使用）のそれぞれに保守的なパラメータを用いて計算した。その結果、「光感受性細胞の斑点」が「水生動物のカメラ眼」に進化するまで、三六万年もかからないことがわかった。進化の時間感覚からすれば、稲妻のような速さである。記録にある最初の眼はカンブリア紀初期、五億五〇〇〇万年前ごろとされている。それからかなりの時間が経っている。ニルソンとペルゲルは、原初の眼が枝分かれして一五〇〇回以上進化するのに充分な年月だと結論づけた。

なお、これは地球上の生命進化の歴史において眼が一五〇〇回、新たに考案されたという意味ではない。光学的に有益な眼が自然選択で出現しうる時間は、原初の眼が出現してからの長大な地質学的時間と比べて驚くほど短い、ということを示しているだけである。さらに喜ばしいことに、ニルソンとペルゲルのモデル・アイは、自然界で見られる眼の構造の幅広い多様性にとてもよくマッチしている。「私たちのモデル・プロセスにおいて出現した眼によく似たものが、現存する動物にも実際に観察されている。比較解剖学の世界でよく知られていることだが、軟体動物と環形動物には、皮膚に並んだ光受容体から、大きく精巧なカメラ眼まで、一連の眼のデザインが見られる」と二人は語った。

眼の起源

では、眼が個別に出現（枝分かれではなく一から進化）したことは、生命進化史において「何回」あったのだろうか？　この問いに正確に答えられる者はいない。偉大な進化論者エルンスト・マイヤーは、ルートフリード・フォン・サルヴィニ゠プラフェンと共に、眼とその中にある光受容体の膨大な構造のバリエーションから、四〇〜六五回ほど個別に出現したはずだと推定した。一方、スイスのバーゼル大学のウォルター・ゲーリングは、動物界全体で眼の形成を統制してきた遺伝子の進化史を研究することで、まったく異なる結論に達した。

ゲーリングは、Ｐａｘ６という古くからある遺伝子に注目した。Ｐａｘ６は、脊椎動物と無脊椎動物の最古の祖先（最古の左右相称動物）のころから眼の形成にかかわっていた遺伝子の、なかでも階層の最上位に居座り続けている遺伝子だ。もっと正確に言うと、Ｐａｘ６とその近縁の遺伝子は、左右相称動物が出現するより前の、体のデザインが左右相称になっていない動物にも存在する。具体的にはハコクラゲ、海綿、ヒドラなどで、私と同じ世代の読者ならきっと生物の授業で顕微鏡観察した経験があるだろう。

ゲーリングは、ダーウィンが想定していた「一つの光受容細胞と一つの色素細胞からなる眼の原型」は、Ｐａｘ６の統制下でＰａｘ６の下位にある遺伝子の挿入を受けながら、動物界のすべての眼を進化させてきたのではないかと仮説を立てた。彼が達した革新的な結論は、動物界における眼の進化は七億年前にたった一度しか起こらなかったというものだ。現存する動物の眼も、絶滅した動物の眼も、すべてはこの遺伝子の一群および段階的に付加された遺伝子の統制を受けながら、段階的に複雑なものに進化してきたと彼は言う。なお、現在のヒトや昆虫に見られる複雑な眼は、二〇〇〇個ほどの遺伝子ファミリーに統制されているという。

眼の形成があるところにＰａｘ６が存在するのではないかというゲーリングのひらめきの元となったのは、他の科学者らの研究だ。ショウジョウバエの「眼欠損」の変異、マウスの「小さな眼」の変異、ヒトの胎児期に生じる無虹彩症と呼ばれる遺伝疾患（眼と鼻の欠損、重篤な脳損傷により多くは自然流産する）に、どれもＰａｘ６が関係していることを示した研究である。マウスの変異を発生中のハエに導入し、本来なら眼にならない部位（触覚、翼、脚など）に眼を生じさせるという一連の実験をしたところ、どの部位でもどのタイミングでも、眼が形成されるときにはかならずＰａｘ６が発現していた。さらなる実験により、Ｐａｘ６は眼の発生プロセスを起動させるだけでなく、眼の各種細胞への分化を起動させていることもわかった。「これらの実験から導き出された結論は、Ｐａｘ６が眼の形態形成を担う遺伝子カスケードの頂上にあるマスター制御遺伝子だということ、このマスタースイッチが昆虫と哺乳類の両方で眼の発生を開始させていることだ」とゲーリングは言う。

ダーウィンが想定していた「眼の原型」は、現生動物に存在している。扁形動物プラナリアの原始的な複眼が、一つの光受容細胞と一つの色素細胞だけでできているのだ。プラナリアにもＰａｘ６とほぼ同じ遺伝子がある。それがヒトの眼まで綿々と受け継がれてきた。ゲーリングはこう結論づけた。「すべての左右相称動物の眼をさかのぼると単一のルーツに行きつく。それはプラナリアに見られる〈ダーウィンが想定した原型〉だ。この原型から出発し、選択を経て飛躍的に高性能の眼になった。さらには分岐進化、並行進化、収束進化を通じて、多種多様な眼が出現した」

近年の進化生物学者のほとんどは、従来の説を一掃するようなゲーリングのシナリオに対し、誇張しすぎではないかと懐疑的だ。彼らの反論をまとめるとつぎのようになる。Ｐａｘ６は重要な遺伝子だが、ゲーリングが言うような眼の形成におけるマスター制御遺伝子ではない。実際、脊椎動物にはＰａｘ６が機能停止していても眼の発生の第一段階が起動している例は多すぎるほどある。ショウジョウバエにもそうした例が見られる。おまけに、扁形動物の眼はＰａｘ６が完全に欠損していても形成される。Ｐａｘ６は眼の発生を誘導する遺伝子オーケストラの一員でしかない。古代動物にＰａｘ６遺伝子ファミリーの祖先にあたる一員が見つかったからといって、その一員が実際に眼の進化に関係している証拠にはならない。

とはいえ、進化生物学者のすべてが合意している説もある。それは、私たちが現在知っている多くの眼を生じさせるにあたり、その土台が整えられたのは五億三〇〇〇万年前のカンブリア爆発の時代だという説だ。カンブリア爆発は、動物学者アンドリュー・パーカーに言わせれば「ほんの一瞬」の、短い期間に起きた。現在地球上にいる動物の「門」という分類群はすべて、ほんの数百万年という短い期間に原型が出現している。このとき、節足動物（現在の昆虫、蛛、甲殻類を含む動物門）の原型である三葉虫は急速に複眼を進化させており、ハイコウイクチスのような原始的な脊椎動物は二つの洗練されたレンズ付きのカメラ眼をもっていた。ハイコウイクチスは全長二・五センチ、体重三〇グラムに満たない小さな水生動物で、魚類の祖先とされている。単純なピンホール型の眼から昆虫の複眼、脊椎動物や一部の軟体動物のカメラ眼まで、現在私たちが知っているほぼすべての眼のタイプがカンブリア爆発期に進化した。この「進化の短距離走」の燃料になったのは、視力を使った捕食行動だとされている。視力のいい捕食者の存在は、被食者の視力を上げるような選択圧となり、それがまた捕食者の視力を上げる選択圧になったというのだ。

カンブリア爆発以前の時代にも、眼のある動物は多くいたのだろうか？　この問いに答えるのはむずかしい。小さく、体のやわらかい生物種が化石の記録に残ることはまずないからだ。だが、すべての動物（左右相称動物）の祖先がカンブリア紀より三億〜一億年前に生存していたこと、視力の基本建材——光受容体と呼ばれる特殊な細胞とそこに含まれる光に感受性のある分子——がその時代から存在していたことを私たちは知っている。ニルソンはここで注意を促す。光受容細胞は動物の眼だけにあるのではない。植物、菌類、そして多くの単細胞生物の感覚器にも幅広く存在している。ニルソンによれば、初期の動物が光受容体を眼として利用するという発明は、動く必要のある生き物にあらかじめ備わっていた潜在的可能性を解き放った。つまり、光受容体の進化は眼の進化に先んじていたということだ。動物の光受容体は大多数が感杆分体《かんかんぶんたい》または毛様体《もうようたい》の二タイプに分かれる。感杆分体では、視覚色素の分子が微絨毛と呼ばれる特殊な突起の上に並んでいて、毛様体では線毛（筆の穂のような細胞小器官）の上に並んでいる。視覚色素もこの二タイプで異なる。光を神経刺激に変換するカスケードでカギとなる物質が違うのだ。現在、無脊椎動物の大半は感杆分体の光受容体をもっており、脊椎動物は毛様体の光受容体をもっている。ニルソンによれば、光受容体の二タイプの違いは進化の起源が別にあることを意味する。すべての左右相称動物の共通祖先は両タイプの光受容体をもっていた。それを視力に利用する・しないはまた別の話である。無脊椎動物の祖先はこの左右相称動物の群れから枝分かれするとき、感杆分体の光受容体を携えていった。脊椎動物の祖先は視力システムに毛様体の光受容体を組み入れた。つまり、眼は地球上の生命の歴史において何回か個別に進化したと言うことはできる——異なる発生学的基質から生じ、さまざまな洗練の仕方をしたという意味では。しかし、光受容体と色素という太古の昔に用意された組み立てキットの中から部品を選んでいるという点では同じだということだ。

アイルランド国立大学のデイヴィッド・ピサーニがブリストル大学の同僚らと共に著した分子考古学の論文は、光受容細胞に見つかる感光性色素ファミリーに焦点を当てている。これらは光の光子を電気信号に変える色素で、まとめてオプシンと呼ばれている。ピサーニらは、さまざまなオプシンの視覚色素分子をたよりに、ニューラリア（Neuralia）と呼ばれる動物グループまでさかのぼって系統樹を作成した。そのグループには、刺胞《しほう》動物（海綿とクラゲ）および有櫛《ゆうしつ》動物（クシクラゲ、テマリクラゲ、ウシクラゲ、ビーナスズ・ガードル）、左右相称動物（それ以外の地球上の動物の祖先）、板形動物（単純なアメーバ様の動物の分類群）までが含まれる。このグループで、すべてのオプシン光色素の起源である原型分子が、遺伝子重複を受けて原型オプシンの遺伝子と、それに関連するメラトニンの遺伝子になったようだ、とピサーニらは推論した。メラトニンは現在、概日リズムの制御にかかわっている物質である。この原型オプシンはつぎに、一一〇〇万年という短期間に急速に進化し、光を感知するオプシンになった。ピサーニらの研究はオプシンの遺伝子の起源を七億年前ごろと推定し、ともかくも研究の土台となるものを築いた。今後はこの土台の上に、脊椎動物につながるオプシンの遺伝子ファミリーの進化と色覚に関する知見が積み重なっていくだろう。

反転網膜はすぐれた仕組み

獲物を捕えるためであれ、捕食者から逃げるためであれ、視力を上げる必要があったとき同水準の選択圧がかかれば、進化系統が異なる動物に同じタイプの洗練された眼が出現することがある。脊椎動物と頭足類（イカやタコ）の眼はこうした収斂《しゅうれん》進化の典型で、見た目はよく似たカメラ眼になっている。どちらの眼にもカップ状の部屋があり、光受容体がぎっしり詰まった精巧な網膜があり、レンズがある。しかし、頭足類は軟体動物に属しており、脊椎動物とは系統的に大きく離れている。

皮肉なことに、この収斂進化の例が、創造説論者と進化論者に戦いの材料を提供してきた。これまで見てきたように、創造説論者はウィリアム・ペイリーが提起した論証にならい、複雑に作用し合うパーツの集合体である眼が段階的な変化でできるはずがないと主張する。進化論者はその主張に対抗しようとするうちに、見た目にも美しいイカの眼と、いかにも出来の悪い脊椎動物の眼（つまりヒトの眼）を引き合いに出すはめになる。

進化論者を悩ませているのは、脊椎動物と頭足類では網膜にある光受容体の位置が違うことだ。これは脊椎動物と頭足類の眼の発生方法が違うことから生じている。脊椎動物の眼の場合、網膜は中枢神経系から発生し、最終的に脳の前部になる神経管の突出または膨出として現れる。この「眼胞」は隆起して胚の外皮に達し、外皮がレンズになるよう刺激する。眼胞はつぎに陥入し、眼杯を形成する。この結果できあがるのが、いわゆる「反転網膜」だ。光受容体は光の入ってくる方向とは反対向きになり、視神経への接続は内側、つまりレンズ側に向かって伸びる。無脊椎動物の場合、眼の組織全体が皮膚から発生する。皮膚の表皮が陥没したり折りたたまれたりして眼になるため、光受容体は光の来るほうに向いていて、視神経と脳への接続は眼の裏側方向に伸びる。無脊椎動物は光を受けとるとき、覆いとなる細胞層やごちゃごちゃした脳への神経接続に妨げられることはないのである。おまけに、イカやタコではニューロンは光受容体の後ろから視神経に向けて走っているため、網膜の内表面を横切る必要がない。つまり、イカやタコの眼には盲点が存在しない。これは「反転していない網膜」で、一見すると進化は、脊椎動物の眼（ごちゃごちゃしていて盲点まである）よりも、イカやタコの眼（すっきりしていて美しい）のほうでいい仕事をしたように思える。
そのため進化論者は――優秀な進化生物学の教授でさえ――創造説論者と議論するとき歯切れが悪くなる。その理由の一つは、人体デザインにおける進化の手（神の手ではなく）を説こうとすればするほど、ヒトの眼が設計上できそこないであることを強調しなければならなくなることだ。進化による不出来なデザインの例としてかならず引き合いに出されるのが反転網膜だ。リチャード・ドーキンスは『盲目の時計職人』で、脊椎動物の眼におけるエンジニアリングの失敗をつぎのように述べている。

エンジニアなら、光電池（フォトセル）を光に向け、ワイヤを裏側から脳に配線するよう考える。光電池を光から遠ざけワイヤを光に近い側に伸ばそうなどと言われたら、鼻で笑うはずだ。だが、これがすべての脊椎動物の網膜にある現実だ。ワイヤは網膜の表面を横切らなければならず、視神経とつながるために盲点と呼ばれる網膜の穴を貫通しなければならない。光は何にも邪魔されずに光電池に届くのではなく、錯綜したワイヤの森を通り抜けて届くので、おそらくいくらか弱まったりゆがめられたりするだろう。実際はそれほど大きく損なわれるわけではないものの、それでもこんな設計図を引けば、まともなエンジニアではないと判断されるだろう。

進化医学の双璧の一人、ランドルフ・M・ネシーもよく似た論を展開する。ユーチューブに収められたドーキンスとの対談で、ネシーは興奮してこう語る。「ニコンやペンタックスのカメラを設計する人が、光とフィルムのあいだにワイヤを置くと思いますか？　でもそれが私たちの眼なんです。それだけじゃありません。私たちの眼には、まったく機能しない盲点というものが存在するんです」。ネシーはまた、反転網膜のせいで網膜剥離が生じやすくなっていると言う。ドーキンスはこう答える。「ドイツの有名な心理学者ヘルムホルツは以前、注文したロボットに〈ヒトの眼〉がついていたら、その眼をえぐり出して返品するでしょう、と語ったそうですよ」

ネシーは、ヒトの眼はイカやタコの眼にはかなわないと語る。「頭足類はみな、正しくデザインされた眼をもっています。血管も神経もすべて眼球の裏を通っているので網膜剥離など起きません。盲点がないから、人間のように全景をとらえるために眼を動かす必要もありません。デザインという点で明らかに私たちよりいいんです」

ネシーとドーキンスの対談を聞いていると、脊椎動物の眼は欠陥だらけのどうしようもないデザインのように思えてくる。この二人はまるで、「進化はできそこないしかつくることができない。神なら優秀なエンジニアと同じくそんな間違いはしない」と言っているかのようなのだ。私はこうした「貧弱なデザイン」論を聞くたびに落ち着かない気持ちになる。こうしたことを論じる進化論者は、無意識にせよそうでないにせよ、進化を貶めるようなニュアンスを発してしまうからだ。私は、進化はいい仕事をしていると思っている。ネシーとドーキンスには、脊椎動物の反転網膜の構造にあるプラス面、あるいは適応力の高さについて、もっとちゃんと語ってほしかった。考えてもみるがいい。脊椎動物は世界中で繁栄することに成功した動物だ。脊椎動物の眼が頭足類の眼に比べて劣っているはずなどないではないか。

脊椎動物の網膜デザインのプラス面に注目した科学者は何人かいて、彼らの説はネシーとドーキンスの議論を突き崩した。ルンド大学の視覚グループで教授をしているロナルド・クローガーは、「反転網膜をもつ動物がなぜ成功し、繁栄したのかを考えるべきです。実際、脊椎動物は最もよくできた視覚システムを有しています」と言う。反転網膜をもつ動物が成功した理由は明快で疑う余地がない、これはすぐれた解決策だ、と彼は言う。「反転網膜には多くの利点があります。むしろ、頭足類などほかの動物グループが、反転していない網膜で似たような眼をつくったことのほうが驚きです」

クローガーとその同僚のオリヴェル・ビーエルマイヤーは、反転網膜の一番の利点は「省スペース」だと考えている。クローガーは小型魚類の眼の専門家だ。小さな魚は体は小さくても鋭い視力を必要とする。小さな魚の眼において、レンズと網膜にはさまれたスペースは（脊椎動物では通常ガラス質の体液で満たされている）、光受容体から届けられた視覚情報を処理する網膜細胞でほぼ完全に埋まっている。もしこれらの細胞がすべて光受容体層の外側に配置されていたら、つまり頭足類のように反転していない網膜のデザインになっていたら、眼はそれらを収容するためにもっと大きなサイズを必要としただろう。クローガーとビーエルマイヤーは一例として、反転網膜を厚さ一〇〇マイクロメートルに収容しうる最小の眼は、直径一三〇マイクロメートルのレンズをつけた直径三三〇マイクロメートルの眼だと計算した。反転していない網膜で同じサイズと焦点距離のレンズがついた眼なら、外径四二〇マイクロメートルとなり、容積は二倍となる。つまり、網膜の性能は上げたいが、眼のサイズは上げたくないという場合、反転網膜のほうが都合がいい。大半の動物グループの祖先は体が小さかったことを思えば、反転網膜を採用したことは重要な意味があったはずだ。また、動物の幼生も、体は小さいが生き残るために鋭敏な視力を要する。もちろん体が大きくなれば、反転網膜の省スペースの利点はさほど目立たなくなる。クローガーとビーエルマイヤーは、ヒトの眼とサイズを同じにして単純化したモデル眼で計算したところ、反転網膜の場合はそうでない網膜の場合より眼の容積が一一・三％少ないこと、実際のヒトの眼ならスペースのおよそ五％が節約できることを見出した。たかが五％と思われるかもしれないが、進化の観点からすればかなりの節約である。利点は省スペースだけではない。反転網膜は、光受容体の外側の区画を、視覚色素の再生を担う網膜色素上皮組織に近接させられる。代謝が盛んな光受容体に脈絡膜の血液供給を通じて栄養を送ることや、光を吸収するヘモグロビンを光が入ってくる経路から遠ざけることも可能になる。

反転網膜の最も重要な特性は厚みを増やせることで、それにより、強力で複雑な網膜処理が可能になる。これは、視神経から脳への接続路というボトルネックに信号を送る前に、視覚情報を眼の中にあるうちにできるだけたくさん前処理できることを意味する。神経科学者のティム・ゴリッシュとマーカス・マイスターは、脊椎動物の網膜に、光への順応や像の鮮明化といった基本的な視覚機能とは明らかに異なる働きをしている細胞が五〇種類存在していることを見出した。多層構造になっている脊椎動物の網膜は、イーサネット接続で大型汎用デスクトップ・コンピュータにつながった高機能ラップトップ・コンピュータに相当する。急速な動きを検知し、眼球運動によって集められ視野いっぱいに映る無数の情報から意味を構築する処理作業の大半は、脳ではなく脊椎動物の網膜でおこなわれている。この狭域コンピュータ処理はすべて網膜ニューロン間のクロストーク（応答）で、デジタル処理というよりアナログ処理、つまりオンかオフかのデジタル信号ではなく段階的な電位を使っている。クローガーによれば、この方式は膨大な情報量の処理を可能にする――コンピュータ設計者にとっては夢のような話だ。神経節細胞から脳に送られるときの信号はデジタルに変換される。脳までの長距離通信においては干渉を受けやすいアナログ信号よりデジタル信号のほうが都合がいい。

ヒトの網膜には一億を超える光受容体があるが、視神経の軸索は一〇〇万しかない。もし光受容体のすべてを脳につなげたら、視神経の直径は眼の直径より太くなってしまうだろう。視覚情報を脳に送信する前の地点で大量の前処理をするのに、脊椎動物の「賢い」網膜はとりわけ適応力がある。この点が重要になるのは、むしろ哺乳類より脳のサイズが小さいにもかかわらず生存のためには精巧な視力が必要な、下等脊椎動物だろうとクローガーは指摘する。たとえばクロコダイルでは、脳にあるニューロンの数より眼にあるニューロンの数のほうが多いほどだ。「賢い」反転網膜の利点をとりわけよく活用しているのが鳥類だ。鳥は空中で俊敏に持続的に飛ぶために、体のあらゆる部位を省スペース化し軽量化する必要がある。また、大半の鳥類種は鋭敏な視力を有している。鳥の脳は小さいが、網膜はひじょうに厚い。網膜で高度な視覚情報の前処理をしてから信号を脳に送りこんでいるのだ。

眼を、厳密な意味でカメラのような光学装置として見た場合、たしかにタコの眼は脊椎動物の眼よりすぐれている。光と光受容体のあいだにごちゃごちゃした細胞がつまっていないからだ。だが、タコは色覚を有しておらず、世界を白黒のグレースケールだけで見ている。また、先ほどから述べているように、脊椎動物の網膜は光子を捕獲するだけでなく優秀な信号処理をこなすデバイスでもある。頭足類の網膜には脊椎動物の反転網膜に特徴的な多層構造がないため、生の視覚情報を視葉と呼ばれる一対の構造に送りこんで処理させる。視葉は脳から伸びた器官で眼窩の裏にある。光受容体はすべて個別に脳の視葉に接続されている。結果的に多数の長い配線となり、途中でノイズを拾いやすい。この非効率な配線は時間がかかるうえ、近接する光受容体どうしで入力情報をすばやく比較する作業——色覚や動きの検知、視野内の情報の取捨選択に不可欠な処理作業——を困難にする。クローガーはつぎのように結論を述べる。「脊椎動物は、高度な空間分解能をもつ視力に大きく頼るという動物グループに進化した。反転網膜はそのカギとなる要因の一つで、貴重なスペースと重量を犠牲にすることなく網膜で視覚情報を大量処理することを可能にした」

この反転網膜をめぐる議論には、ちょっと面白いオマケがある。二〇〇七年、クリスティアン・フランツとその同僚らがある研究論文を発表した。創造説論者の界隈はにわかに興奮が渦巻いた。創造説論者たちはフランツの研究について再三再四、言及した。その研究は、創造説論者からすれば、神が脊椎動物の網膜をつくるにあたって最初から最後まで計画ずみだったかのように読めたからだ。フランツが研究対象としていたのはミュラー細胞だ。これは網膜の全幅に伸びる細長い管状細胞で、両端が漏斗《ろうと》状をしている。この細胞は網膜内に存在する支持細胞の一つだと思われていた。だがフランツは、ミュラー細胞は網膜への光の伝達ラインと方向をそろえていると主張した。高度な顕微鏡検査技術で観察したところ、光が網膜表面から光受容細胞に届くまでの低散乱経路をミュラー細胞が提供していると報告したのだ。さらにレーザーを使った分析で、ミュラー細胞の働きを、私たちの家庭にブロードバンドやテレビ画像を届けてくれる光ファイバー（導波路）のようなもの、つまり天然の光ファイバーだと断定した。低収差の像を網膜表面から杆体と錐体まで管状細胞で導いてしまえば、光受容体と入射光のあいだに混在する血管、網膜細胞、軸索を迂回でき、視像の低下を防げるだろうというのである。フランツの発見は、反転網膜を、無計画な進化によるずさんなデザインではなく、エンジニアリングの天才による抜け目ないデザインだということを証明したように見えたため、創造説論者はそれを声高に宣伝した。この議論で追いつめられた進化論者は、これは「欠陥のあるデザインをあとから修復する」という進化の典型的な作業ではないかと反論した。そんなことでいちいち大騒ぎをしてどうする、というわけである。

眼科の研究コミュニティの大半は、フランツのファイバー光学理論に対し、創造説論者のような熱狂を見せない。それどころか――いずれにせよ世間の注目を集めるには至っていないが――フランツの研究を全面的かつ決定的に否定している。ニューヨーク、ロチェスター大学の視覚科学研究所の所長であるデイヴィッド・ウィリアムズは、ヒトの視覚研究の世界の第一人者だ。ウィリアムズは、ミュラー細胞が「導波路」ではない確たる証拠があると言う。網膜の解剖学は、ミュラー細胞が瞳孔を流れる光の方向と並んまでないことを明らかにした。ミュラー細胞は、網膜中心窩（最も視力が鋭敏な小さなへこみ部分）ではばらばらに広がっており、周辺網膜では放射状に伸びている――つまり瞳孔のほうではなく眼の中心を向いている。正しい導波路は周辺網膜にある錐体だ、なぜなら錐体こそが光のほうを向いているからだ、とウィリアムズは続ける。私たちは補償光学装置を使って網膜の杆体および錐体の光受容体を目視することが可能だ。だが、その理由はまさに、それらが導波路だからだ、とウィリアムズは指摘する。錐体は光源から錐体に入ってくる光を瞳孔を通してカメラまでまっすぐ戻すよう指図し、そこで輝点《きてん》となって出現する。ミュラー細胞はけっしてこのように光らない。

DIYの眼

二〇一一年四月、科学誌『ネイチャー』が掲載した論文に張られていたリンクをたどると、眼のような構造物が刻々と浮かび上がるみごとな動画が現れた。この動画は、生きた胚の中ではなく試験管の中で育つ眼を、文字どおり私たちの目の前で組み立てているように再現したものだ。そう、「皿に浮かぶ眼」である。衝撃的で心躍るこの実験の重要性は、とほうもなく大きい。眼がどのように発生するのかについて膨大な情報を与えてくれただけでなく、眼の「設計図」は眼それ自体が分化している最中の細胞の中にあること、つまり眼は外部から指示されて発生するのではなく自己組織化を通じて発生することを教えてくれたからだ。さらに、この実験から概念の証明と着想を得た世界中の眼科研究コミュニティが、発生生物学の原理を用いた眼の再生治療に挑んでいる。

日本の理化学研究所の永楽元次、故・笹井芳樹、およびその同僚らは、まずマウスの胚性幹細胞の小球体をシャーレの上に置き、培地とマトリゲルを加えた。マトリゲルはゲル状の物質で、小球体がばらばらにならないよう固定する膜になる。つぎに、その小球体にノダルという蛋白質を少量加えた。ノダルは組織の分化に重要な物質であることが知られている。実験六日目、多数の中空の球が現れ、急速に半球形の袋、つまり小嚢ができていった。そのようすを客観的に確認できたのは、幹細胞にあらかじめグリーン蛍光蛋白質（ＧＦＰ）をつくる遺伝子を導入しておいたからだ（ＧＦＰは元来、クラゲから分離した遺伝子で、組織の発生を視覚化するためのマーカーとして広く使われている）。幹細胞は分化をはじめるときＧＦＰをオンにする。すると発生中の構造体はぼんやり緑色に光る。このような仕組みで、永楽らは独自のビデオ画像を作成した。ＧＦＰがなければ、小嚢は周囲の組織に包まれたまま、研究者に気づかれぬまま発生していたことだろう。

小嚢は八〜一〇日目に形状を大きく変えた。内側に折れて、マウス胚の眼杯とちょうど同じ大きさのカップ状になった。カップの壁の外側にある細胞が、発生中の網膜上皮と同じ蛋白質マーカーの分子を押し出しはじめた。内側にある細胞も、網膜ニューロンと同じマーカーを発現した。従来の考え方では、眼杯の形成を促すには外胚葉組織から発生するレンズが必要とされていたが、永楽と笹井のカップは外部の干渉なしに完全に独力で発生していた。彼らはつぎに、いくつかの小嚢を慎重に切り取り、元の幹細胞集団と分けて育てた。驚いたことに、切り離した「胚性網膜」は一四日もしないうちに分化をはじめた。光受容細胞、神経節細胞、双極細胞、水平細胞、アマクリン細胞、ミュラーグリア細胞と、すでに知られている全種類の細胞型に分化したのである。おまけに、これら各種の細胞型は、生まれたてのマウスの眼と同じ解剖学的順序に配置されていた。光受容細胞の上に双極細胞、神経節細胞とアマクリン細胞の上に網膜の最内層、という具合である。これらの細胞は眼杯と網膜を建造していた。というより、眼杯と網膜が自分で自分を組み立てていたと言うほうがふさわしい——いわばＤＩＹの眼である。「この複雑な形態形成には内在的順序の能力が備わっている。そこでは動的な自己パターン化と自己情報が、上皮組織内にある局所ルールと内在力の順次組み合わせによって駆り立てられる」と、永楽と笹井は結論づけた。彼らは、眼の再生医療の未来は「すぐそこ」だと考えている。ＤＩＹの眼のテクノロジーを使って、注文に応じて完全に三次元化された神経系網膜を個別に育てられるようになる日は近い、と。

頭のいい読者なら、日本の研究チームが建造したのは完成品の眼でない点に気づくかもしれない。このチームがつくったのは網膜と眼杯だけだ。たとえばレンズはどうなのか、という疑問が生まれて当然だろう。タイミングのいいことに、キングスカレッジ・ロンドンのアンドレア・ストレイトが、発生中の眼杯がそのすぐ上にレンズの形成を促す仕組みを解明した。胚の外側にある細胞層は——外胚葉であれ皮膚であれ——本来的に、表面のどの部分にもレンズを形成させる能力を有している。実験で、カエルや昆虫の発生中の身体の好きなところにレンズをつくらせることができるのはそのためだ。ストレイトは、発生中の中枢神経系と皮膚のすきまを遊走している神経堤細胞の集団が、通常は外胚葉にレンズをつくらせないようにしていることを示した。神経堤細胞は、眼の形成になくてはならないＰａｘ６遺伝子を阻害する細胞シグナル伝達経路を働かせている。ところが、眼杯が立ち上がって上にある皮膚に触れるところまで成長すると、こんどは皮膚の当該部を分離するような非常線が張られ、そこから神経堤細胞は追い出される。Ｐａｘ６による抑制は解かれ、レンズができる——まさにレンズがあるべき場所にぴったりおさまる。

ロンドンの眼科学研究所のロビン・アリは、日本の研究に興奮を覚えた。彼は二〇〇三年に幹細胞による眼の再生治療の研究に乗り出し、一〇年がかりで臨床試験への準備を整えてきた。一〇年前、幹細胞科学は誇大な主張ばかりが飛び交う浮かれ気分の世界だったが、それを支えるデータは貧弱だった。必要なのは、何が可能で何が可能でないかを動物モデルを使って忍耐強く調べることだ、とアリは決意した。彼は実験動物にマウスを選んだ。マウスの網膜は出生後も育ち続けているからだ。そもそも光受容細胞の移植は――幹細胞はともかく――技術的に可能なのだろうか？　それは移植先の網膜と一体化するのだろうか？　彼は生後三日のマウスから光受容細胞を取り出し、成長段階が同じ別のマウスの網膜に移植する実験に着手した。思ったとおり、完璧に生着した。「この実験は、移植された光受容細胞とはどう見えるものなのかを教えてくれました。幹細胞からの移植だろうと何だろうと、きちんと生着したものは、染みのようにも汚れのようにも人工的なもののようにも見えません」

アリの研究チームはつぎに、移植に最適な日齢を調べようと、網膜幹細胞による移植成功率を生後三日から三週間の範囲で比較した。「細胞の生着率をグラフ化したら、ベルカーブを描いていました。網膜幹細胞をあまりに未分化な時期に取り出しても移植先で生着しません。注入した箇所（サブ網膜）にわずかな網膜が発生するだけです。いずれ網膜になることがわかっている幹細胞でも、周囲と相互作用できなければダメなのです。一方、完全に分化した網膜細胞を移植しても、やはり何も起こりません。ベルカーブの頂点、つまり光受容細胞の誕生に一致する〈窓〉のピークは生後五日前後だということがわかりました。これがドナー細胞の最適日齢です」。移植成功率の高いドナー細胞は、幹細胞から分化をはじめたころの細胞――分割は終わったが依然として未熟な細胞――だった。

そこからさらに五年をかけて、アリのチームはようやく証明にこぎつけた。杆体の前駆細胞四万個を盲目のマウスに注入すると、前駆細胞は生着し、網膜内に機能する接続をつくり、双極細胞とシナプスをつなぎ、脳への情報中継を可能にしたのだ。移植を受けたマウスを迷路に入れる実験で、盲目だったマウスの視力が改善されていることが確かめられた。アリが永楽の手法を採用したのはこのころだ。彼は胚性幹細胞を各種網膜細胞の前駆細胞に分化させるのに使った。アリはこう説明する。「あのときから私たちは日本のプロトコルを使うことにし、それにより胚性幹細胞から自己組織化する網膜を得られるようになりました。永楽の仕事は眼の再生医療にとって大きな転換点になったと断言できます。皿の中で網膜を育てれば、生まれたばかりのマウスから移植用の網膜細胞を切除せずにすむのです」。アリは永楽の手法を借用することで、複雑な細胞培養と気の遠くなるような「同期化」の作業から解放された。それまでは、光受容体の前駆細胞の育成と均質な細胞懸濁液の作成を同じタイミングで移植に最適な段階にしておかなければならなかった。永楽の網膜はそれをすべて代わりにやってくれる。いまでは永楽の網膜が、ドナー網膜と同等のものとしてマウスに移植されている。

発生生物学から続々とヒントが

加齢による黄斑変性は、網膜の中心にある最も鋭敏なところ（黄斑）の光受容体を破壊する。これは中心視力が徐々に失われる病気で、最初のうちは眼がかすむ程度だが、進行すると最終的には失明する。オーストラリア国立大学の解剖学教授で網膜研究の第一人者であるジャン・プロヴィスは、黄斑変性の原因について、進化の妥協という考え方を中心にした理論を提唱している。若いとき視力を鋭敏にするトレードオフとして、歳をとってから視力が損なわれるというのだ。「いまを生きよ、つけはあとで払え」の典型的なケースである。彼女によれば、黄斑は面積こそ網膜全体の四％に満たないが、明るい光を見るときの視力のすべてを担っているという。黄斑は中心窩、中心窩周辺、傍中心窩という三つの同心円でできており、網膜全体のうち最も錐体が高密度に存在している。杆体も多少は存在している。中心窩にごく小さな病変ができると、それだけで二二万五〇〇〇個の錐体が損傷し、神経節細胞から脳への出力の二五％が失われ、実質的に失明するとされている。

進化は私たちに鋭敏な視力を与えるために中心窩に錐体を密集させたが、錐体をここまで高密度にするためには血液供給もそれ相応に増やすというコストをかけてきた。光受容体は人体の他の細胞より酸素を多く消費する欲張りな細胞だ。光受容体は網膜の血管と絨毛膜から血液供給を得ている。絨毛膜は網膜色素上皮と強膜にはさまれた外層で、脈絡毛細管板という網目状の毛細管に血液を流している。血液供給を調節しているのは、体の大部分の組織では自律神経系だ。重労働をする組織には自動的に多く血液が行くようにしているのである。ところが網膜においては、要求に応じて血液供給を増やすような自律神経の調節機構がない。なお悪いことに、中心窩のさらに中心にある小窩は錐体の密度が最大であるのに、そこにはいかなる血管も存在しない。網膜の血液供給は、光受容体の数を増やすために犠牲にされてきたのである。もし、何らかの理由で絨毛膜の血液供給が減少したら、中心網膜全体が酸素窮乏ぎりぎりに傾いてしまうだろう。「中心窩の領域はニューロンが血液供給と危ういバランスにある環境だと認識すべきだ。そのバランスは、血流や、酸素と栄養の供給状況が少し変わっただけで簡単に崩れてしまう」とプロヴィスは言う。

中心網膜への血液供給は、胚の発生時から出生を経て成人になるまでずっと、こうした危ういバランスの上にある。なぜなら錐体が分化するのは胚性網膜の段階で、網膜の毛細血管網が完成するより前だからだ。進化は中心窩の領域で網膜を薄くすることで状況を改善してきた。中心窩とは文字どおり中心部が薄くなってへこんでいることを意味している。毛細血管の口径は広がり、ブルッフ膜（絨毛膜と網膜色素上皮を隔てる膜）は薄くなった。これにより、若く健康なうちは光受容体への酸素と栄養の供給がかろうじて増えたが、皮肉なことに、歳をとってからの黄斑変性のリスクを上げてしまった。年月とともに、血液由来の廃棄物が静水圧《せいすいあつ》を受けて脈絡毛細管板にどんどん押し出され、ブルッフ膜と網膜色素上皮のすぐ下のスペースにたまっていく。これらの堆積物は脂質を含んでおり、ドルーゼンと呼ばれている。ドルーゼンは網膜への血液供給を少しずつ阻害し、軽度の局所血管障害を起こし、やがて炎症を生じさせる。黄斑のブルッフ膜では脂質の量が周辺網膜の七倍も多い。黄斑は、多くの圧を受けると血管内皮成長因子という細胞シグナル蛋白質を分泌し、新たな血管づくりを促す。だが、そうした血管は弱く、壁が薄く、漏れやすい。これは末期の滲出型黄斑変性だ。こうなると眼科医にできることは何もない。レーザー治療で不良血管を焼灼するのが精一杯だろう。

デイヴィッド・リーは、シュタルガルト病という若年発症型の黄斑変性を患っている。問題に気づいたのは一九八八年で、二二歳だった。「妻が車の運転免許試験を控えているころ、二人で帰路を歩いていたときのことです。じゃ、あの車のナンバープレートを読んでみて、と何の気なしに私が言うと、妻はすらすらと答えました。でも、私にはまったく読めなかったのです」。眼鏡が必要だと思った彼は眼鏡屋に行った。すると、すぐに病院に行くよう言われた。「眼の裏に暗い部分があるとの話でした。二週間後、私はシュタルガルト病と診断され、治療法はないと宣告されました」

当時、デイヴィッドはレンガ建造の仕事でマネージャーをしており、業務上、窯の温度やデジタルデータを読み取る必要があった。彼はそうしたことが徐々にできなくなり、辞職を申し出た。会社側は残念がったが、身の安全を考えるとそれがベストだろうと応じてくれた。妻とパイ&サンドイッチの店舗を一軒購入し、現在もその店を切り盛りしている。視力は著しく低下している。店ではカウンター業務をアルバイトの女の子たちに任せ、彼は奥のキッチンで、だれの助けも借りずにパイを焼き、朝食メニューを調理する。サンドイッチの具をはさむのも、すべての具が順序よく手元に並べてあれば問題なくできる。夜間は車のヘッドライトのまぶしさが苦痛だ。面倒を避けるため、出かけるときはなるべくなじみのある場所を選ぶ。見知らぬパブやナイトクラブに出かけると、自分がどこにいるのかわからなくなり、他人の椅子やハンドバッグにつまずくのではないかと気が気でなくなる。「自分の位置がわかっていればなんとかなります。困るのはトイレですね。私には男女の別を示す小さなマークや小さな文字が見えません。仕方がないので別の男性が来るまで待って、その人のあとについて入ります。この方法なら、間違って女性用のトイレに入らずにすみますから」

二〇一二年のある夜、デイヴィッドと妻はBBCラジオを聞いていた。ニュース番組のインタビューで、ジェイムズ・ベインブリッジという人物がシュタルガルト病患者に幹細胞を使った臨床試験をしようとしている話を聞いた。デイヴィッドはその夜のうちにムーアフィールズ眼科病院に電子メールを送り、ほどなくロンドンに出向き、一連の検査を受けて被験者適格となった。この臨床試験は、マサチューセッツを拠点とするバイオテクノロジー会社のアドバンスド・セル・テクノロジーが出資・組織する国際的なプロジェクトで、ベインブリッジはヨーロッパ地域の統括をしている。ベインブリッジらは五、六日目のヒト胚から胚性幹細胞を採取し、その数を増やし、網膜色素上皮の前駆細胞への分化を方向づける技術を、栄養の与え方や廃棄物の除去法を含めて完成させていた。網膜色素上皮は光受容体の真下にある細胞層だ。この科学分野は揺籃期で、幹細胞を眼に注入して網膜色素上皮の前駆細胞を育てるようなことはまだ可能になっていない。彼らにわかっていたのは、至適な網膜色素上皮細胞の懸濁液を使えば完全に色素化しないまでもほぼ完全に分化するというところまでだった。どうやら網膜内にある常在細胞が、注入された細胞の成熟を助け、残りの網膜色素上皮細胞と正しく融合させ、有益な細胞結合を形成しているらしい。このときの第一相臨床試験は、加齢性黄斑変性症とシュタルガルト病をもつ有志患者の網膜に、最初は五万個、のちに一〇万個の細胞を注入した場合の安全性と効果を検証するものだった。

光受容体の消失にかかわる病気をもつ患者に、彼らはなぜ網膜色素上皮細胞を入れようとしているのだろうか。ベインブリッジは、シュタルガルト病の疾患経過の複雑さをつぎのように説明する。シュタルガルト病を引き起こすのは光受容体の欠陥遺伝子だ。この欠陥遺伝子は光受容体を機能不全にするのではなく、大量のリポフスチンを網膜色素上皮に放出させる。リポフスチンは、古くなったり悪くなったりした光受容細胞の成分の残骸だ。リポフスチンそのものは分解されないので、網膜色素上皮に溜まる一方だ。リポフスチンは有毒でもあり、それにより網膜色素上皮細胞は少しずつ変性する。すると光受容体への代謝が妨げられ、光受容細胞は順々に死滅していく。機能障害と変性の悪循環にはまってしまうのである。

理想としては遺伝子治療がベストな解決策のはずだ。欠陥遺伝子の機能良好バージョンであるＡＢＣＡ４をウイルス・ベクターにのせて、光受容体の細胞核に侵入させるというアプローチである。もう少し具体的に言うと、媒介となるウイルスのゲノムに新しい遺伝子を挿入しておく。そのウイルスが光受容細胞に「感染」すると、新しい遺伝子が光受容細胞の核に入る、というわけだ。ところがＡＢＣＡ４遺伝子は大きすぎてこの方法には向かない。そこで幹細胞治療に注目が集まった。では、どの細胞を使うか。根本にある網膜色素上皮をそのままにして光受容体だけ取り替えても無駄だろう。一方、欠陥のある光受容体をそのままにして損傷した網膜色素上皮を前駆細胞で補充しても、せいぜい現状維持にしかならない。現状ではその両方をするのは不可能なため、研究者らは後者を選んだ。初期の臨床試験は「論より証拠」をテストするためなので、黄斑に網膜色素上皮の前駆細胞を注入することはしない。黄斑の光受容体がすべて死滅していたら、有益性を検証しようにもできないからだ。彼らは代わりに、網膜色素上皮は死滅しているが光受容体は大部分が保たれている周辺網膜の一区画を標的にすることにした。

科学誌『ザ・サイエンティスト』に掲載されたハンナ・ウォルターズの記事によると、初回臨床試験はUCLAジュールズ・スタイン眼科研究所のスティーヴン・シュワルツが法的管理者となって実施された。ヒト胚性幹細胞を、初期段階の骨細胞と神経組織細胞になるところまで育てて、そこから網膜色素上皮細胞に九九％の純度で分化させた。こうした細胞およそ五万個を、二人の患者の網膜下に注入した。乾燥型黄斑変性症の七〇代の女性と、シュタルガルト病の中年の女性だ。両患者とも試験開始時は失明状態に適合していた。注入された細胞は生き延び、患者たちは視力がいくらか改善したと答えた。ただし、科学者らはプラセボ効果を完全には否定できないと考えている。被験者のプロフィールについては一部、公表されている。二人とも南カリフォルニア出身で、一人はロサンゼルス在住の五一歳のグラフィック・アーティスト、もう一人はラグナビーチ在住の七八歳の女性だ。二〇一二年一月の『ワシントンポスト』紙の記事の中で、アーティストの女性はこう語っている。「ある朝、眼が覚めてから片方ずつ眼を開くと、違いがはっきりしていました。私の部屋には繊細な彫刻を施した衣装棚が置いてあります。処置してもらったほうの眼では、その装飾がすみずみまで見えました。それからあらゆるものを見て、見えてることを確かめました。まるで新しい眼をつけたようでした」。その女性は現在、視力検査票の文字を読めるようになり、針に糸を通すことも、色を識別することもできるようになった。彼女はシュタルガルト病を二〇代で発症し、視力がどんどん落ちていった。その後、中心視野の大部分を失い、親しい人の顔を見分けることもテレビを見ることも不可能になった。それがいまや、自転車に乗って出かけられるほど視力を回復している。

もう一方の高齢女性は、スー・フリーマンという実名を明かして記事に掲載されていた。彼女は進行性の黄斑変性を患っていた。まず車の運転をあきらめ、やがて家族の顔さえわからなくなった。「食品の表示が読めなくなって、食料品店に行くのもやめました。所属していたサークルも脱会しました。字が読めないのでもちろん仕事に就くこともできません。この病気は暮らしを根こそぎ変え、私は家に閉じこもるようになりました」。だが、処置を受けてから六週間もしないうちに変化に気づいた。「なんだか世界が明るくなったような気がするの、とおそるおそる夫に言いました。単なる空想かとも思いましたが、やっぱり明るいと気づきました」。試しに買い物をしてみようと、夫の運転する車に乗り、ショッピングモールで降ろしてもらった。「夫は心配していましたが、大丈夫でした」。やがて読書や料理を再開できるようになった。腕時計で時間を知ることも可能になった。

デイヴィッド・リーの移植手術は、ロンドンでオリンピックがはじまる、まさにそのときにおこなわれた。麻酔から覚めると、ベッドの横には家族とジェイムズ・ベインブリッジがいた。最初は意識がもうろうとし、九時間ぶっとおしで動かず横になったままでいた。注入した幹細胞が脱落するのが心配だったからでもある。「夜中の一時に花火の音が聞こえました。オリンピックの開会式がはじまったんです。こんなハッピーな日にロンドンにいるなんて、私は運がいいと思いました」。彼は自分の視力が奇跡的に回復するというような幻想は抱いていない。だが、術後検査で彩色ドットを見たとき、少し改善していると感じた。彼は大のスポーツ好きで、テレビ台にへばりつくほど近くで見れば、サッカーのゲーム運びをなんとか理解できる。ランニングをするときは友人二人につきそってもらう。友人たちは目立つ色の上着をつけ、足元に危ないものがないか確認しながら先導する。デイヴィッド・リーは頭の片隅に、シュタルガルト病が遺伝疾患だという事実を忘れないよう置いておき、子どもを定期的に眼科健診に連れていくようにしている。彼は、自分が臨床試験に有志参加したことで有効な幹細胞治療が開発され、次世代の患者に恩恵がおよぶようになることを願っている。

永楽と笹井が切り開いた「皿に浮かぶ眼」の研究の先にあるのは、いずれベインブリッジのような科学者が、予備成形した網膜色素上皮細胞シートを作成・移植できるようになることだ。外科手術のほうはそれほど簡単にはいかないだろう。網膜に大きな穴をあけて細胞シートをすべりこませなければならず、その細胞を育てる基質には栄養と代謝産物を通すことのできる透過性がなければならないからだ。とはいえ、木をたくさん植えるより森林全体を取り替えてしまう「網膜色素上皮の一括再生」のアプローチは有望だ。それをクリアしたとしても、まだスタートラインに立ったにすぎない。「眼のような複雑な臓器には、自己組織化という遠大な力が秘められています」とベインブリッジは言う。「日本の研究は突破口を開いてくれました。未分化の細胞に、自身を組織化して複雑な組織や臓器に育っていく潜在能力があることを鮮やかに示してくれたのですから。永楽がつくった眼杯を臨床レベルに落としこめたら、ミュラー細胞、双極細胞、グリア細胞、光受容細胞、網膜色素上皮細胞……すべて未分化幹細胞ストックから作成できるようになるでしょう。地平線の向こうには、網膜の一括再生という未来が待っています」

他方、オックスフォード大学ではロバート・マクラレン率いる研究チームが若干違うアプローチを試している。彼らは網膜色素上皮を修復するのではなく、皮膚から採取した「多能性細胞」を使って網膜に杆体のタネを植えつけようとしている。これは、網膜チップの移植を受けたティム・レディッシュをはじめとする初期の被験者から得られた知見に触発された研究だ。彼らは網膜チップ移植の研究から、たとえ光受容細胞の層が壊滅的になっていても、視神経に信号を送る双極細胞と神経節細胞の機能はまだ生きていることを知っていた。杆体のすべてを喪失した完全夜盲症のマウスモデルを使った研究からも、手ごたえのある結果を得ていた。杆体の前駆細胞を大量に注入するとマウスの視力が回復したのである。元々の細胞集団が実質的にすべて機能しなくなるほど網膜色素変性症が進行した段階でも、この治療法なら光受容体を再生できるのではないかと、将来の臨床試験に期待をかけている。

私たちはここまで、眼が自分で自分を組み立てているという驚くべき事実を最先端の発生生物学がどう明らかにしてきたのかを見てきた。眼の作成指示書は、まさに発生中の眼の細胞の中にあるのだ。では、この発見によって眼の進化を否定する創造説論者の議論を打ち負かすことはできるだろうか。答えはもちろん、ノーだ。眼の発生中の指示を含めて神の手による計画だと反論されるだけだろう。そうしたこととは別に、ＤＩＹの眼はもっと大きな意味をもつ。私たちはそれにより、眼の発生中に起こっている重要な局面をリアルタイムで見ることができただけでなく、胚の状態の眼に自己組織化の力があること、つまり眼が自力で発生することを確信できた。眼の研究者たちはそこから、近い将来に眼の再生治療を可能にするためのひらめきや、研究のための原材料を得る。黄斑変性と網膜色素変性その他の眼疾患はいずれ過去のものとなる。それはもはや夢物語ではなく、実現可能な段階に来ている。

第5章 癌

午前一〇時半、イギリスのケンブリッジ、アデンブルック病院の神経学手術室で、全身麻酔をされた五五歳のブライアン・フェアネリーはストレッチャーから手術台に移された。頭蓋骨を固定する留め具はすでに装着されている。細心の注意を要する手術がはじまろうとしていた。神経外科医のコリン・ワッツは、ブライアンの髪を左耳の上から頭頂までそり落とした。使うのはコンピュータ制御の脳定位固定装置だ。ワッツがコンピュータ・マウスほどの大きさの領域を指定すると数分後、肉の焦げるようなにおいがしてきた。頭皮が焼かれている証拠だ。先端がタングステンでできたコロラドニードルという特殊メスが、輪郭線をたどりながら骨に達するまで頭皮に切れ目を入れていく。頭皮がめくりあげられると、頭蓋骨の一部にすばやく窓が開けられた。ワッツが硬膜（頭蓋骨と脳にはさまれた線維状の膜）を切り開くと、小さな鶏卵ほどの大きさの脳の一部が周囲の脳表面から盛り上がるように隆起した。周囲の健康な脳組織が薄い色をしているのとは対照的に、それはピンクがかった濃い赤色をしていた。よくある脳腫瘍の一つで最も悪性度の高い癌、グリオブラストーマ（膠芽腫《こうがしゅ》）だ。

グリオブラストーマはグリア細胞由来の腫瘍だ。グリア細胞は脳内ニューロンの支持と栄養供給の役割を担っている。ワッツの外科医チームは年に八〇〜一〇〇件のグリオブラストーマ手術をしている。グリオブラストーマは攻撃性がきわめて高いタイプの癌で、予後がひじょうに悪い。熟練した外科医の手術に引き続き放射線治療とテモゾロミド（抗癌剤）治療を受けたとしても、余命の中央値は五か月未満で、二年生存率は二五％に届かない。うまくいかない理由として、患者の脳に重大な損傷を与えずに癌組織をすべて取り除くのが困難な点と、血流から脳に薬を届けるのが非効率な点がある。腫瘍がふたたび育つ「再発」も生じやすい。ワッツはこれまで何人かの患者に再手術をした。一人の患者に二度の再手術をしたことさえある。だが、外科的侵襲を重ねれば重ねるほど脳の反応が悪くなる。患者は回復せず、認知力が低下し、瀕死の状態に陥り、最終的には死亡する。

統計的な視点から見れば、ピーター・フライアットは幸運な部類に入る。二〇一一年一〇月に最初のグリオブラストーマの手術を受けたピーターは、頭にかすかに残る傷跡を誇らしげに私に見せてくれた。手術を受けたことを示す外見上の証拠はその傷跡しかない。術中の処置をどれだけ万全にしても、侵襲度の高い外科的介入には意図せぬ後遺症、つまり認知障害が出ることがある。「先生たちはできるだけたくさん切除してくれました。でも、私のごく一部も消えてしまったようです。よくあることなんでしょうけれど」。彼が癌についての個人的な経緯を話し出すと、少しばかりろれつが回らなくなってきた。ときおり適切な言葉が思い出せずに会話が止まる。病気になる前は航空電子工学の会社でシニアマネージャーをしていたというが、技術的な詳細についての記憶はあまり鮮明でないようだった。

ピーターの最初の症状は意外にもありふれていた。インフルエンザにかかったときのような体のだるさが続いたが、インフルエンザにしては長すぎると思った。かかりつけ医に診てもらうと糖尿病だと告げられ、いくつか薬を処方された。彼は医者に「別の病気ではありませんか、ちゃんとＣＴ検査をしてくださ い」と訴えたが、医者は言葉を濁した。ＣＴ検査は費用が高く、公的な保険の補償対象になっていなかったからだ。ピーターは個人で加入している民間の医療保険を使って検査を受けることにした。心の奥底で、なんとなく別の病気があるような気がしていたからだ。その予感は当たった。二日後、職場に医者から電話があり、脳に腫瘍ができていると告げられた。腫瘍はかなり大きくなっていた。

手術から二年が過ぎた。以前はできたのにできなくなったことがたくさんある。体力も気力も落ちた。文字を読むのが遅くなり、それに嫌気がさして、ついテレビばかり見てしまう。「四六時中テレビの前にいるようになりました。車の運転も禁止されていて、そのことにも苛立っています」。やがて脳腫瘍が再発した。画像検査をすると二つの小さな影が映っていた。どちらも指の爪ほどの大きさがあった。彼は現在、テモゾロミドの再投薬治療を受けている。「六か月前にあった二つの影のうち、一つは消えましたが、もう一つは少し大きくなっています」

医者たちは、いつまでこの治療を続けるのかについてはっきり答えてくれなかった。ピーターは医者たちの言葉の行間を読み、「明日から一〇年後までのどこか」だと理解した。「腫瘍を全滅させて、あのいまいましい薬とおさらばしたいです。体力もつけたいし、もっと歩けるようになりたい。ゴルフも上達したい。でも先生たちは答えてくれません。答えを知らないからです」

手術室に話を戻そう。ブライアン・フェアネリーが受けている脳腫瘍切除術の話だ。手術の数時間前に、ブライアンは5-アミノレブリン酸（5-ALA）を注射された。この物質は悪性腫瘍に選択的に浸透し、紫外線をあてると蛍光ピンクに輝く。こうしておくと、外科医は悪性腫瘍と健康な脳組織、死んだ壊死組織を見分けやすくなる。ケンブリッジのコリン・ワッツは、この蛍光マーカーをさらに有意義に使う。ワッツは脳の奥のほうまで注意深く切開し、腫瘍のあちこちから悪性組織の小片を切り取った。彼は一時間以内に、互いになるべく離れた別々の場所から少なくとも六つのサンプルを採取し、癌ゲノム分析をするラボに送った。最後に腫瘍の残りの部分も取り出された。

私たちの多くはおそらく無邪気にも、癌は質的に同一な「ならず者」が急速に細胞分裂しているものだと信じている。だが、ワッツおよびケンブリッジの癌研究者たちは、グリオブラストーマがこれほど攻撃的で、治療効率が悪く、患者の生存率を低くさせている理由を知っている――異質な細胞の混成だからだ。グリオブラストーマは同じ細胞がひとかたまりになったものではない。遺伝子も変異型も遺伝子活動パターンも異なる細胞群が多数集まったものなのだ。だが、この異質性についてはこれまで一度もきちんと調べられたことがない。生検の標準手順では、患者一人につき一サンプルしか採取・分析しないからだ。これでは場所的にも時間的にも多様化しているであろう遺伝子のばらつきを明らかにすることはできない。存在する遺伝子バリエーションすべてをサンプリングするのも現実的に不可能だ。ワッツらはだからこそ、グリオブラストーマを外科的に切除する際に、あちこちの場所から数多くの小片サンプルを採取し、それぞれを詳しく分析させるプロセスを重視している。

癌細胞はつねに進化している

過去二〇年で、進化生物学は癌研究に急速に流入した。癌の進化を学んだ科学者は、癌を一つの生態系ととらえている。無数の遺伝子多様性をもつクローン（DNA分子が均一な細胞群）が集まった小生活圏、というわけだ。クローンどうしは生き残りをかけてしのぎを削る。自然界で動物種や植物種が生存競争をするのと同じだ。自然界の生存競争では気候や食料その他が選択圧となって個体間に差異が生じ、その結果、進化が起こる。癌細胞のほうも食料と酸素を求めて争い、私たちの免疫系や抗癌剤治療に抵抗するための差異を獲得する。こうした選択圧を生き延びた癌細胞クローンは生態系の優先「種」となる。遺伝子異質性は癌の悪性度に比例する。腫瘍の遺伝子異質性が高いほど、つまり腫瘍を構成する癌細胞クローンに遺伝子のバリエーションがたくさんあるほど、根絶するのは困難となる。進化の考え方に触発されてはじまったケンブリッジにおけるグリオブラストーマ研究の波紋は広がっている。いまや世界中のラボが、グリオブラストーマだけでなくあらゆるタイプの癌において、ケンブリッジに追随する形で長年の疑問の解明に取り組んでいる。そもそも、なぜ癌が生じるのか？　当初は良性の癌が、どうして悪性の癌になってしまうのか？　癌はなぜ別の臓器や組織に広がる性質をもつのか（癌細胞はなぜ当初の場所から別の場所に転移しようとするのか）？　なぜ転移した癌はほぼ確実に患者の命を奪うのか？　こうして進化思考を取り入れた研究は、癌の治療にまったく新しいアプローチを提示しようとしている。

私たちはみなミュータントだ、とイギリスの癌研究協会にある進化&癌センターのメル・グリーヴスは言う。あなたが中年なら、自分の皮膚をよく見るといい。ほくろやそばかす（まとめて母斑という）があちこちにできているだろう。そのほとんどはまったく無害だが、いくつか適当に選んで遺伝子解析をしてみれば、かなりの割合でBRAFという遺伝子に変異が見つかるはずだ。BRAFは比較的よくある癌関連遺伝子で、変異すると細胞増殖が止まらなくなることがある。肝斑が見られる中年の皮膚のパッチをサンプリングすれば、p53と呼ばれる癌抑制遺伝子に変異を有する細胞クローンが数百、数千と見つかるだろう。正常なp53は、傷ついた細胞を修復する、もしくは修復不可能なほど傷ついた細胞を死なせるように働く。この機能が失われると癌の成長を止められなくなる。「いまここであなたか私の体をスキャンすれば、心配な細胞がうじゃうじゃ見つかることに賭けてもいいですよ」と、グリーヴスは続ける。「驚かせてすみません。ただ、どんな人でも癌になるのかと問われれば、答えはイエスです」

あまり考えたくない話だが、もしあなたがこの本を読んでいるころ私が原因不明の突然死をしたら、検死を担当する病理学者は私の前立腺を解剖し、前癌状態になっているところをほぼ確実に見つけるだろう。それが早期の非浸潤癌だったとしても、私の死因はこの非浸潤癌ではない。同じような前癌性の病変は甲状腺や肺、腎臓、結腸、膵臓からも見つかるだろう。デンマークでは、乳癌検診の適応年齢で癌とは無関係の病気で死亡した女性の死体を病理解剖する研究がおこなわれた。その結果、三九%の女性の死体に早期の非浸潤癌が見つかった。もちろん生きているときにはまったく症状が出ていない。中高年にかぎった話ではない。小児の場合、癌の発症リスクは一歳から一五歳で八〇〇分の一と低いが、それでも正常出産した子どもの一%に、悪性化する前の変異が見つかる。この変異は急性リンパ性白血病が発生するときの創始現象に不可欠な変異だ。この結果を神経芽細胞腫や腎臓癌に関連する変異が見出される頻度と重ね合わせると、新生児の五人に一人は目に見えない前癌状態を保有しているはずだ、とグリーヴスは言う。

　癌にはある意味、数当てゲームのような側面がある。たとえばヒトの上皮細胞と骨髄は、一日あたり一〇の一一乗個の細胞を生産している。これだけ細胞分裂が速ければ、たとえ変異頻度が低くても結果的には変異が蓄積される。日光浴、喫煙、肉食過多、飲酒といった現代的なライフスタイルも変異を増やす方向に働く。女性の妊娠回数と授乳期間の激減は、乳房や卵巣をつねに高濃度の女性ホルモンにさらす。こうした文化的習慣の変化は、進化によるデザインの矛盾――日光浴と高緯度地域で色白になる傾向の組み合わせに見られるようなトレードオフ――によって課せられたリスクをさらに高める。おまけに長寿が遺伝子変異の起こる回数を増やす。「変異を起こす条件がこれほどあることを思えば、癌を発症するのがたった三人に一人の割合で、九〇代まで長生きできることのほうがむしろ驚きです」と、グリーヴスは言う。癌になるリスクがたった三分の一ですんでいる理由は、大半の変異が中立的または非機能的なものだからだろう。それは癌にとって「運転手」の変異ではなく、「乗客」の変異だということだ。癌遺伝子あるいは癌抑制遺伝子に影響する変異が生じても、その場所やタイミングがぴったり合っていなければ心配することはない。すぐにほかの遺伝子に警報が伝わり、その変異細胞のクローンを死滅させるメカニズムが働くからだ。また、癌を進行させるのにもう一つ別の遺伝子変異が必要な場合、両方の変異が起こらなければ癌は発症しない。

こうした前癌病変の発生頻度が悪性癌の発生頻度を大きく上回るのなら、完全に無視してもいい。問題は、私たちが充分長く生きたとき、三人に一人が人生のどこかの時点で癌と診断されることだ。もっと恐ろしいことに、近年の推定によれば、一九六〇年以降に生まれた人にとって癌発症リスクはいまや二人に一人にまで上昇しているという。前癌病変の大半が何十年も臓器や組織に無害なまま居残るか退行する一方で、一部に悪性化して命を脅かす疾患になるものがあるのはなぜなのか——これが現在、解明が急がれている疑問である。癌の進化のダイナミクスが明らかになれば、現行の腫瘍学を全面的に見直すチャンスとなるかもしれない。癌治療は現在、壁にぶち当たっている。良性の病変が悪性化する癌に対して過小診断するリスクと、まだ悪性化していないにもかかわらず進行を危惧して手術や抗癌剤治療をしてしまう過大診断のリスクが、絶えず背中合わせにあるからだ。

白血病から学べること

グリーヴスの専門分野は白血病だ。現在治療可能な癌のうち、白血病の成功率は群を抜いている。白血病はさほど複雑でない、つまりほかの大半の固形癌と比べて発症に必要な変異の数が少ない。さらに、慢性骨髄性白血病の治療においては画期的な成功談がもたらされている。慢性骨髄性白血病は単一の創始者変異のみで引き起こされる。白血病はどんなタイプのものも骨髄（幹細胞が赤血球と白血球に分化する場所）で発生するが、慢性骨髄性白血病は顆粒球と呼ばれる白血球を侵害する。最もよくある顆粒球は好中球だ。好中球は、私たちが何かの微生物に感染したとき現場に駆けつけてその微生物を丸飲みする（貪食する）白血球で、貪食すると同時に死滅して膿《うみ》になる。私たちは刺し傷や切り傷、擦り傷を負ったとき、こうした膿を治癒過程として認識する。

慢性骨髄性白血病は、幹細胞の分裂中に9番染色体の長腕にあるＡＢＬ遺伝子がたまたま22番染色体に転移する「転座」によって起こる。ＡＢＬ遺伝子はそこでＢＣＲ遺伝子に付着し、ＢＣＲ－ＡＢＬという融合遺伝子になり、チロシンキナーゼの変異型酵素を産生する。チロシンキナーゼは通常、細胞分裂の起動と停止を命じる「オン・オフ」スイッチとして機能している。遺伝子が融合するとスイッチは「オン」のままになり、幹細胞を顆粒球に分化させることができず、また細胞分裂を止められなくなる。骨髄と脾臓は未分化の細胞でいっぱいになり、他のタイプの赤血球や白血球の正常な生産ができなくなる。慢性骨髄性白血病の治療法は、チロシンキナーゼ阻害剤（イマチニブが代表的な薬剤、グリベックともいう）を使って、暴走する細胞分裂の流れを断ち切ることだ。この薬を歯磨きの習慣のように毎日きちんと服用していれば、病気の発症を数十年間抑えておける。だが、病気を消し去ることはできない。癌化した幹細胞は薬を飲んでいるあいだは単に休眠状態になっているだけだ。薬を飲むのを中断（休薬）したら、あっという間に戻ってきて猛威をふるう。慢性骨髄性白血病は遺伝子の状態としてはきわめて安定している。創始者変異が一つしかなく、すべての細胞は遺伝子的に同一なので、その遺伝子を標的にした薬剤が効果を発揮する。もちろん将来的に別の変異が生じれば、薬剤耐性がついてしまう。

それに比べると急性リンパ性白血病は治療が困難で、複数の抗癌剤を使わなければならない。それでも治療の成功率は（変異の複雑さに左右されるとはいえ）通常、九〇％を超える。最もよくある急性リンパ性白血病は、Bリンパ球に分化する幹細胞を傷害する。Bリンパ球はヒトの獲得免疫系において重要な構成員だ。Bリンパ球はほぼ無限の可変性を有しており、どんな微生物が侵入してきても、相手に合わせた特注B細胞クローンをすばやく量産して対抗する。最初のきっかけが融合遺伝子だという点は慢性骨髄性白血病と同じだが、急性リンパ性白血病の場合はETV6とRUNX1の遺伝子二つが融合する。この融合遺伝子は、細胞分裂で自身を再生し続ける未熟なB細胞の蓄積を促す。それが骨髄に蓄積すれば、やはり赤血球と白血球が正常に生産できなくなる。急性リンパ性白血病になった乳幼児は、赤血球不足による急な疲労や貧血、血小板数の不足によるあざや出血といった症状を呈しがちで、また免疫系が不完全なせいで感染症にかかりやすくなる。

グリーヴスによれば、融合遺伝子は親から受け継ぐものではなく新しい変異として出現し、胚が母体とは別の血液をつくりはじめる六週目から出産（出生）までのどの時点でも起こりうるという。骨髄幹細胞は急速に分裂し、細胞分裂のたびにエラーが生じる可能性があることから、約一％の赤ん坊、つまり一〇〇人に一人は融合遺伝子の変異を保持した状態でこの世に誕生する。にもかかわらず、急性リンパ性白血病の発生率はもっとずっと低く、二〇〇〇件に一件の割合だ。変異保有者の大部分は白血病にならない。グリーヴスとその同僚らは現在、融合遺伝子の保有者で白血病にならない人（大部分）と、なる人（ごく一部）がいる理由の核心に近づきつつあると感じている。答えは、進化の世界において生き残りの成功率が無慈悲なほど低いことと、現代の豊かな社会では病原体に出合う可能性が一世紀以上前のそれと大きく異なってしまったことにある、とグリーヴスらは考えている。

第1章で語った自己免疫疾患と同様に、急性リンパ性白血病は社会が豊かになるにつれて増えている。この病気は二〇世紀半ばから西洋社会で年一％の割合で増加している。グリーヴスは急性リンパ性白血病を、二度の襲撃による病気だと理解している。一番目の襲撃は、まだ胎内にいるとき出現する融合遺伝子だ。二番目の襲撃は、生後の一定期間を超えたあとに罹患する顕性感染（症状の出る感染）に対して免疫系が異常に反応してしまうことだ。以前は生後の一定期間に、身近な病原体がわれもわれもといっせいに乳児の体に入っていた。症状としては出なくても、そうした感染は乳児の未熟な免疫系を教育するのに欠かせなかった。だが、環境が清潔になった昨今は、免疫系が適切に教育されないまま野放図に育ってしまい、時期遅れにやってきた病原体に出合ったとたんに増殖中の骨髄細胞にストレスをかけ、それが二次的な変異一式の引き金をひくことがある。グリーヴスが唱える「時期遅れの感染」仮説は、衛生仮説にぴたりと呼応する。衛生仮説とは、アレルギーや自己免疫疾患などの現代病は私たちの祖先が経験していたさまざまな寄生虫や菌類、細菌への早期の接触がなかったことに起因する、とする説である。

小児がよく罹患するタイプの白血病は二歳から五歳に好発し、一二歳を過ぎるとほとんど見られなくなる。これについては、融合遺伝子を含むB前駆細胞クローンが一二歳ごろまでに死滅するからだろうと一般的には思われているが、だれも確かなことは知らない。だがグリーヴスは、こうした融合遺伝子クローンが高い頻度で生き残り、時期遅れの感染時に問題をややこしくしていることに気づいていた。融合遺伝子はエリスロポエチン受容体という分子を活性化させる。エリスロポエチン受容体は通常、赤血球の前駆細胞でのみ活性化し、その細胞を死滅させずに分裂を継続させる働きをしている。融合遺伝子は、別のタイプの細胞のために用意されていた生き残りメカニズムをハイジャックした遺伝子だ。グリーヴスは数年後にこの仕組みを理論化した。小児が時期遅れの感染症に罹患すると、免疫系は過激な反応をする。過度な炎症はいずれ鎮まる。形質転換増殖因子ベータというサイトカイン分子がつくられて、リンパ球前駆細胞の分裂を止め、感染と戦う免疫細胞の招集をやめさせるからだ。ところが、融合遺伝子のリンパ球は形質転換増殖因子ベータの指示に従わない。周囲にいる正常なリンパ球が鎮まっても、融合遺伝子のリンパ球は喜々として分裂を続け、骨髄内で勢力を増やす。つまり、時期遅れの感染症にかかると正常な細胞が減り変異した細胞が増え、これが症候性白血病の決定的な前触れとなる。グリーヴスは現在、融合遺伝子のリンパ球が（リンパ球系細胞のみに限定されたプロセスにおいて）癌性の変異をどう増大させているのかを見出しており、それが進化によるデザインの弱みであることを説明できるという。

グリーヴスはこう説明する。悪性化するカギは、B細胞に多数の抗体をつくらせるよう進化したメカニズムにある。そう進化したのはもちろん、侵入してくる微生物が提示する抗原それぞれに対応する抗体が必要だったからだ。抗体を構成する免疫グロブリン分子には、エンドレスで入れ替えて無数の組み合わせをつくり出す超可変領域がある。およそ五億年前、私たちの祖先である初期の脊椎動物は、RAG1とRAG2という二つの酵素を進化によって獲得した。この二つの酵素は現在、ヒトの免疫グロブリン抗体遺伝子に対して働き、その遺伝子を変異させてかき回し、無限の組み換えを実行している。これらの組み換え酵素（RAG1とRAG2）はリンパ球系細胞でのみ活性化し、組み換えの仕事を終えて細胞分裂が止まり、Bリンパ球への分化がはじまったら、すぐさまスイッチをオフにする。ところが、融合遺伝子を有した細胞だと、細胞分裂が止まらず分化がはじまらないため、RAG1とRAG2のスイッチは永遠にオンのままになる。組み換えのターゲットである免疫グロブリン遺伝子はすぐに使い果たされる。手持ち無沙汰になったRAG1とRAG2は、ほかに組み換え仕事をする場を周囲の遺伝子に探しはじめる。免疫グロブリン分子のみに作用する正確で一時的な組み換え作業だったはずのものが、無差別破壊行為に変わる。このように、リンパ球前駆細胞が未成熟・未分化のまま細胞分裂をくり返すサイクルに閉じこめられると、組み換え酵素の暴走により十数個の追加的な変異を蓄積することになる。「進化は、あなたがこうあってほしいと思うような仕様に設計するわけではありません。できることのうち最善のことをするだけです」とグリーヴスは言う。「それどころかこの場合、進化がつくり出した仕組みそのものが細胞内で乱用され、小児に重大な癌を生じさせています。進化の観点からすると、組み換え酵素はあまり賢明にデザインされたものではありません。保有するには大変危険な酵素です」

感染が二番目の襲撃になるという仮説の決定的な疫学的証拠は簡単には見つからない。小児白血病の発生率そのものが低いからだ。とはいえ、イギリス、スカンディナヴィア、カリフォルニアの癌研究は、保育所に通って早くからさまざまな病原体に出合ってきた乳幼児は急性リンパ性白血病になりにくいというエビデンスを得ている。旧東ドイツでは、共産党政権が母親を早く職場に戻すために大規模な保育施設を運営していた。ドイツ統一後、この政策は廃止され、家庭での育児が奨励された。東ドイツでは統一前の白血病の発生率が西ドイツの三分の一と低かったが、統一後はすぐに西ドイツの水準に追いついてしまったという。

白血病クラスターと呼ばれる白血病多発地域における二〇年間の調査は、癌研究者たちに時期遅れの感染仮説が正しいことを確信させた。白血病クラスターとして最も有名な場所として、イギリスのカンブリア州にシースケールという小さな村がある。そこは核燃料再処理工場のあるセラフィールドのすぐ近くで、一九五五年から一九七三年にかけて、統計的に予想されていた数字の一〇倍もの小児白血病が発生した。疑いの目は当初、放射線に向けられた。だが、最高水準の調査団が精査し、隣接するアイリッシュ海に過度の放射線汚染が見つかった以外には、シースケールおよびその周辺の放射線量は癌を引き起こすほど高くないという結論を出した。この調査結果についてオックスフォード大学の疫学者レオ・キンレンは、過去三年にわたる核施設への科学者や建設業者の大量の流入がシースケールに与えた影響を示唆している。かつては静かな僻村だったところにかなりの人的交流が生じれば、小児への時期遅れの感染はいくらでも起こりうる。

ネヴァダ州の小さな町、ファロンには、アメリカの「トップ・ガン」こと海軍航空基地が置かれている。ここは統計的に小児白血病の発生は一例未満と予想されていたにもかかわらず、一九九九年から二〇〇三年に一三例が報告された。地元民は、戦闘機団が二〇〇〇年だけで三四〇〇万ガロンの燃料を消費している事実を引き合いに出し、ケロシンとベンゼンを混合した発癌性のある燃料JP－8の漏れや投棄が原因ではないかと申し立てた。しかし、公的な調査により、健康被害を起こすような環境汚染はないと判明した。ファロンの地元住民の人口は七五〇〇人だが、一九九〇年代には二万人に、二〇〇〇年には五万五〇〇〇人に膨れあがった。軍関係者、建設業者、兵站業務や支援業務の関連スタッフが流れこんだ結果だ。

グリーヴスは現在、ミラノのある小学校の白血病クラスターを調べている。「そこでは七例も発生しています。それほど多くないように感じるかもしれませんが、たった一か月で同じ学校で四例、引き続き三例も発生するというのは異常です。この規模の小学校ならふつう、一五年間で一例あるかないかです」。三歳から一一歳までという幅広い年齢の子どもが同時に白血病になったという事実から、同じ環境要因が引き金になったものと推測できる。グリーヴスの研究チームは、白血病の発生時期に先立つ数か月前にその小学校で豚インフルエンザの大流行があったことを調べ上げた。その豚インフルエンザに感染したのは一般住民では三人に一人の割合だったが、白血病になった七人の小児は全員、感染していた。「サンプルサイズが小さいので統計的には微力ですが、豚インフルエンザが二番目の襲撃になっていた可能性はかなり高いと思います」。この仮説を支えるエビデンスがほかにもう一つある、とグリーヴスは言う。先ほども述べたオックスフォードの疫学者たちがイギリスにおける過去三〇年に発生した急性リンパ性白血病を調べたところ、二度のピークがあり、どちらも季節性インフルエンザが流行してから六か月以内に起こっていたという。

細胞はなぜ癌化するのか

私たちが癌になりやすい理由を祖先にたどっていくと、原初の多細胞生物に行きつく。それ以前の生き物は単細胞で、あらゆる細胞が勝手気ままに自己複製していた。だが多細胞生物になると、細胞どうしが協力しなければならなくなった。好き勝手に分裂することはできなくなり、幹細胞とその直後にできる前駆細胞は細胞分裂に際して厳しい制約を課せられ、複製と分化の自由度が減った。こうした前駆細胞の生存期間はかぎられているため、発癌性の変異が生じたところで長くは生き延びられず、いわゆる「進化の行き止まり」にぶつかる。つまり、その癌細胞クローンが増殖する見込みはかなり低い。細胞は、分化して筋肉細胞や肝細胞、皮膚細胞になると不死性を完全に失う。不死性を有しているのは、胚発生、生産（赤血球や免疫細胞の一定供給）、修復（加齢その他で傷ついた組織や臓器の再生）の働きを担う幹細胞だけである。ここから、癌を発生させる変異はつぎの二通りが考えられる。まずは、白血病のように幹細胞が標的となる変異だ。もう一つは、分化済みまたは分化中の細胞を未熟な状態に戻し、細胞周期にふたたび入らせ細胞分裂をはじめさせるような特定の変異である。

多細胞生物という新たな時代に入ると協力と調和が必要となり、細胞間で新しいルールを施行し取り締まるための遺伝子と化学シグナル経路が進化した。癌を引き起こす変異を阻止するための、DNA修復のメカニズムも進化した。DNAのダメージが一定限度を超えると細胞死を促す新しい遺伝子ができた（これを癌抑制遺伝子という）。細胞の分裂・複製に必要な有糸分裂を阻害して細胞分裂を止めるというような、さらなる抑制遺伝子もできた（これを細胞周期チェックポイント遺伝子という）。脊椎動物は高度な獲得免疫系をも進化させた。細菌やウイルスの外被に示される抗原に特異的に反応して攻撃するリンパ球クローンをつくり出すのと同じ方法で、獲得免疫系は癌化した細胞を標的にできるようになった。

コロラド大学のマティアス・カサス＝セルベスとジェイムズ・デグレゴリによれば、動物の組織、臓器、器官系が進化するときには癌を回避する仕組みを併載するという大前提があり、強力な癌抑制メカニズムを同時に進化させてきた。多細胞生物は、新しいルールに従わない悪党細胞の増殖を抑えるために、癌の発症につながる道筋のあちこちに頑丈な防壁を用意してきた。こうした防壁は、癌細胞の側からすれば、生き延びて増殖したいなら乗り越えなければならないハードルとなる。二〇〇〇年、アメリカの癌研究者のダグラス・ハナハンとロバート・ワインバーグは、癌の特性を整理して六つの項目にまとめた。これは、細胞が癌化する際にクリアしなければならない六つのハードル、と読み替えることもできる。

第一に、癌細胞は増殖シグナルを自前で用意しなければならない。通常の細胞は外部からシグナルを受けとる。外からやってきたシグナルは受容体がキャッチし細胞膜を通過させ、それが増殖因子となって休止状態の細胞を目覚めさせ、分裂を開始するよう促す。ところが癌細胞は、外部からのコントロールを真似た自前の増殖因子をつくることができる。よく知られているところでは、血小板由来の増殖因子（PDGF）と、形質転換増殖因子アルファ（TGF－α）の二つがある。これらの増殖因子は細胞膜の上にある増殖因子受容体に対し、それがどんな受容体であろうと遺伝子コピー数を急増させることにより、受容体の活動性を高めるよう働きかける。活動性が高まった受容体は、本来なら細胞分裂の引き金にならないような低刺激の増殖因子にも反応する。脳腫瘍によくある上皮増殖因子受容体（ＥＧＦＲ）と、乳癌にあるヒト上皮増殖因子受容体２（ＨＥＲ２）がその代表例だ。これらは細胞分裂を促すシグナルを「オン」の位置まで押し上げる働きをするＲＡＳ蛋白質の変異型まで自前で生産している。

第二に、癌になりかけの細胞は増殖抑制シグナルを無視しなければならない。たとえば急性小児白血病では、癌細胞が形質転換増殖因子ベータ（ＴＧＦ－β）に反応しないという仕組みが発達している。

第三に、癌細胞は簡単に死んではならない。通常、変異が生じたり染色体への損傷が見つかったりしたときは、細胞内の修復メカニズムがすぐに作動する。損傷が大きすぎる場合には、アポトーシスというプログラム化された細胞死のプロセスに身をゆだねる。このプロセスで重要な働きをしているのは癌抑制遺伝子p53で、ＤＮＡの損傷を検知するとアポトーシスを起動させる。そのため癌細胞は、p53のような遺伝子の働きを無効にする。なお、p53が働いてアポトーシスが起動すると、半時間もしないうちに細胞膜が破裂し内部構造が壊れ、核がばらばらになり、染色体が使い物にならなくなる。ハナハンとワインバーグによれば、こうした細胞の死骸は近くにいる貪食細胞に飲みこまれ、二四時間以内に消えるという。

第四に、癌細胞は無限に増殖できなければならない。癌細胞がいわゆる腫瘍と呼ばれるコロニーを形成すると（コロニーは一兆個を超える細胞を抱えることもある）、それは無制限の分裂能力により数を倍々に増やして不死性を得る。通常、分化した身体の細胞、たとえば心臓の細胞などはそれ以上分裂することはできないが、皮膚の線維芽細胞のようなタイプの細胞は特別な細胞分裂の自由度を保持しており、細胞培養で刺激を与えてやればいくらかは倍加する。だがその後、老化がはじまると細胞は染色体の大規模な混乱という危機的状態になり、そこから元には戻らない。癌細胞にとってはアポトーシスを避けるための仕組みが必要だ。そのためには真の不死性を達成しなければならない。通常の細胞であれば、染色体の先端にテロメアと呼ばれる反復性のＤＮＡ配列が存在し、内側にあるＤＮＡが損傷するのを防いでいる。テロメアは細胞分裂のたびに少しずつすり減っていく。テロメアが最終的に染色体の致命的な劣化を引き起こすまで減ると、細胞は死滅する。しかし癌細胞は、通常細胞では強力に抑制されているテロメラーゼという酵素の活動性を高める。テロメラーゼはテロメアが短くなるたびにそれを再建してすり減るのを防ぐため、癌細胞は無限の増殖能を手に入れる。

第五に、癌細胞は新しい血管を形成する能力を得なければならない。すべての細胞は——癌細胞だろうと通常細胞だろうと——酸素と栄養にアクセスできなければ生き延びることができない。癌細胞の直径はおよそ二〇ミクロンだ（一ミクロンは一〇〇万分の一メートル）。細胞は、毛細血管から一五〇ミクロン以上離れると、酸素と栄養にアクセスできずに死んでしまう。このことは、腫瘍の中で癌細胞が増殖する際のボトルネックとなる。新しい血管の形成については厳しく統制されているからだ。癌細胞クローンが育つためには、血管内皮増殖因子（ＶＥＧＦ）の生産を増やすような血管新生能をもつ変異の獲得を必要とする。そのためには、癌遺伝子のＲＡＳを活性化させるか癌抑制遺伝子のｐ53を無効にしなければならない。事実、癌の中期段階でｐ53が消失してその後に本格的な悪性腫瘍が発達するという現象を、研究者らは頻繁に目にしている。

最後に第六として、癌細胞には浸潤および転移の能力がなければならない。癌細胞が（少なくとも患者が生きているあいだ）不死状態を保てるかどうかは、その細胞に、当初の腫瘍塊から分離して身体の別の場所に浸潤し、そこで二次性腫瘍を増殖させる能力に左右される。このプロセスは転移と呼ばれており、癌による死亡の少なくとも九〇％は転移癌によるものである。

「では、いったいどんな方法で、互いに社会的役割を有する厳格な組織形成体の一部だった正常細胞が、組織の秩序と細胞間の対話を無視する反社会細胞に転向してしまうのか？」と、マティアス・カサス＝セルベスとジェイムズ・デグレゴリは問う。癌進化研究の草分けに、現在はペンシルヴェニア大学名誉教授となったピーター・ノウェルがいる。ノウェルはかなり前の一九七六年に、正常な良性細胞が悪性癌になる経路を詳述した。第一世代の癌研究者たちは、癌細胞は正常細胞を統制しているシステムをすり抜けながら増殖能を着々と高めていくと主張しており、ノウェルもその一人だった。癌細胞は、増殖し悪性化するにつれて分化能を失う。特殊化した細胞として生きるのに必要だった細胞小器官と代謝機能を手放し、増殖と浸潤性の強化のみにエネルギーを投入する単純な細胞へと先祖返りをする。具体的には、身体の統制システムに耳を貸さず無限に細胞分裂をするような変異一式を蓄積する。こうして、周囲の細胞よりわずかに優位性を得るよう変異したクローン（ＤＮＡ分子が均一な細胞群）、すなわち新生物（腫瘍）が出現する。この最初のクローンにいた細胞は、個々にさらなる変異を蓄積・分裂して新しいクローンをつくる。腫瘍という大きな集団の中に居ながら、異なる性質、異なる悪性度、治療に対する異なる反応を有するサブ集団ができる、とノウェルは推論した。

メル・グリーヴスと、カルロ・マーレイ（アメリカ、サンフランシスコで癌の進化を研究している著名な学者）によれば、ノウェルが提唱した癌化プロセスは、その後の三〇年の研究で完璧なまでに証明された。「組織切片検査、小生検診断、単一細胞解析などの膨大なデータがノウェルの説を裏づけました。そこから浮かび上がる進化の軌跡は複雑で枝分かれしており、ダーウィンが唱えた進化系統樹そのものです。腫瘍内で分岐した癌細胞クローンは、分離した棲息地に生じる異所的種分化に相当します。ガラパゴス・フィンチのようなものですね」

ダーウィンは、地球の生命進化を直線的なプロセスではなく枝分かれするプロセスととらえ、系統樹の無数の枝の末端にいるのが現生種だと考えた。単一腫瘍の内側で展開される癌細胞クローンの進化は、ダーウィンが考えた系統樹のミニチュア版だ。無数の変異を重ねて互いに大きく離れてしまった二つの癌細胞クローン（枝の末端）も、木の幹のほうにさかのぼっていけば、分岐前の共通祖先にたどり着く。種分化がどのようにして起こるのかは、ガラパゴス諸島に暮らすガラパゴス・フィンチが生きた実例となってくれている。ガラパゴス・フィンチの場合は、創始者集団の子孫の個体群が多くの島々に散って地理的に分断（異所化）されて、種分化が起きた。腫瘍にも微小環境や周辺環境などに同等の異種化を促す条件が整っている。場所によって血液、酸素、栄養の供給量が異なるし、細胞クローンどうしの競争もある。免疫系に捕食されることもある。

癌の種類が違えば悪性化する経路もがらりと変わる。そのことを示すのに、ヒトの腸内ほど最適な例はない。大腸癌には大きく分けて四つのタイプがあるが、ジョー・ワイガンドは変異が暴走するめずらしいタイプの大腸癌の患者で、研究者からは「ウルトラミューテイター」と呼ばれている。この病態は親から子へと受け継がれる。大半の癌が孤発性で一代かぎりの変異から生じているのとは対照的だ。ジョーはもちろん、ジョーを診る医者たちも、今後降りかかるであろう問題を憂慮していた。ジョーの父方の祖母は大腸癌で四〇代半ばに死去した。ジョーの父も同じ年齢のころ大腸癌を疑われる検査結果が出て、内視鏡検査を受けると大量の前癌性ポリープが見つかった。ジョーの父がそれを知ったとき息子（ジョー）と娘はまだよちよち歩きだった。父は、自分に何かあったときに若い家族を路頭に迷わすリスクを考えて悩んだ。前癌性ポリープに何かしら変化が出るまでただ待つのは耐えられそうになかった。定期検診をすり抜けたポリープが本格的な癌に進行する可能性もあった。父は大腸全摘手術を受け、以来、人工肛門袋をつけたまま暮らしている。

ジョーとしてはもちろんチェックを欠かさないつもりでいたが、生き馬の目を抜く金融業界で仕事に追われ、内視鏡の定期検査を四年続けてキャンセルした。だが体重が激減したため、手近な総合診療医を訪ねた。「体重の三〇~四〇%を失っていましたからね。げっそり痩せて、血の気がなく、幽霊のような姿をしていたと思います」。医者はジョーの外見を見るなり、癌の家族歴があることに気づかず貧血用の錠剤を処方した。「私はロンドンで暮らしていましたが、ある日、父がやってきて、私を見るなり怒鳴りました。そこらへんのヤブ医者じゃだめだ、いい病院に行け。行ってちゃんと検査しろ、とね。そのとおりにしたら、内視鏡検査で見つかりました」。四週間後の手術で、外科医らは小さなポリープを二〇~三〇個、マンゴーほどの大きさの腫瘍を一つ見つけ、それらを大腸の大部分と共に摘出した。「残ったのは三〇センチか四〇センチです。それでもふつうにトイレに行っていますよ」。手術から八年が経ち、彼は以前と変わらず活動的に過ごしているが、大腸内視鏡の定期検査を受けるたびに小さなポリープが見つかっている。「先週は四個のポリープが見つかりました。いつもはもう少し多いです。見つけたら、その場で切り取って病理検査に出します。ポリープは、小さいときはごくふつうに見えますが、大きくなるともつれた針金のようになります。たくさんの変異をためこむからです」

オックスフォード大学のイアン・トムリンソンは、長年研究してきたこのタイプの癌に「ポリメラーゼ・プルーフリーディング関連ポリープ症」という長い名前をつけた。DNAは遺伝物質を娘細胞にコピーするとき、ときおり間違えて別のDNA基を挿入してしまうことがある。そうした間違いを見つけて修復するために、二つのポリメラーゼ酵素が存在している。これらの酵素をコードする二つの遺伝子が変異すると、間違いの少なくとも半分は放置され、やがて一〇〇万もの変異が蓄積された癌になる。ちなみに、大半の癌において蓄積される変異は一〇から数千の範囲である。ただし、変異の数が多いほど悪性になるとはかぎらない。患者の経過は人それぞれだ。一〇〇万の変異のうちどの部分が癌の引き金になっているのかは皆目不明だが、この種の癌はそれほど攻撃的ではない。変異の多さは悪性度を増強させるというより、むしろ癌細胞内の多くの機能を不全にし、結果的に死滅させているようである。

染色体の不安定性

ジョーの大腸癌は、いわゆる結腸直腸癌（直腸に近い遠位結腸で生じ、ときに著しく悪性化する大腸癌）とはきわめて対照的だ。結腸直腸癌ではDNA修復メカニズムは生きているので、遺伝子に大量の変異が蓄積することはない。その代わり、尋常ではないほどの染色体の不安定性が見られる。他の大半の癌もそうだが、染色体の全部あるいは長腕（染色体の一部で数百の遺伝子を収容できる部位）がまるごと構造異常に陥ってしまうのだ。昨今の癌研究は、この染色体不安定性が悪性化の背景にあり、遺伝子コードにおける単純な点変異よりも重要であることを明らかにしている。

細胞核にある染色体の数と形のセットは「核型」と呼ばれている。いくつか特殊な例外はあるものの、正常な体細胞はすべて二倍体で、二三対の染色体を有している。対になる一方は母から、もう一方は父から受け継ぐ。だが悪性癌細胞の大部分は、正常な倍数性から大きく逸脱していることがわかっている。原因はどれも、染色体が分割・分離して二つの娘細胞を形成するときの「有糸分裂」のエラーだ。

有糸分裂では、二つに分身するにあたって、まず個々の染色体を複製する。細胞外被が伸びて細胞質が分離し、二つの姉妹細胞になるとき、姉妹細胞はその中心にセントロメアと呼ばれる構造体を組み立てる。つぎに紡錘体という一連の微小管ができ、姉妹染色体に付着して二極に向かう。姉妹染色体は紡錘体と共に引き裂かれ、二極に移動し、凝縮し、新しい娘細胞の核になる。この厳格なプロセスのどこかに不具合があれば、それだけで染色体全体あるいは染色体の断片が目的のところに着地しない。有糸分裂の異常は、染色体数が四六本に満たない低二倍体や、染色体数が倍になる四倍体を生じさせる。複製が少なすぎたり多すぎたりする染色体は、まとめて異数体と呼ばれている。

癌組織標本にこうした異常があることを最初に報告したのは一八九〇年、病理学者のデイヴィッド・ヴォン・ハンゼマンだった。その研究を二〇世紀初期に引き継いだ動物学者のテオドール・ボヴェリが、染色体の分離ミスの原因を異常な有糸分裂だと最初に言及した。それによって異数性が生じ、腫瘍の発生を促す（ときおり無限増殖能を獲得した悪性細胞が出現する）と考えたのだ。だが、ズザナ・ストルコワとクリスティアン・コッファーが言うには、変異こそが癌の根本要因だとするゲノム全盛時代がやってくると、染色体の不安定性に注目した理論は「古い」とされて表舞台から消えた。しかし近年になってふたたび注目が集まっている。不安定な染色体は、変異を生じさせうるゲノムの大混乱の単なる遠因ではなくその逆だと考えるほうが正しい、という認識が科学者たちに芽生えてきたからだ。癌を誘発する変異、癌細胞クローンの多様性、悪性度、転移を生み出すプロセスにおいて、遺伝子不安定性こそが本質的な部分ではないか、という認識である。要は、大半の癌で染色体の不安定性と変異は相互に連動しながら進行するということだ。変異はそもそも染色体の不安定性を生じさせ、染色体の不安定性は変異率をさらに引き上げる。

染色体が倍になる四倍体はなぜ悪性化するのだろうか。四倍体は、そうでなければ致命的となるはずの変異が大量にあってもそれを抱えたまま細胞が生き延びるのを助ける。染色体の複製が多ければ多いほど、たとえ変異によって無効になったり機能変更されたりした遺伝子があっても、有効に機能する遺伝子が残っている確率が高くなるからだ。しかし、四倍体は大半の癌の典型である変則的な異数性につながる代表的な経路でもある。癌細胞はまず四倍体になり、それから少しずつゲノムを削り落としていくので、その過程で染色体の一部や腕、ときには全部を失うことがある。

異数性は遺伝子の消失と獲得の両方をもたらしうる。一本の染色体の全部または一部が消えると、そこにのっていた遺伝子も消える。ただし、すべての遺伝子はアレルというペアで存在しているので、姉妹染色体の上にある同じ遺伝子のアレルは健在だ。だが、残ったアレルはその後の変異の影響を一〇〇%受けることになる。アレルの両方がなくなると、その遺伝子の機能は完全に働かなくなる。両アレルの消失が癌抑制遺伝子の p53に起これば、変異した細胞は自死を促す信号を無視するようになる。

異数性は転座をもたらすこともある。転座は染色体の一部が誤って別の染色体に付着する現象だが、これが発生すると、白血病に見られるようなある種の融合遺伝子ができたり、遺伝子増幅と呼ばれる大量の遺伝子コピーができたりする。アレルの増加や減少は「コピー数変化」と呼ばれており、その影響は甚大だ。大腸、乳房、膵臓、前立腺で発生する平均的な癌ではアレルの二五%を失うことがある。一つの腫瘍でアレルの半分を失うのもめずらしいことではない。ある研究によれば、異数性の結腸直腸癌は同じタイプの正常細胞または二倍体の癌と比べて、複数の染色体が増えたり減ったりする事象が一〇倍〜一〇〇倍も多く発生しているという。

変異すると染色体の不安定化を招くと思われる遺伝子を書き出すと、長大なリストになる。細胞増殖を促進する遺伝子、有糸分裂を混乱させる遺伝子、癌細胞の自殺を阻害する遺伝子は、すべてこのリストに含まれる。たとえば、乳癌リスクに関与していることで有名なＢＲＣＡ１とＢＲＣＡ２は、ＤＮＡの修復と細胞分裂の統制を担う遺伝子だ。ＢＵＢ１とＭＡＤ２は、有糸分裂紡錘体に染色体を組み立てるのに必要な遺伝子だ。ＡＰＣは結腸直腸癌の進行初期に変異しているのが観察される遺伝子で、どうやら娘細胞になるときの有糸分裂紡錘体の形成と細胞質の分裂にも関与している。先ほども述べたように、p53は正常時にはＤＮＡの損傷を修復したり細胞死を促したりする遺伝子だが、変異するとそうした機能が働かなくなる。癌の進化を長年研究しているクリストフ・レンガウアーとバート・ヴォーゲルスタインもこう語る。変異すると当該細胞に不安定性をもたらす遺伝子はあまりに多くある。その不安定性が当該細胞の悪性化に必要な複数の遺伝子改変を起こさせる。つまり、腫瘍を進行させ、腫瘍の異質性を生み出しているのは染色体の不安定性であり、だからこそ、二つとして同じ腫瘍ができることも、遺伝子的に同一な細胞の腫瘍ができることもない。これは腫瘍学者にとって影を追いかけ続ける悪夢のようなもので、またこれこそが、真に有効な治療法にたどり着けない一番の理由なのである。

これはまさしく、ケンブリッジでコリン・ワッツらがグリオブラストーマで見出したパターンそのもので、ピーター・フライアットの癌が再発する理由とその予後が不明確な理由の説明になる。ワッツらは、グリオブラストーマ各所から採取した小片サンプルの詳細なゲノム解析のおかげで、多数の変異と染色体不安定性を蓄積した創始者クローンを同定することに成功した。これはつぎに複雑な枝分かれをし、それぞれのクローンが異なる悪性形質を蓄積した。腫瘍の進化の初期事象は染色体不安定性で、二重微小染色体という異例な環状染色体をつくり出した。二重微小染色体は独力での複製が可能で、通常なら二つしかないＥＧＦＲ（細胞の増殖と転移を促す遺伝子）のコピーを何百個と作成した。このクローンはＭＥＴ（浸潤性増殖を生み患者の予後を悪くする遺伝子）のコピー獲得と、癌抑制遺伝子であるＣＤＫＮ２Ａと

PTENのコピー消失も経験した。このクローンはつぎに二つのサブクローンに分かれた。サブクローンはそれぞれ片方の染色体の一部を得てもう片方の一部を失い、癌抑制遺伝子にさらなる変異を蓄積し、ついには完全に異なる五つの癌細胞クローンに分かれた。

癌における染色体不安定性は、その性質のせいで突然に暴れ出すことがある。そのため研究者らは、癌の進化は古典的な進化論とは合わないと感じている。二〇一一年、フィリップ・スティーヴンズと、イギリスのケンブリッジ大学を中心とした研究者グループは、六二歳の慢性リンパ性白血病の女性から採取した白血球に見出した激変事象を報告した。その激変事象は、患者の命にかかわるような染色体異常を無数に引き起こしていた。スティーヴンズらはその事象に、染色体がずたずたに破壊されるという意味をこめた「クロモソリプシス」という名をつけた。クロモソリプシスは、その女性患者が癌と診断される前にすでに起こっていて、この種の白血病の治療によく使われるモノクローナル抗体「アレムツズマブ」に耐性を示す細胞のクローンができていた。患者の容態は急速に悪化していた。スティーヴンズらは4番染色体の長腕だけで四二か所もゲノム再編成が起きているのを確認した。ほかに1番染色体、12番染色体、15番染色体にも再編成が起きていた。そのため遺伝子間でコピー数の不一致が大量に生じており、とくに片方のコピーだけ消えていることが多かった。そうしたコピー消失は、単なる欠損ですむだけならいいのだが、遺伝子の位置に重なる大量の染色体切断点となってしまうのが問題だ、とスティーヴンズらは言う。それぞれの切断点を詳細に調べたところ、元々は互いに隣り合っていなかった染色体の二つの領域が切断点で結合しているケースが多く見つかった。その染色体は文字どおりずたずたにされ、核から遊離したDNAの破片が無数にばらまかれた。こうした状況はDNA修復機構を起動させ、「元に戻そうと大急ぎで切り貼りした」とスティーヴンズらは推測する。「適当に修復された染色体の構造は、元の染色体の構造とは似ても似つかぬものとなる。ゲノム崩壊の規模は大きく、癌を発症させる大きな誘因となる。

これは単発的な現象ではなかった。スティーヴンズらは、肺癌の細胞でも同様の「クロモソリプシス」が起きていることを確認した。8番染色体が無数の破片に切り刻まれ、ふたたび継ぎ合わされてできたパッチワーク染色体には例外的な一五のDNA断片が含まれており、それらが合体して、発癌遺伝子MYCのコピー二〇〇個を含む超変則的な環状の二重微小染色体（グリオブラストーマ研究で同定されたものと同類）を形成していたのだ。コピー数の大量増幅のおかげでこの癌細胞系統は多大な選択的優位性を得て、悪性化を加速させた。スティーヴンズらは、肺、グリオーマ、骨髄、食道、大腸、腎臓など多くの癌型で同様のクロモソリプシスが起きているのを見てきた。とりわけよく見られ、重症になるのは骨だ。進化生物学者らはここで、大きな疑問に直面した。クロモソリプシスは癌ゲノムの解体と再編成に関して完全にランダムな激変事象と見るべきなのか。つまり、これは一億分の一の確率でたまたま癌細胞に競争力を授けてしまう事象なのか。それとも、きわめて強力な選択圧に直面したとき特定の癌細胞クローンに選択的優位性を授けるために、緊急対応用の戦略（あるいは仕組み）として非ランダムに生じる事象なのだろうか。

たとえば、イギリスのある研究グループは小児急性リンパ性白血病の一種を詳しく追究してきた。この病気の原因は、21番染色体と15番染色体がロバートソン転座するという、激烈な染色体融合事象だ。この希少な染色体事象を抱えて生まれた個人は、この種の白血病を発症するリスクが二七〇〇倍も高くなる。転座ののち、不安定な融合染色体は激しいクロモソリプシスによってずたずたにされ、さらにDNA修復酵素によって見たところランダムにつなぎ合わされる。研究者らは、クロモソリプシスを起こしやすくしている真の要因は、融合した染色体の構造的異常ではないかと考えている。

こんな不安定なパッチワーク染色体を抱える癌細胞クローンは、腫瘍内の他のクローンとの競争で不利になり、クロモソリプシスは「進化の行き止まり」にぶち当たるのではないか、とあなたは思うかもしれない。だが、この激変事象は一見ランダムで無秩序に見えるかもしれないが、染色体の特定領域を守り、増幅させている。悪性血液癌に関係することで知られているRUNX1やDRYK1A、ETS2などの遺伝子のコピーを増やし、活性度を上げているのだ。染色体の形質転換の最終段階では、融合染色体の全体が複製され、ときには悪性化を誘発する遺伝子の複数コピーを含む異常な環状染色体へと変わる。研究者らは引き続き、融合染色体における遺伝子のコピー数変化のパターンを、さまざまな癌から採取した21番染色体のそれと比較して、酷似していることを見出した。なんと、クロモソリプシスは21番染色体を、そこに含まれる遺伝子の悪性度を強めて白血病を発症させる方向に非ランダムに改造しているようだった。

これらはどれも漸進的な変異の蓄積ではなく、すべて一度の激変事象の中で起こっている。このことは研究者ら全員に、癌という特異な世界における進化は「断続平衡」によって推進されるのではないか、という思いを抱かせた。断続平衡とは、地質学的時間で見たときの多細胞動物の種の進化について、ナイルズ・エルドリッジとスティーヴン・ジェイ・グールドが唱えた理論だ。進化は、長期にわたる停滞期ののち、いきなり変異が立て続けに起こる大変革期がやってきて、また落ち着いて均衡状態になるのをくり返す、という理論である。進化生物学者の大多数は、進化は好ましい変異を段階的に蓄積しながらゆっくり進むと考える漸進主義者だ。エルドリッジとグールドは、その漸進主義を是としなかった。

だが、クロモソリプシスで生じるゲノム大激変は、進化、および種形成がどのように起こりうるのかについての、さらに大胆な理論を思い起こさせる。それは進化学の分野では異端のリチャード・ゴールドシュミットが提唱した理論で、「有望な怪物」説とも呼ばれている。ゴールドシュミットは異彩を放つユダヤ系ドイツ人の遺伝学者で、ナチから逃れてアメリカに亡命し、カリフォルニア大学バークレー校で職を得た。彼は、一九四〇年刊行の著書『進化の実質的な基本原理』で、ある生物種と別の生物種の進化を説明するにはゆっくりとした段階的な変異の蓄積だけでは不充分で、激烈な変化をもたらすマクロ変異が必要だとする考えを主張した。これは、進化生物学者の大多数から見れば一線を越えており、当時の議論では多数派の漸進主義者が勝利した。そんなゲノムまるごとの変化が起きれば複雑な多細胞生物は壊滅的な打撃を受けるはずだとして、ゴールドシュミットの説は片づけられ、忘れ去られた。とはいえ、その後の数十年で、細菌のような単純な生物なら彼の説が成立することが明らかになった。ゲノムの唐突な大激変は、たとえ多くの個体が適応できずに失われたとしても、その生物種にとって選択圧が充分に厳しければ割に合うこともある。癌細胞の核に壊滅的な大変動が起こるのを見たときに、ゴールドシュミットの名を思い出した癌研究者もいただろう。癌の進化という特定の文脈において、ゴールドシュミットは復活した。

癌研究UKロンドン研究所のチャールズ・スワントンは、大腸癌で四倍体（ゲノム倍加）がどのように染色体不安定性を引き起こし、癌の進化を加速させているのかを明らかにした。結腸直腸癌の患者一五〇名のグループのうち、ゲノム倍加は治療後に再発するリスクを五倍も高めていた。スワントンの研究チームは引き続き、結腸直腸癌の四倍体クローンを細胞培養し、四倍体のクローンと二倍体の癌細胞ではゲノムに明らかな違いがあることを示した。とくに、4番染色体における大規模な領域の消失は、四倍体の癌をもつ患者の予後が悪いことを予見させた。このゲノム倍加事象はクロモソリプシスと同じく、まさに癌の進化の「有望な怪物」への跳躍を表しているとスワントンは確信している。跳躍進化説については一八世紀初期から一九世紀にかけて多くの生物学者が提唱していた。生物はある大きなマクロ変異の段階を経て突然に劇的に進化する、という考え方である。ダーウィン以前の進化科学者は、ほとんどが跳躍進化説論者だったと言っていい。なかでもエティエンヌ・ジョフロア・サン゠ティレールとリチャード・オーウェンは、ある段階からつぎの段階に一足飛びに移行する、怪物めいたものが新種の「創始者の父」になるのだろうと論じた。リチャード・ゴールドシュミットは自身が唱えた説のために異端者との烙印を押されたが、生まれてきたのが早すぎたのかもしれない。二一世紀のいま、跳躍進化説の科学的証拠は積み上がりつつある。四倍性、異数性、遺伝子不安定性、遺伝子コピー数の変動はどれも、跳躍進化のような大々的な変化をもたらす可能性を秘めており、ひいては癌の進化の駆動力となる。

悪性化するかどうかの分かれ目

癌細胞は間違いなく「怪物」だ。癌細胞の核が膨張して異様な形をしていることは顕微鏡で覗けば一目瞭然だし、最新の各種分子生物学技法は癌細胞ゲノムの異常さをつぎつぎと明らかにしている。だが、圧倒的多数が生き残れない中で生き残ることのできた癌細胞は、まさに「有望な怪物」なのだ。グリーヴスやマーレイの指摘によれば、癌細胞が二倍になるのにかかる時間は一日か二日だが、腫瘍が二倍になるには六〇日から二〇〇日かかる。これは、癌細胞の大部分が細胞分裂する前に死んでいることを意味する。だが、ごくまれに、壊滅的な事象の最中にたまたま生存優位性を手にした細胞が生き残る。グリーヴスはこう語る。「癌細胞は過酷な環境ストレスに追いつめられると、そこから逃れるため、あるいは適応するために、ゲーム盤ごと揺さぶってすべての駒を不安定にすることを選びます。これはゴールドシュミットの〈有望な怪物〉の考え方と同じです。とにかく全部を引っかき回して、九九・九%は死んでも〇・一%生き残ればいい、という作戦なのです」。その生き残った細胞――異常な生存優位性を手に入れた細胞

――が複製を重ねると、悪性の癌が生まれることになる。

ロンドンのセント・バーソロミュー病院バーツ癌研究所で目下研究中のトレイヴァー・グレアムは、まさにそうした過酷な環境で発生するある種の結腸直腸癌に取り組んでいる。過酷な環境とは大腸の炎症性腸疾患で、この場合の癌細胞への選択圧は粘膜に起こる損傷だ。この粘膜は、腸の内容物と接する腸の内壁を覆っている。潰瘍性大腸炎を患ったことのある者なら知っているだろうが、痛みと下血、頻繁な排便を訴えて受診し、検査を受けると、大腸の粘膜細胞が大量に死んだりはがれたりして無残な状態になっているのが見つかる。「これは甚大な選択圧となります。そんなひどい状況に耐えている状態が炎症性腸疾患です」とグレアムは言う。ただし潰瘍性大腸炎は、他の炎症性腸疾患と同様に非定期的、突発的に発現する。急性の発現期にずたずたにされた粘膜は、その後の回復期に再建される。その炎症性ホロコーストを生き延びることができた細胞は何であれ、再建期に急速に増殖する。そのとき正常細胞のクローンより速く増殖した細胞（往々にして発癌素因となる変異をすでに有している前癌性細胞）のクローンは、大腸壁においてより広大な表面積を乗っ取ることになる。そうした細胞のクローンは必然的に染色体不安定性を進行させ、その範囲はしばしば一メートルを超える。グレアムは、大腸の初端から直腸まで全域にそうしたクローンが広がっていた症例を報告している。

しかし、たとえ前癌性クローンが大腸の大部分を乗っ取ったとしても、それだけで自動的に悪性化するわけではない。内視鏡で患者をモニタリングしている胃腸科専門医たちは、異形成の大きな斑点（前癌性病斑）を認めると、それらを顕微鏡下での形態的外観に基づき軽度または高度と分類して診断を下す。トレイヴァー・グレアムによれば、高度異形成ほど癌に進行しやすく、高度異形成を有する患者のおよそ五〇％は短期間のうちに癌になる。なお悪いことに、異形成の等級分類はあくまで主観に基づいているため、癌に進行するかどうかの見通しの判断は医師により二%から六〇%もの開きが出る。「結局、高度異形成が認められた患者は全員、結腸切除手術が勧められることになり、その結果、患者は永遠に大腸を失い人工肛門袋をつけることになります」とグレアムは言う。

腫瘍学は現時点で、癌になるリスクの高い患者と低い患者を区別できる水準には達していない。グレアムはこう語る。「生活の質という観点からすると、低リスクの患者に大がかりな介入をしないのが最善です。これは治療しないという意味ではなく、直腸切除術を受けさせないということですが、私たちにはいまのところ確信をもってその判断を下すことができません。患者を癌にさせてしまうリスクを負いたくないからです」

癌研究者にとって究極の目標は、悪性化する可能性の高い前癌性細胞のクローンとそうでないものを区別するための信頼できる方法を発見することだろう。そうなれば、多数の患者に不必要な手術を受けさせずにすむ。だが、染色体の異常と不安定性をともなう癌細胞クローンの異種混交性、および悪性化につながる変異遺伝子の組み合わせの複雑さが、研究者の目標の前に大きな壁となって立ちはだかる。この不確実な世界に確実さの要素を注入した功労者に、シアトルのフレッド・ハッチンソン癌研究センターのブライアン・リードがいる。リードは先述したカルロ・マーレイその他の研究者と共に、「バレット食道」と呼ばれる前癌性病斑の経過を追跡するため、アメリカで最大のバレット食道の患者群（コホート）を打ち立てた。リードは数十年にわたり、患者の病気の進行を地道に詳細にモニタリングしてきた。大腸癌の過大診断が差し迫った問題だというならバレット食道のそれも同じで、高度異形成と評価されたのち癌を発症する割合は過去一〇年でたったの一五%だった。リードはこう説明する。「バレット食道に対する現行の推奨は、五〇歳になったらスクリーニング検査を一度は受けましょう、というものです。その検査で、患者の残りの人生ずっと安定しているであろう異形成が見つかったとします。その患者はおそらくそれを抱えたまま死ぬでしょう——それが死因になることはなく。ただしその検査では、その異形成がのちに癌になるかどうかまでは判断できません。判断する側の私たちは、バレット食道の患者に癌が発生するケースがあるという事実を知っていますから、検査で異形成を見つけると、おそらく癌にはならないだろうと思いながらも、なるかもしれないという万一の場合を恐れて過大診断することになります。これがおよそ九五％です。一方で、過小診断をしたせいで患者を死なせるような癌を見逃すこともあり、それも九五％です。どちらにしても、私たちの判断はお粗末です」

リードは、癌のスクリーニング検査の問題の一つとして、経過時間の長さにバイアスがかかる点を指摘する。このバイアスのせいで、どんなスクリーニング検査でも、ゆっくり成長しているものや進行が止まっているものが選択的に検出され、逆に、急速に進行中のものが選択的に見逃されてしまう。食道癌の発生率は欧米で過去四〇年間、上昇し続けている。食道癌は上昇率がアメリカで最速の癌であり、かつては希少だったアジアでも増えてきている。肥満者はそうでない人に比べて食道癌になるリスクが三倍も高い。タバコの吸いすぎと蒸留酒の飲みすぎの組み合わせや（この組み合わせがリスキーなことは著述家で批評家のクリストファー・ヒッチェンズが身をもって経験した）、果物と野菜の摂取量が少ない食生活もリスクを上げる。食道癌は生存率がたった一五％という致死的な癌だ。バレット食道は胃酸の逆流によって上皮細胞の外観が変わる。胃酸による慢性炎症があるとバレット食道になりやすく、またバレット食道から腺癌への進行の引き金になりやすい。予防対策は、胃酸逆流を長期に患う個人をスクリーニング検査してバレット食道を見つけたら癌に進行する前に積極的に介入する、という昔ながらの方式から変わっていない。最悪の場合は食道の全摘という困難で危険な処置となり、ごく最近まで、この処置を生き延びることのできる患者は二〇%しかいなかった。リードは、バレット食道の患者を長期にわたって詳細にモニタリングすることが不可欠だと感じている。これにより、少数派だが一定割合存在する「癌に進行しそうなバレット食道の患者」を予測する方法が見つかるのではないかと考えている。

ルイス・ケイロロは、一九八九年にバレット食道と診断された。彼はその一〇年前から胃酸逆流に苦しんでいた。大学時代は重量挙げの選手として活躍し、それがもとで食道裂孔ヘルニアを患うと、胃酸逆流がさらにひどくなった。「ベッドの脇にマーロックス（胃薬）の水溶液を入れたボトルを置いておき、夜中に三、四回起きて、それを口いっぱいに含んで飲み下します。逆流がおさまったら楽になり、また眠りにつきました」。医者たちは、ケイロロの胃酸逆流を、学生ならではの不摂生と食生活のせいだろうと考えた。「医者からは、寝るとき頭を五センチ上げるといい、と言われましたが、私はウォーターベッドで寝ていたため、体のどこか一か所をもち上げるのは無理でした」

ルイスは医者を変えた。新たな胃腸科専門医はルイスの症状をバレット食道だと正しく診断しただけでなく、近くのワシントン大学でバレット食道の研究が進行中だという情報を非公式に教えてくれた。その研究の主導者はブライアン・リードで、翌日、臨床医を集めて関係者限定の会議を開くことになっているという。ルイスはその会議に飛び入りで参加した。「ドクター・ルイス・ケイロロと名乗ったら、すんなり部屋に通してもらえました。カンファレンス前の休憩時間にリード先生に声をかけ、自己紹介し、じつは医者ではないと白状しました。先生は寛大にも私を脇に呼んで、〈でも、それならなおさら私の話は聞かないほうがいいかもしれませんよ。あなたにとっては恐怖で震え上がるような話かもしれませんから〉と言いました。先生は、これから話すのはごくまれに極端に悪化する症例と専門的な図表のスライドだ、と説明してくれました」。ルイスは会議室に残ることにし、会議後に、リードの研究に参加したいと申し出た。リードはルイスの内視鏡検査をし、すぐに手続きの書類を用意した。ルイスはいまもその研究に参加している。癌は発症していない。この二五年間、定期的なモニタリングを続けている。

一方、別の患者であるミシガン州のボブ・テルは、バレット食道とわかったとき、あやうく食道を失いそうになった。彼は六〇歳のとき高度異形成（非浸潤癌）と診断された。彼はそれまで三五年間、胃酸逆流に苦しんでいたが、市販の制酸剤でなんとかしのいでいた。「若いころの食生活はひどいものでした。なにしろ好物がジャンクフードでしたから。ハンバーガー、ピザ、カレーの代償は高くつきました」

バレット食道が見つかったのはちょっとした偶然だった。ボブは健康診断の一環として定型的な大腸内視鏡検査を受けていた。そのとき胃腸科専門医が、「胸やけを訴えていたことがありましたね。念のため、腸の反対側の入口からも調べておきましょう」と言い、ボブの食道生検スライドをミシガン大学のベテラン病理学者に送った。その病理学者からの返答は、細胞病理学的に懸念される所見であり、早急な対応を推奨するとのことだった。ボブは各方面から食道切除術を勧められた。胃腸科専門医は、このままでは急速に悪化して四年以内に死ぬだろうと警告した。ジョンズ・ホプキンス大学の腫瘍学部長をしているボブのいとこは、「かわいそうに、もう手遅れだ、チャンスはない」と言った。病理学者をしている友人は、自分が同じ立場ならいますぐ手術してもらうと言った。

ボブは悩んだ。というのも、食道切除術は危険で、しかも術後の生活の質が劣悪だとする統計結果を知っていたからだ。「神は人体を設計したとき、外科医が食道を切除するなんてことは想定していなかったはずです。手術で死ぬ確率も高いと聞いていました」。友人の女性にこの手術の経験者がいた。その女性いわく、手術では食道を切り取られ、胃を胸腔に引き上げられ、それを残っているところにくっつけられたという。女性は以来、嚥下反射がなくなり、ごく少量ずつしか食べることができなくなり、しょっちゅうトイレに駆けこんで吐いているという。ボブは、ほかにも方法はあるはずだと思い、インターネットを探った。

ほどなくシアトルのブライアン・リードの研究に行きあたり、思いきって電話をした。リードの助手のクリスティーヌはボブを励ました。「すぐいらしてください、来週にでも。ただの炎症かもしれませんし、詳しく調べたらグレードが軽度だとわかるかもしれません。ともかく私たちに診察させてください」。ボブは考えに考え、数週間後、覚悟を決めてリードの元を訪れた。「リード先生は私の不安をすぐに取り除いてくれました。一時間弱かけて全体像を説明してくれたのです。バレット食道の異形成から本物の癌に進行するまでの過程と、その速度がとても遅いこと、バレット食道の患者のほとんどが癌にまでならない理由などを」。ボブは正式に研究に参加する手続きをした。リードの同僚、パティ・ブラウントが内視鏡を担当した。彼女はボブの食道を四つの区画に分け、一区画ずつ、生検サンプルを一センチ間隔で採取していった。「一片の生検サンプルは、コメ一粒くらいのサイズだそうです。想像してみてください。毎回、食道から三〇粒ないし四〇粒のコメを取り出すんですよ。この検査のあとは、何日も喉がひりひりします。毎回、病理報告が戻ってくるまで、胃もきりきりします」。驚いたことに――ほっとしたことに――シアトルのチームが出した結論は、ミシガン大学のベテラン病理学者の見立てとは異なっていた。ボブの異形成は軽度で、すぐに危険はないという。彼はその後も定期チェックを受けており、いまのところ癌は発症していない。

骨の折れる作業だが、リードの研究チームは一二か月ごとに参加者群（コホート）の各患者をチェックし、変異および四倍体や異数性などの染色体不安定性が発生するタイミングと頻度のデータをこつこつと集めている。その骨折りはいまやっと報われようとしている。リードらは患者を癌に進行していないグループと進行したグループに分け、各患者から数年来にわたり内視鏡で採取したサンプルの組織学的な比較をし、遺伝子異常が発生したタイミングとそのタイプを整理した。その結果、食道癌が発症する四年前から二年前に予測可能な「窓」が開いていることがわかった。癌に進行する患者とそうでない患者に生じる異常な状態の程度とタイプが、この時期に決定的に違う様相を見せるのだ。四年前より前は、両グループの食道内層の状態はそう変わらない。両グループとも、同じような染色体の変化が現れた――本来なら腫瘍形成やＤＮＡ欠損を抑制する遺伝子の変異や、9番染色体の短腕の喪失、8番染色体と18番染色体の遺伝子コピー数の増加などの変化だ。癌にならないグループは、こうした変化が起こっても、観察期間中ずっと安定していた。だが最終的に癌になったグループでは、あるときからゲノムが急速に秩序を失い異常性を増やしていく。「いきなり増えることがわかったのです。ゲノムの不安定性は唐突に急激にはじまるので、患者は癌発症の四年前に染色体の腕または全体を増やしたり失ったりを経験し、二年前には壊滅的な染色体の倍加を経験することになります。これらが癌発症のカギとなる事象だったのです」

この研究からリードは、癌になるかならないかの分かれ目は急速な大規模ゲノム崩壊――マクロ変異――にあると結論づけた。彼はあえてゴールドシュミットの名を出さない。遺伝学者の一部が、「有望な怪物」説など一九四〇年代にとっくに片がついているはずだとして、その名が出たとたんに拒絶反応を起こすことを知っているからだ。だが、リードは心の中ではこの現象がゴールドシュミットの記述にぴったり合うと感じている。「癌は、できることをすべてやってみるという点で〈有望〉で、それが宿主を殺しうるという点で〈怪物〉です。そうした〈怪物〉の大部分はそれまでの細胞と比べて適応力がありませんが、出現頻度は高く、いったん適応力のある怪物が現れるとまたたくまに広がるようです。問題は、そうしたことが何度起こるのか私たちにわからないことです。真に癌をコントロールするには、この〈有望な怪物〉の出現プロセスをどうにかしてコントロールしなければなりません」

ボブ・テルは癌を発症しないバレット食道患者の典型で、ゲノム異常があってもそれ以上に悪くはならずに安定している。彼は地元のミシガン州で、シアトルのプロトコルに沿った定期的な生検チェックを受けている。ボブは、癌の恐怖を抱えながら不確実さと共に生きるほうが、食道切除術を受けたあとみじめな暮らしをするよりずっといいと思っている。彼は近ごろ、パティ・ブラウントから連絡を受けた。パティは彼に、「あなた今年で六七歳でしたよね。これからちょっとした知らせが届くと思いますが、それが食道癌のニュースでないことだけは保証します」と言った。ボブは、ブライアン・リードのためなら何でも協力すると答えたという。「なんといっても私の食道を救ってくれた恩人ですから」と語るボブの声には感謝の気持ちがあふれていた。

リードの研究は、バレット食道の患者に対して広範囲にわたる生検を定期的に実施し、彼が見出した警告マーカーが現れたらすぐ見つけることの重要性を明快に浮かび上がらせた。この方法は致死性の高い癌すべてに応用すべきだろう。だが、腫瘍学コミュニティを納得させるにはほど遠い状況だ。たとえば、イギリスの胃腸病学の現場を調査した最新報告によれば、専門医の九〇%が適切な生検をしないまま組織学的診断をしているという。さらに七四%は、バレット食道の高度異形成に対し、たとえ手術関連の死亡率が高くても、予防目的の積極的な外科手術を第一選択としているという。

癌の転移とは移住先で適応進化すること

患者にとっては、腫瘍があってもそれが一か所にとどまってさえいれば、そのまま生きていられる可能性は高い。原発腫瘍があなたを殺すことはまずない。問題は、たいていの腫瘍がいずれ他の臓器に拡大または転移することだ。これは癌が一発逆転を狙ってサイをふる終盤戦で、そこで癌が勝てば患者にとって命取りになる。腫瘍が同質な細胞だけでできていれば転移などしない。だがこれまでさんざん述べてきたように、腫瘍――とりわけサイズが大きくなった腫瘍――は異質な細胞の集合体だ。内部に多様なものを抱えた小さな生態系なのである。一つの腫瘍のかたまりでも、場所によって栄養や酸素の供給量や血管へのアクセスの良否は異なる。免疫系からの攻撃に脆弱かそうでないかも異なる。反応性酸素分子は常時、癌細胞を攻撃している。癌細胞クローンどうしもリソースの激しい取り合いをしている。腫瘍が悪性化すればするほどその中にある細胞の成長と分裂の速度は高まり、正常細胞と比べて二〇〇倍ものブドウ糖が必要になるからだ。癌の中で糖の分解が進むと酸が蓄積し、それが悪性度のステージ後半に現れる侵襲性と転移の強力な促進因子となる。酸素は腫瘍の中心部にいけばいくほど枯渇し、その結果生まれる低酸素状態もまた悪性化の促進剤となる。

癌研究者のアテナ・アクティピスによれば、代謝と増殖速度が上がった癌細胞は貪欲で、これは自然界でいえば大発生した生物種が草という草を食べ尽くしてしまうような状況に相当するという。癌の生態系理論からすると、癌細胞の貪欲さはアキレス腱となる。貪欲さに見合う食料が得られなければ弱まってしまうため、新たな緑地に移住しなければというプレッシャーを生む。とどまっていればいずれ飢え死にするだろう。だが、そそくさと出ていく転移性細胞はいわば腫瘍内での競争に負けた細胞であり、また新天地を開拓するにはそれ相応のリスクがある。結局、原発腫瘍から毎日出ていく何百万もの転移性細胞の大部分は、私たちにとってはありがたいことに移住に失敗するのだ。カルロ・マーレイはこう語る。「もしあなたが腫瘍内で不利な立場にある細胞で、子孫のために腫瘍を離れる選択をしたとすると、それは負けが決まっているギャンブルのようなものです。よその場所でクローンを樹立できる確率は一〇〇万分の一しかないからです」

癌細胞は原発腫瘍を離れる前に、上皮間葉転換というものを経験しなければならない。密集したシート状の構造に転換することで、細胞間の結合が腸壁や乳管内層と同じようにゆるくなり、移住が容易になるからだ。この転換を促進するのが低酸素状態と、細胞接着分子であるEカドヘリンの消失だ。腫瘍は一見、硬そうに思えるが、個々の癌細胞は意外にもやわらかく、もともと移住するよう運命づけられているようなところがある。粘着性の線維組織でできている細胞外基質にはどんな細胞でも入りこめるが、転移性細胞は細胞外基質に潜伏するのがとくにうまい。転移性細胞はアメーバのように形を変えることもできるので、細胞基質内をすり抜け血管壁の孔から出入りして、血流にのって別の毛細血管床にたどり着く。二次病変が肺にできることが多いのは、癌細胞が肺の微細な毛細血管にひっかかって身動きがとれなくなり、そこで細胞分裂して新しいコロニーを形成してしまうからだ。

では、なぜ癌は転移すると患者にとって命取りになるのだろうか。その答えを真に知る者はいないが、理屈でなら説明できる。マーレイの説明によれば、癌細胞は他の臓器に広がると、それまでとは違う環境に出合い、それまでとは違う選択圧を受ける。ほどなく、それぞれの転移性細胞はほかの転移性細胞や親細胞とは別の性質をもつ細胞に「進化」する。原発腫瘍の性質をもとに選定された薬は何であれ、進化した転移性細胞には効かなくなる。おまけに、転移性細胞は新しい組織に入植したとき手近なところに適切な成長因子や生命維持因子を見つけられなければ、そこで休眠状態に入ってしまう。たいていの抗癌剤は増殖中の細胞を標的にしているため、休眠中の転移性細胞を殺すことはできない。

癌の臨床医はしばしば、患者が衰弱する点に注目する。これはカヘキシー（悪液質）と呼ばれる状態で、癌による死亡の二〇％に直接関係している。疲労と体組織（とくに筋肉）の衰弱を引き起こすカヘキシーは、何らかの要因が引き金になっていると思われるが、それが何であるか——癌そのもののせいか、転移部位における新たな劇症免疫反応のせいで傷つく組織のせいか——はまだ特定されていない。身体が衰弱しているとき感染症になると、免疫系が崩壊していわゆるサイトカインの嵐（炎症性化学物質によるシグナリング分子の増産が止まらなくなる現象）が起こり、生命維持に必要な臓器に不可逆的な損傷を与えることがある。

癌研究の慈善団体コミュニティは「力を合わせて癌に打ち勝とう」という希望に満ちた標語を掲げるが、直近の予測はそれほど甘くはない。もちろん明るいニュースもある。白血病の生存率が大きく上がったことや、欧米諸国で癌による死亡者数が年々減少していることなどがそうだ。しかし、過去一〇年に発生数が増えた癌は多く、発生数が減った癌のほうが少ない。食生活、喫煙、運動、体重など健康に対する意識改革が進めば全体としての癌発生数はおよそ三分の一にまで減るはずだという予測はそれなりに説得力はあるものの、一方で、世界全体での癌治療コストは二〇三〇年に現在のおよそ二倍になるだろうという予測もある。早期スクリーニング、ＨＰＶに代表されるウイルス感染症由来の癌予防ワクチン、外科手術や放射線治療、抗癌剤治療は、どれも着実に向上している。しかし現実的には、癌は患者の体内で長くとどまるほど構造を複雑にし、クローンの種類や遺伝子変異を増やし、標的化学療法の失敗率を高める。さらに癌が移転したときには、臨床医にできることはほぼ何もない。

癌と共存するという考え方

現在の抗癌剤治療には重大な欠点がある。治療そのものが選択圧となって既存の遺伝子に変異を促し、抗癌剤への耐性をつけさせてしまうことだ。ところが、ほとんどの臨床医は抗癌剤の耐性のことに気づいていない。みな耐性菌の問題についてはよく知っていて、このままでは効き目のある抗生物質がこの世から消えてしまうと心配するのに、抗癌剤の耐性のことは気にも留めないのだ。「進化の視点で考える姿勢が身についていないんです。結局、耐性菌の問題は、進化の視点で考えることの大切さを周知させるには至らなかったということですね」とグリーヴスはため息をつく。「もちろん状況は少しずつ変わってきていますが、腫瘍学者たちはこれまで、抗癌剤の耐性を抗生物質の耐性と同じように考えてこなかったんです。あまりにも稚拙な話です」。抗癌剤治療はいまだ石器時代の状態にあるということだ。「現在の治療法はおそろしく原始的です。細胞傷害性薬物の大半は、急速に分裂している細胞に打撃を与えるようにできています。たいていの癌細胞は分裂中ですから短期的には効くでしょう。でも、細菌がストレスを受けると休眠するように、癌細胞も活動を停止することがあります。休眠中の癌細胞は分裂しませんから、抗癌剤に反応しません」。抗癌剤治療には遺伝子毒性、つまり癌細胞ゲノムの安定性を乱して変異が起こるのを促進する作用もある。そしてそもそも、遺伝子の不安定性が癌を悪性化させる。

これまで見てきたように、成熟した癌はどれも詳細に調べるとクローンの多様性が高度であることがわかっている。「そうしたサブクローンの多様性を明らかにするにはお金と時間がかかります。現行テクノロジーの限界というものもあります」とグリーヴスとマーレイは説明する。「これが癌を完治するための大きな壁となっています」。癌はそれぞれが唯一無二の存在だ。含まれる遺伝子や、前もって獲得していた耐性や、転移のしやすさといったものがそれぞれ違う。大部分の症例において抗癌剤治療がしているのは、癌を悪性化させないことではなく、むしろ癌が悪性化する方向に選択圧をかけることだ。また、リードやマーレイ、グレアム、グリーヴスをはじめとするパイオニア的存在の科学者たちが、臨床現場で悪性化する癌と良性のままの癌を区別できるよう研究を重ねてはいるが、病変が悪性化するのをどう阻止するかという問題は解決できていない。こうしたことから、癌の進化を研究する人たちは別のアプローチに引きつけられることになる。癌を撲滅する方法がないのなら、癌と共に生きる方法を探せばいいのでは？彼らは現在、癌を根絶するのではなく安定させることを目的とした投薬計画の検証をしている。

　フロリダ州にあるモフィット癌センターでは、ボブ・ゲイトンビー、アリオスト・シルヴァ、ボブ・ジリーズが、抗癌剤治療がなぜ癌の根絶に失敗するのかを把握しようと癌を数理モデル化する取り組みを続けている。固形腫瘍は中心部に向かうほど、酸素の供給不足により低酸素状態になる。癌細胞が嫌気呼吸に切り替えると、中心部はますます酸性に傾く。つまり中心部の癌細胞個体群は、抗癌剤治療には耐性があるものの、この過酷な環境の中で生き延びるために余分な代謝コストを負担しなければならないので、代謝をさらに阻害されることに弱い。臨床医たちは過去数十年にわたり、低酸素環境にある細胞のこうした弱点に狙いを定め、2－デオキシ－D－グルコースという解糖系阻害剤を使ってきた（解糖系とはブドウ糖を代謝するときの生化学反応経路で、その経路を断とうという狙いである）。だが、医者たちは2－デオキシ－D－グルコースを抗癌剤治療と同時に使ってきた。これでは狙った効果は得られない。抗癌剤治療は栄養豊富な環境にいる高速分裂中の細胞を選択的に殺す。そうした細胞は腫瘍の周縁部にいるので、それがいなくなればブドウ糖と酸素が中心部に届きやすくなり、2－デオキシ－D－グルコースによる兵糧攻めの効果が相殺されてしまう。ゲイトンビーの研究グループは、まず2－デオキシ－D－グルコースを投与して、そのあと抗癌剤治療をする作戦を数学モデルでシミュレートしてみた。すると、抗癌剤に耐性のある中心部の細胞が餓死した。つぎに、腫瘍の周縁部を抗癌剤で突き崩す。シミュレーションによれば、この治療サイクルをくり返せば、いずれ腫瘍の中心部に抗癌剤耐性のある細胞集団がいなくなる。そこまでくれば実質的な治癒への可能性が開かれる。

癌を粉砕しようとするのではなく残したままにする策として、ゲイトンビーらは適応療法という考え方にたどり着いた。この方法では、抗癌剤は毎日同じ量を投与するのではなく、周期的に集中投与する。彼らは腫瘍を導入したマウスで予備実験を実施した。マウスを二つのグループに分け、一方にはカルボプラチンを一八〇㎎／kgの割合で定量投与した。もう一方のグループには、カルボプラチンを三二〇㎎／kgの割合で初回投与したあと断続的に適応療法を続けた。標準治療を受けたマウスは当初はよく反応したが、結局は腫瘍が再発して死亡した。適応療法を受けたマウスは集中投与される薬の量が徐々に減らされ、実験終了時にはたった一〇㎎／kgのカルボプラチンで制御するだけで、安定した小さな腫瘍を抱えたまま生き続けることができていた。

モフィット癌センターのジリーズは別のアプローチを試してみた。着想となったのは、腫瘍中心部の低酸素で酸性の状態が、癌細胞に転移および他の組織への侵入の能力を授けるような選択圧を与えるという情報だった。ジリーズは、腫瘍内部のペーハーを上げてアルカリ性に傾けることができたら転移を防げるのではないかと考えた。彼は、転移性の乳癌と前立腺癌を有するマウスに、重曹《じゅうそう》を定量希釈したものを飲料水に混ぜて与えた。重曹は原発腫瘍のサイズを縮小させるほどの効果はなかったが、肺や腸、横隔膜への転移回数とその大きさを大幅に減らすことができた。

よく知られていることだが、腫瘍をとりかこむ組織に炎症があると腫瘍の遺伝子が不安定になり、遺伝子不安定性と転移に関連する変異を生じやすくなるという。ブライアン・リードは抗炎症剤としてのアスピリンの働きを長年調べてきて、この薬が食道癌のリスクを低減させることを明らかにした。各種の癌に対して同様の効果を示した研究はほかにもいろいろある。だがアスピリンは一歩先んじている、とリードは説明する。「癌とゲノム不安定性についてキーワード検索すれば、数千ものサイトがヒットするでしょう。アスピリンと癌について検索しても数千のヒットがありますが、アスピリンとゲノム不安定性で検索すると、手の指と足の指で数えられるほどに激減します。これまでだれも、この二つのキーワードの関連性を語らなかったのです。しかし、アスピリンはどういうわけかゲノム不安定性を減らす働きがあります。癌の中に新しい血管をつくらせない働きや、アポトーシスを促す働き、炎症を抑える働きもあります。まるで万能薬の宣伝文のようですが」

アスピリンの作用機序はまだ解明されていない。だが、ここに一つの皮肉が存在する。製薬業界は毎年、抗癌剤治療と癌免疫学に巨万の投資をし、そこから利益を得ているという皮肉だ。過去数十年にわたる癌の進化についての研究から言える、いまのところ最も有望なアドバイスは、癌を根絶しようとするのではなく、抗癌剤治療を控えめにして患者が癌と共に生きられるようにすることだろう。そして、考えられうるありとあらゆる化学物質の中で最も効果の見込みのある二つの物質が、驚くほど安く買えることは覚えておいて損はない。その二つとは、アスピリンと重曹だ。

一方、「有望な怪物」理論による研究には加速度がついてきて、癌細胞クローンが悪性腫瘍になったり転移したりするまでの悪魔の道のりについて、多くの知見が得られるようになってきた。現在では、多くの研究が癌の進化という概念を取り入れており、そのメカニズムを別の種類の癌にも広げて普遍化することが可能になっている。癌は、クローンどうしが酸素と栄養を求めて生存競争したり、宿主の免疫系に包囲されたり、抗癌剤治療によって攻撃されたりするという独特な世界に生きている。そんな世界では、とてつもなく大きな選択圧がそれぞれの癌細胞クローンにかけられ、それに対抗しようと死に物狂いで急速に遺伝子を多様化させているうちに、異様な癌ゲノムが出現する。私たちにとっては不運なことに、癌はゴールドシュミットいわくの有望な怪物が支配する一つの生物学的なニッチであり、本質的に悪性の転移性腫瘍を生み出す能力を有している。そうしてできた悪性腫瘍は、それを根絶しようとする私たちの方策など相手にもしない。

第6章　心臓病

心臓病と動脈疾患について言えば、私たちは予防主導の世界に生きている。これをしろ、あれをするな、という助言には事欠かない。タバコを吸うな、飽和脂肪を減らせ、体重に目を光らせろ、飲酒量を減らせ、魚と野菜と果物を食べろ、もっと運動しろ……助言はエンドレスに続く。だが心臓病は、欧米諸国でいまだ死因の上位にある。アメリカでは、毎年一〇〇万人が心臓発作を起こして六〇万人が死亡する。心臓病に対するアメリカの医療費コストは年間一〇〇〇億ドルだ。イギリスでも統計的な状況は似たようなものだ。心臓発作の発生率こそ過去二〇年で半分に減ったものの、いまなお六分に一人が心臓発作で死んでいる。そのうち四万六〇〇〇人は「人生七〇年」に達する前に亡くなっている。心臓病が少ないと言われていた日本でも、高齢化とファストフードの増加が心臓発作の発生率を押し上げた。私たちはみな、青年期を過ぎたあとは動脈壁に何らかのアテローム性動脈硬化症の兆候を抱えながら生きることになる。そう、湯垢のついた配管をだましだまし使いながら暮らすのだ。

私たちの冠動脈は病気にことのほか弱い。冠動脈は直径わずか二～四ミリという口径の小さい血管で、アテローム性プラークによって簡単に詰まりを起こす。そんな血管が人体で最も重要な仕事を担っている。酸素を含んだ血液と栄養を全身に供給する臓器に、その同じものを供給するという大仕事をしている冠動脈は、心臓が心臓を養うためのルートだ。脊椎動物の祖先である魚類が数億年前に誕生して、最初の洗練された心臓が出現して以来、進化は心臓の筋肉にどのようにして血液を送るかという問題と格闘してきた。この解剖学上の格闘は、哲学者のバートランド・ラッセルが最初に思いついたという「理髪師のひげを剃るのはだれか」のパラドックスにたとえられる。理髪師は村に住む自分以外のすべての男のひげを剃るが、では、その理髪師のひげはだれが剃るのか？　心臓は血液をすべての器官と臓器に与えるが、心臓自身はその仕事を遂行するのに必要な血液をどのようにして与えられるのか？　詳しくはあとで説明するが、進化は、魚類、両生類、爬虫類においては、その問題をいくつかの方法で解決してきた。だが、ヒトに対してはうかつにも、心臓発作と早すぎる死のリスクを押しつけた。ヒトの心臓への血液供給のデザインは、進化の妥協の典型例だ。一方で、進化は私たちに希望に満ちた医療技術への扉を開かせた。配管の問題によって生じる心臓の損傷を修復するための技術である。

ピーター・ベリーは七〇代後半で、これまで二五年間、心臓病と共に生きてきた。彼は五三歳だった一九八六年に妻と休暇で海辺に旅行に出かけた日のことを忘れない。到着して二時間後に激しい心臓発作に襲われた。それまで心臓に問題があるような兆候はなかった。「腰を下ろしてリラックスしていたら、いきなり胸に激痛が走りました……何の前触れもなく」。彼は当時、電力会社で電気工事士をしており、体調はよかったがタバコを吸っていた。病院に駆けこむと、医者は「タバコをやめないと、いずれそれで死にますよ」と言った。病院側はピーターを数日間入院させ、心電図をとり、安定させ、薬を飲ませた。

ロンドン北部の自宅に戻ると、ピーターは紹介された近くの病院に行った。そこの医者から「治療を続けましょう。別の薬も追加しておきます。心臓発作を起こしたんですから、これからは注意しないといけません」と言われた。ピーターは六週間の自宅静養を経て、まずは短時間勤務で、最終的にはフルタイムで仕事に復帰した。彼はまじめに病院に通い、定期的に心音検査と心電図検査を受けた。ときおり、とくに重労働をすると、軽い狭心症発作が出た。彼自身は気づかなかったが、動脈を少しずつ詰まらせるアテローム性動脈硬化が静かに急速に進んでいた。病院がようやっと血管造影検査（心臓のレントゲン写真撮影）をすると、冠動脈の一つが詰まっているのが見つかった。最初の心臓発作から九年経って、ピーターはステント挿入の処置を受けた。ステントとは、金属メッシュでできた短い筒で、冠動脈の閉塞部位に挿入して押し広げ、血管を開いたままにする装置である。だがピーターの場合、左側の心筋は長年の酸素欠乏によりすでに壊死しており、救えなかった。病院は代替措置として、アテローム性動脈硬化の高度な兆候を示している別の場所にもステントを入れた。ピーターはそのとき六二歳になっていた。会社は従業員が自発的に退職するのを歓迎していたため、ピーターは辞職した。妻には、「これからは二人で過ごせる時間が増えるし、何でも好きなことができるよ」と言った。

心臓専門顧問医のアンドルー・ラッグは、ピーター・ベリーのような患者をさんざん見てきている。ロンドンのバーツ癌センターで、彼の日課の大半は、心臓とそこに血液を供給する血管の造影図撮影に費やされる。冠動脈にできている血栓の位置を正確に見つけるためだ。血栓の位置がわかったら、血管形成術という技法が使える。冠動脈にステントを挿入して詰まった血管を開くという技法だ。彼が診る心臓発作の最悪のタイプはＳＴＥＭＩと呼ばれている。冠動脈の枝の一つが完全に閉塞しているタイプだ。心臓とは、本質的には電気的な臓器だ。個々の心筋細胞すべての拍動は、マスター・ペースメーカーによって同期化されている。血液を全身に送り出せるほど強力な収縮は、心筋細胞が一斉に作動するからこそ得られる。ニューヨークの住民全員が身につけている腕時計が、グランドセントラル駅の時計と同期してチックタックと針を刻んでいると想像してみるといい。心電図に現れるそれぞれの鼓動は複雑な波形をしている。

その波形は五つに分けられ、各部分にはアルファベットのP、Q、R、S、Tという識別記号がついている。ST部分は、放電された心室の筋細胞がつぎの収縮に備えて再分極しているときのものだ。冠動脈が完全に閉塞すると、その直後から、血液を得られなくなった心筋細胞がばたばたと死んでいく。この大量の細胞死は心電図のST部分に特徴的な上昇として表示される。STEMIは、ST部分が上昇する心筋梗塞（ST segment elevation myocardial infarction）の頭文字をつなぎ合わせたものだ。

心臓発作を起こした人は救急車で病院に運ばれると、まず酸素とアスピリンを、つぎに血栓溶解剤とモルヒネを投与される。到着と同時に計測される心電図にSTEMIの特徴が現れていれば一刻の猶予もない。冠動脈の詰まった場所をすばやく見つけ、なるべく早く心臓への血液供給を再開させなければならない。これを再灌流《さいかんりゅう》という。このとき救える心筋細胞が多いほど、患者の心臓が再稼働してくれるチャンスが高まる。

X線で不透明に映る染料（造影剤）を動脈に注入して写真を撮る血管造影検査で、正確な閉塞位置が特定されたら、通常はそこに細いワイヤを通す。このワイヤは、血管に貼りつかないよう親水性のコーティングがされている。ワイヤの操縦はテクノロジーの助けを借りて比較的簡単にできる。つぎにワイヤから装置を入れて血栓を吸い出す。引き続き、膨張可能なバルーンを入れて、アテローム性プラークができている動脈を広げる。広げた血管内に金属メッシュのステントを設置する。永遠に動脈を内部から支えるステントは、小さいが頑丈な器具だ。設置するのにかなり強引に押しこんでも、ステントの形が崩れることはまずない。

ステントが正しく入ったら、新たな血栓ができないよう抗凝血剤で予防する。長期的にはコレステロールと血圧を下げる薬剤でコントロールして、合併症の発症を阻止する。とはいえ、心臓発作による全死亡者の三〇％は救急車が到着する前に自宅で死んでいる。さらに五％は、救急車が間に合っても病院到着後にまもなく死亡する。

心臓と冠動脈は、心筋がまさに血流を必要としているときそれを抑制するという、悪意があるとしか思えないようなデザインをしている。心筋全体に広がる冠動脈の枝は、血液を大動脈に送ろうと心室が収縮する収縮期には押しつぶされていて血液が入らない。つまり、冠動脈は心臓が弛緩している拡張期にしか血液を受け入れられない。激しい運動中に心臓拡張期が短くなると、心筋にとって最も酸素量が必要なときに酸素を運ぶ血液を受けとる時間も短くなる。アテローム性動脈硬化症のような冠動脈の血流を減らす素因を抱えていると、運動時に狭心症を起こしやすいのはそのためだ。

さらに重要なのは、たいていの臓器のたいていの血管網と異なり、冠動脈とその枝は「終点」だということだ。田舎の道路の行き止まりと同じで、そこから先に出口はない。冠動脈の枝の一つに閉塞があると、血液がそこを迂回して先に行ける可能性はゼロだ。閉塞した冠動脈の枝が血液を送りこんでいた組織はすべて酸素欠乏に陥る。多くの患者にとって問題なのは、すべての心臓発作が劇症を示すＳＴＥＭＩとはかぎらないことだ。ＳＴＥＭＩでない発作でも、冠動脈の小さな枝やメインの冠動脈の一部をふさぐことはある。すると慢性的な酸素欠乏が生じ、ゆっくりと心筋がやられていく。患者も医者も気づかないまま何年か経ち、気づいたときには遅すぎて、心筋の重要部分が死んでいくのを防げないこともある。

ダンカン・チゾームは、まさにこの状態だった。彼は五九歳だった一九八三年に、軽度の心臓発作らしきものを起こしたが、何も治療は受けなかった。だが、これをきっかけにタバコをすっぱりやめた。二〇〇〇年、彼は部分的にひざ関節置換術を受ける必要性が生じ、所定の術前検査を受けているとき、麻酔医が心電図に気になるものを見つけた。右の冠動脈に閉塞がある可能性が示されていたのだが、麻酔医はダンカンの健康状態は良好で手術を受けるには問題ないと判断した。手術は予定どおりおこなわれた。しかし、ダンカンは手術のあと狭心症を起こすようになったため、かかりつけの総合診療医は追加の検査を手配した。血管造影図は、右の冠動脈の閉塞に加え、左にも病気の兆候を映し出していた。担当の専門医が二〇〇三年にトリプル冠動脈バイパス手術をした。この手術は成功とみなされたが、四〜五か月すると呼吸亢進の症状が現れ、さらなる検査によりダンカンの心筋は六〇%が死滅していることが示された。明らかな心臓発作は一度もなかったにもかかわらず、彼の心臓は徐々に、静かに飢餓状態になっていたのである。

ピーター・ベリーの心臓病も同様の痛々しい経過をたどり、同じくさんざんなものになった。「胸に激痛が走って目を覚ましました。妻が熟睡している横で、私は汗びっしょりです。階段を下りて自分でお茶を淹れました。でも、気分がよくなるどころではありません。私は二階に戻ってベッドの脇にすわり、妻を起こして〈救急車を呼んでくれないか。少し痛むし、気分がよくないんだ〉と言いました」。手術を受けた病院に戻ると、本来なら心臓移植が必要な状態だが移植手術を生き延びる可能性が低いので勧められない、と言われた。ピーターの心臓はあまりに弱っていて回復させる手立てはなく、薬を飲みながら残りの人生をまっとうするしかないという。「どんどん息を切らすようになり、道を五〇メートル歩くことさえできなくなりました。でも、それより心配なのは妻でした」。ピーターの妻は認知症を発症していた。ピーターは自分が心臓病だろうとなかろうと、妻を自宅でできるかぎり長く介護するのが使命だと思っていた。「私は何が何でも妻の面倒をみる、と決めました。そして実際、それから七年間やってきました」。彼は二〇%しか機能していない心臓で、妻に必要なことをすべて自分でやった。「こちらから頼めば支援を受けることはできたでしょう。でも、そうしたくなかったのです。結婚式で、死がふたりを分かつまでいっしょにいると誓いました。私はその誓いを守りたかった、ただそれだけです」

動脈硬化と免疫系の関係

医者たちは長年、冠動脈性疾患のリスク因子として、喫煙、カウチポテト型ライフスタイル、塩分と飽和脂肪の多い不健康な食事を挙げてきた。しかし、食事の改善により心臓発作のリスクが下がるかどうかを調べた最新の大規模メタ分析によると、それには何の効果もないことが判明した。心臓病と冠動脈疾患の増加の背景はこれまで言われてきたリスク因子だけでは説明できないこと、また、個人の努力だけでは動脈の配管詰まりを防げないことが明らかになりつつある。こうした認識を受け、心臓病の原因についての従来の常識はいま、抜本的に見直されようとしている。手がかりはこれまでも各方面から多々上がっていたが、重要な要素が一つ見過ごされていた。それは免疫系の働きだ。

たとえばスウェーデンのカロリンスカ研究所に所属するスタファン・アーンヴェは、二〇一一年に、かなりの年数を費やした長期研究の結果を発表した。彼は一九五五年から一九七〇年に生まれたスウェーデンの住民全員のデータを集め、二〇歳になる前に扁桃を摘出したグループ、虫垂を摘出したグループ、どちらの摘出もしていないグループ（対照群）の、それぞれの健康状態の推移を四半世紀以上追いかけた。データセットは膨大だったが、彼はさらに、扁桃と虫垂の両方を摘出したグループをも抽出した。そして、小児期に扁桃を摘出すると人生中盤に急性心筋梗塞（心臓発作）を起こすリスクが四四％高くなること、虫垂を摘出すると人生後半に心臓発作を起こすリスクが三三％高くなることを明らかにした。扁桃と虫垂の両方を摘出したグループでは、リスクがさらに高くなっていた。

扁桃と虫垂は、小児期の免疫系の要衝部を形成するリンパ器官だ。その重要性は二〇歳を過ぎると弱まるものの、アーンヴェの調査から必然的に引き出された結論は（もちろんさらなる研究が必要だが）、扁桃と虫垂を取ってしまうと成人期の免疫系の正しい発達が損なわれ、免疫不全が原因とされる病気を発症しやすくなるということだ。アーンヴェによれば、いくつかの研究が虫垂切除・扁桃摘出とホジキンリンパ腫発症との関連性を示唆しており、両手術が関節リウマチやクローン病の発症リスク因子となっている可能性があるという。関節リウマチとクローン病は深刻な自己免疫疾患だ。

アーンヴェの研究は、考えられる交絡変数を考慮していないと批判されているものの、小児期の摘出手術が心臓発作のリスクを高める可能性を示したことにより、免疫系異常が関与する一連の病態リストにアテローム性動脈硬化症が加わることになった。つまり、アテローム性動脈硬化症が、本書の第1章で論じた各種の自己免疫疾患とよく似た炎症性疾患であることが示唆されたのだ。こうした自己免疫疾患のいくつか、とりわけ関節リウマチと1型糖尿病がアテローム性動脈硬化症のリスクを上げるという事実はすでにあり、その点でも免疫系と心臓病の関連性が強く疑われる。興味深いことに、別のリンパ器官である脾臓の摘出もアテローム性動脈硬化症を加速させる。だが、なぜそうなるのかについては科学的に解明されていない。リンパ器官を除去すると、アテローム性動脈硬化症そのものに対する防御力を下げるのかもしれない。リンパ器官の除去が病原体に対する防御力を弱め、それにより体内に定着した病原体が動脈で一連の炎症反応を生じさせているのかもしれない。リンパ器官の除去が自己免疫疾患の発症を誘引し、その付帯リスクとしてアテローム性動脈硬化症が生じるのかもしれない。あるいは、そうしたリンパ器官を摘出しなければならなかった原因そのものが、患者の免疫系の異常だった可能性もある。なお、扁桃摘出、虫垂切除、アテローム性動脈硬化症の関連性は二〇歳になる前に手術を受けた人だけに見られ、その後に手術を受けても影響が出ない。このことから、喫煙やライフスタイル、食事などの交絡因子の関与は弱く、除外して差し支えないと考えられる。

レスター大学の心臓血管科学部門に属するマチェイ・トマシェフスキーとその同僚らは近ごろ、三〇〇〇人を超える男性を対象にした研究から、冠動脈疾患の素因として父と息子に強い遺伝的関連性が示されたと発表した。レスター大学の研究者らはY染色体に狙いを定めて調べ、イギリス人男性の九〇％が、「ハプログループI」「ハプログループR1b1b2」という二つの主要バリアントのうち一つを保有していることを見出した。ハプログループIを保有する男性が冠動脈疾患を発症するリスクはそうでない男性より五〇％高かった。このリスクは、他の主要な冠動脈疾患リスク因子——高血圧、LDLコレステロール高値、喫煙——とはまったく無関係だ。研究者らは、ハプログループIが免疫系に直接影響をおよぼしていると考えている。ハプログループI保有者においては、動脈内壁を横切る白血球の通り道に関係するいくつかの遺伝子の活性度が高かった。炎症促進型サイトカインの生産に関係するいくつかの遺伝子の活性度も高かった。一方、免疫反応を抑える遺伝子の活性度は低かった。免疫系が免疫反応を制御できなくなると、さまざまな自己免疫疾患が現れる。レスター大学の研究者らはこの関連性をつぎのように説明する。「研究結果から、ハプログループIの保有者は獲得免疫の恒常性メカニズムが慢性的に混乱していることが示された。おそらく心臓血管系に作用する炎症を増大させているのだろう。同様のメカニズムは別の複雑な疾患でも報告されている。たとえば炎症性腸疾患では、免疫状態の不完全さが全身性炎症を増大させることがある」

医学の研究者たちはいま、緩慢で無症候性の動脈壁障害がどう進行しているのかについて、多くの知見を得ている。私たちの大部分は、小児期の後半以降、動脈内層のすぐ下に脂肪線条ができる。脂肪線条を形成しているのは、主としてマクロファージという脂肪を含んだ免疫細胞だ。脂肪線条は多くの人では時間とともに消えるが、一部の人の動脈では育ち続けて本格的なアテローム性プラークになる。いったんアテローム性プラークができはじめると、ゆっくり、ときに数十年がかりで大きくなり、やがて心臓発作を突発させる激変事象が起こる。スウェーデンのカロリンスカ研究所に所属するゴラン・ハンソンは、アテローム性動脈硬化症がどのように進行するのかを詳細に説明する。彼はまず、この病気への認識を改める必要があると強調する。数年前までは、アテローム性動脈硬化症は単に動脈壁にコレステロールが受動的に蓄積してできるものだと広く認識されていた。そのため、血圧と血中コレステロールをコントロールしさえすれば冠動脈疾患は過去のものになるだろうと思われていた。だが、その認識はおそらく正しくない。冠動脈疾患は明らかに、もっと複雑な慢性炎症性のプロセスをたどっている。

通常、動脈の内表面にある内皮はすべりやすい。テフロン加工のように何も付着しないようになっているのだ。しかし、いくつかの要素がこの状態を反転させることがあり、そうなると動脈内皮は細胞接着分子を分泌する。すなわち、内皮は粘《ねば》つく。ここに心臓の主要リスク因子の一つ、喫煙が登場する。タバコの煙に含まれるニコチンと一酸化炭素は内皮を傷つける。喫煙はさらに、循環血液中の高密度リポ蛋白質（ＨＤＬ）の濃度を下げる。簡単に言うと、高密度リポ蛋白質（ＨＤＬ）は善玉コレステロールで、低密度リポ蛋白質（ＬＤＬ）が悪玉コレステロールだ。通常、善玉コレステロールは悪玉コレステロールを吸収して肝臓に運ぶ。悪玉コレステロールは肝臓で分解される。喫煙は、血液中の善玉コレステロールと悪玉コレステロールの比率を悪玉優位に傾け、悪玉コレステロールのアテローム生成能力を化学的に高める。傷ついた動脈壁の内表面には、血流にのって循環しているＬＤＬが付着して入りこむ。喫煙は、高血圧も悪化させる。その高血圧もまた動脈内壁を傷つけるとされている。血液の流れ方は、動脈系全体でさまざまなパターンがある。動脈樹の枝の近くと動脈が湾曲しているところの内壁では、血流が安定性を失って乱れる。これが動脈壁への剪断《せんだん》応力を生み、内皮細胞の遺伝子に接着分子とサイトカインを生成させるスイッチが入り、炎症が促進される。さあこれで、アテローム性プラークが育つ舞台が整った。

内皮が粘着性になった場所に最初にやってきて固着する血液細胞は血小板だ。血小板は糖蛋白質をつくって他の血小板が自分に付着するよう促し、血栓を形成する。興味深いことに、血小板は哺乳類にしか見られない血液成分だ。さらに言えば、血液が心臓を出て全身を巡ったあとまた心臓に戻る「高圧の体循環システム」を有しているのは哺乳類と鳥類だけだ。マーク・カーンが率いるペンシルヴェニア大学の研究者らの考えによれば、高圧で血液を送る動脈では内壁にできた傷をすぐにふさぐ必要があり、そのために哺乳類が進化させた超効率的な凝血メカニズムが血小板だという。欠点は、動脈壁のすべりが悪くなったところに血小板があまりに簡単に集まってしまうことで、心臓血管疾患は革新的な進化にともなう代償だともいえる。

内皮細胞から分泌される接着分子は、遊走している白血球をも付着させてしまう。白血球が一か所にとどまると、ケモカインという化学メッセンジャーが白血球を動脈壁の中に移動させる。白血球は動脈内膜で静止する。すると、マクロファージコロニー刺激因子というサイトカインがその白血球をマクロファージに変える。このマクロファージは、細菌性内毒素や死滅した細胞のかけらなどあらゆるゴミを飲みこんで破壊する「ゴミあさり」細胞だ。白血球がマクロファージに転換するという事象は冠動脈疾患の根底にある重要なステップで、レスター大学の研究者らは、まさしくこの転換がY染色体のハプログループIに属する男性に多く起こっていることを突き止めた。このマクロファージは、やはり内皮細胞を通過してその下のスペースに流れこんでいた酸化型ＬＤＬをも飲みこむ。「満腹」になったマクロファージは炎症性サイトカインのプロテアーゼとフリーラジカルによるさらなるカスケードを経て、飛沫細胞へと変容する。飛沫細胞は本格的なアテローム性プラークの建材だ。動脈壁に生じた免疫機能の変化は病的状態をつくり出す。ヘルパーT細胞として知られている巡回リンパ球は、転換しつつあるマクロファージを表面抗原によって見分け、駆けつける（ヘルパーT細胞という名はそれが胸腺に由来し、また他の免疫系因子の働きを助けることからきている）。白血球から転換したマクロファージはまるでそこが感染現場であるかのようにふるまい、さらに多様なサイトカインを放出する。そうしたサイトカインはどれも炎症性の免疫反応を誘発する。

アテローム性動脈硬化症はここから急性期に入る。アテローム性プラークは動脈の内腔に向けて隆起する。その内側にはT細胞、肥満細胞、飛沫細胞、死滅した細胞、死滅中の細胞、コレステロール結晶が乱雑に存在していて、炎症促進型サイトカイン分子に沸き返る壊死性コアを形成している。ある程度までいくと、これがすべて線維皮膜によって一つにまとめられる。最終段階のここからは、二つに一つの道を行く。プラークが育ち続けると、隆起はどんどん高くなる。冠動脈の一つでこれが生じると、心臓への血流が妨げられ、心筋細胞は酸素欠乏に陥る。この先に待っているのが狭心症だ。ときおり、線維皮膜が破裂してプラークの中身が動脈の内腔に漏れ出ることがある。するとその場所はさらに血小板を引きつけて事態を悪化させる。血液凝固とその結果生じる血栓が動脈内腔を完全にふさぐか、あるいは浮遊する塞栓となって動脈内を移動し、停泊した先で血流を遮る。これが心臓発作だ。

動脈硬化と炎症の関係

あなたは病院の救急治療室で横たわっているとしよう。不安と痛みに耐え、モルヒネで頭がふらふらし、心電図の端末を胸に取りつけられた状態で、あなたは心臓の設計不備を問い詰めたくなることだろう。全身に酸素と栄養を供給する唯一の臓器の、身体で一番重要な筋肉が、なぜ自身の血液供給を二本の細い管に依存しているのか。冠動脈とその枝はどう考えても、命取りの閉塞をすぐさま起こしそうに見える。進化はなぜ、こんなに簡単に壊れる配管をデザインしたのだろう?

この問いへの短い答えは、悪いのはデザインではなくあなた、だ。心臓病と免疫系の関与を示す研究が増えているにもかかわらず、心臓病の犯人はあなた自身であって配管の設計ミスではないとする進化的な説明は依然として人気がある。この説によれば、冠動脈の血液供給は文句なく効率的で信頼性のある方法だったが、一〇〇年前ごろからおかしくなった。現代的な欧米式ライフスタイルが広がり、そこに喫煙、飽和脂肪に富んだ食事、運動不足、仕事のストレスという致命的な組み合わせが生まれたからだという。この考え方はミスマッチ説と呼ばれている。ミスマッチ説によれば、現代の食事とライフスタイルは、ヒトという種が適応していた旧石器時代の狩猟採集型ライフスタイルとまったく合わなくなっており、つまりは心臓病は現代になって私たち自身がもたらした病気だという。しかし現在、ミスマッチ説は形勢が不利になっている。きっかけの一つは、古病理学の学際的分野の中で発生した、ヒトの食事と心臓病の関係を示す古文書記録をどう解釈すべきかという議論だ。

四〇年前、当時マンチェスター博物館でエジプト学の学芸員をしていたロザリー・デイヴィッドは、放射線やコンピュータ断層画像その他の非侵襲的な医療用画像技術の専門家を集め、のちに「マンチェスター・ミイラ・プロジェクト」と呼ばれることになるグループを結成した。彼らは世界各地に収蔵されているエジプト・ミイラから、組織サンプルを少しずつ集めていった。彼らは以前からミイラの解剖学研究に取り組んでおり、古代エジプト人に心臓病と動脈疾患が蔓延していたことを記録し、さらに大量の古文書から集めた資料をもとに、古代エジプト人の心臓病とライフスタイルには関連性があると考えていた。そう考えたのは彼らが最初ではない。エジプト・ミイラの大動脈に石灰化（アテローム性プラーク）を最初に見つけたのは一八五二年、ヨハン・チェルナックだった。二〇世紀初頭には、イギリス系ドイツ人の古病理学のパイオニアであるマルク・アルマンド・ラッファーがカイロ医科大学で細菌学教授を務めながら、紀元前一五八〇年から紀元後五二七年までの年代決定済みの数百のミイラに動脈病変があるのを確認した。ラッファーが作成した解剖切片の一つには、鎖骨下動脈を完全にふさぐほど巨大なアテローム性病変が示されていた。メネフタ、ラムセス二世、三世、五世、セトス王一世といった王たちの動脈にアテロームがあったことも、古病理学のパイオニアたちによって確認されている。

二〇一〇年、デイヴィッドは『ランセット』誌に報告した。彼女の研究グループは、分析が可能な心臓と動脈の名残を有したエジプト・ミイラ一六体を選び出した。一六体のうち九体に、かなりの石灰化が認められたという。一方、カリフォルニア大学アーヴァイン校のグレゴリー・トマスとカイロのアルアザール大学で心臓学教授をしているアデル・アラムの二人が率いるアメリカ・エジプト共同研究チームは、カイロ博物館に収蔵されている五二体のミイラにＣＴスキャンをした。その半数以上に、動脈の石灰化の形跡があった。同チームはさらに、記録上最古の冠動脈のアテローム性動脈硬化症を報告した。それは、紀元前一五八〇年に生まれて四〇代で亡くなったアーモセ・メリエット・アモン王女のミイラで、王女の心臓に供給する冠動脈のすべての枝がふさがっていた。

古代エジプトにおける心臓病と動脈疾患の流行を引き起こしていた要素は何なのだろうか。ここから先の意見は分かれる。デイヴィッドと彼女の同僚らは、古代エジプトも現代も原因は同じで、飽和脂肪に富む食事がよくなかったのだと確信している。防腐処理をされてミイラになるのは王家または地位の高い人であり、そうした層が大衆より贅沢な食事をしていた証拠は山ほどある。デイヴィッドの研究グループは、寺院の壁にあった、神に捧げる日々の食べ物を詳細に記したヒエログリフを翻訳した。神に捧げたあとは聖職者とその家族が食べたはずなので、この記録は上流層の日々の食事を知るのにいい参考となった。その中身はおもに、牛肉、猟鳥、果物、野菜、ケーキ、ワイン、ビールだった。どの食べ物にも飽和脂肪が含まれている。広く食されていたガチョウは六三％が脂肪でできており、その二〇％が飽和脂肪だ。また、エジプトのパンには脂肪とミルクと卵が豊富に含まれている。古代エジプト人の飽和脂肪の摂取量は、現在の食事ガイドラインで示されている飽和脂肪の摂取量を大幅に上回っていたようだ。保存用に塩が多く使われていたから、塩分摂取も多かっただろう。酒を飲む機会も多かった。デイヴィッドは、彼女のグループが調べたリーズのミイラを引き合いに出した。そのミイラは一九世紀にリーズ博物館に提供された聖職者のミイラで、死亡したのは中年のころ、共に埋葬されていた碑文から日常的に牛肉を食べていたことがわかっている。この牛肉は、供物にする目的のためだけに教区内で飼われていたウシを神に捧げたあと、切り身にしたものである。このミイラの大腿動脈から採取した組織サンプルには、発達したアテローム性プラークがあった。

デイヴィッドは、現代の心臓病と動脈疾患の流行は「過去の罪の再訪」にすぎないと断言する。心臓病は昔もいまも不摂生な食事が招く、というのである。この主張に、グレゴリー・トマスと彼の研究チームは全面的に同意しない。トマスらは、古代エジプト人の食卓にハニー・ケーキや脂ぎった肉が恒常的に盛られていたことを記録しているパピルス文書については認めつつ、運動不足と喫煙など現在の大きなリスク因子が古代エジプトになかった点を指摘する。古代エジプト人は基本的に肥満でなく、カウチポテトでもなかったようだ。一方で、病原体につねにさらされており、この点はすべての社会階層に共通していた。マラリアと住血吸虫症が流行する環境で、古代エジプト人の免疫系はそうした病原体を追い出すようつねに炎症反応を起こしていただろう。これまで見てきたように、免疫系に炎症促進傾向があることは、アテローム性動脈硬化症のまぎれもないリスク因子だ。

デイヴィッドらの結論に対するさらなる異議は、オーストリアとイタリアの国境にある氷河からやってきた。一九九一年、そこで「エッツィ」の愛称で知られるアイスマンが発見された。アイスマンは五〇〇〇年以上前にオーストリア・アルプスで死亡し、死体はその後ずっと氷で保存されてミイラ化していた。最終的に彼の命を奪ったのは動脈壁の破裂で、三三五年ないしは四〇年の短く過酷な人生の痕跡が彼の体に残されていた。弓矢を受けた傷がいくつかあり、重度の変形性関節症を患っていた。最後の食事はシカ肉と穀物を含んだもので、食べて数時間後に死亡した。詳細な断層撮影により、口の中は虫歯だらけだったことがわかった。虫歯の原因はおそらく糖質に富んだ食事だった。ひっきりなしに細菌感染しており、慢性的な炎症性免疫反応を引き起こしていた――これも心臓病リスク因子の一つだ。アイスマンの動脈はアテローム性プラークまみれだった。イタリアではつい最近、アイスマンの研究を主導する研究機関の科学者らが、DNA解析によるアイスマンの全ゲノム情報の総合的な読み出しを完了した。それにより、アイスマンには心臓病リスクを大幅に高めるとされるいくつかの遺伝子バリアントがあったことが判明した。

現在、グレゴリー・トマスと同僚のアデル・アラム、マイケル・ミヤモトは、カンザスシティのセント・ルークス・ミッドアメリカン心臓研究所のランダル・トンプソン率いる大規模な学際的チームと共同研究をしている。彼らは地理的に遠く離れた四か所――古代エジプト、古代ペルー、古代プエブロ・インディアン（アメリカ南西部）、ウナンガン（太平洋極北のアリューシャン列島）――のミイラ一三七体から、全身のコンピュータ断層写真を集めた。すべての場所でアテローム性動脈硬化症は広く存在していた。

この共同研究チームの研究者らは、古代エジプトの上流階級は脂肪に富んだ食生活をしていたとするロザリー・デイヴィッドの主張に対し、他の三つの古代文明における食生活が古代エジプトのそれとはまったく似ていない点を指摘した。ペルー人は穀物、ジャガイモ、マニオク、マメ、トウガラシを栽培し、ほとんどの蛋白質をアルパカ、カモ、シカ、鳥類、ザリガニから得ていた。プエブロ・インディアンは採集型の農業をしており、トウモロコシ、カボチャ、マツの実、種子類を常食し、蛋白源を狩ったウサギ、マウス、魚、シカに頼っていた。アリューシャンの人々は陸上で液果類を集め、それ以外はアザラシ、トド、クジラ、貝類など海生動物からすべてを得ていた。どれも今日なら思慮深い食生活、あるいは不飽和脂肪に富んだ食生活といえるだろう。そして、彼らのだれ一人として座りがちな生活はしていなかったはずである。

共同研究チームは、プエブロ人とアリューシャン人が狭い空間で火を使って頻繁に調理していたことに気づいた。肺に煙を吸った形跡があったからである。今日の喫煙がそうであるように、調理の煙がアテローム性動脈硬化症の発症に関係していた可能性はある。だが、四か所の古代文明すべてにおいて、煙の影響より感染症の影響のほうが比べものにならないほど大きかったはずだ。二〇世紀に狩猟採集生活をしている人類集団を調べると、死ぬ原因の七五％は感染症で、老いによる死はたった一〇％だという。現代以前の環境において常習的に感染症に曝露することは、関節リウマチや全身性エリテマトーデス（心臓、関節、肝臓、腎臓、神経系に影響する全身性の自己免疫疾患）を患う今日の患者にアテローム性動脈硬化症を加速させるのと同じ炎症状態が続いていた、と共同研究チームは結論づけた。研究者らは目下、それぞれのミイラをＤＮＡ解析することを望んでいる。それにより、人生前半に感染症と戦うための頑丈で炎症促進型の免疫系を築く一方、その代償として人生後半に炎症反応が誘発する心臓病や動脈疾患になるような進化をしてきた遺伝子バリアントが見つかるのではないかと期待している。

脊椎動物の心臓の進化

どうやらアテローム性動脈硬化症は、統制の利かなくなった免疫系の病気のように見える。アテローム性動脈硬化症は、贅沢な食事や運動不足、喫煙や飲酒とはあまり関係がなく、冠動脈が本質的に脆弱だから生じる、ヒトにつきものの病理プロセスなのかもしれない。なぜこんな脆弱な冠動脈ができたのかを理解するために、ここから脊椎動物界をざっと眺めて、心筋に血液を充分に供給するために進化が考案したさまざまな方法を見てみよう。

ユタ大学で生物学教授をしているコリーン・ファーマーは、五億年前の先カンブリア時代の脊椎動物の始祖から高等脊椎動物にいたるまで、心臓に酸素を供給するという大問題にどう対処してきたかという進化の道筋について研究してきた。彼女の説明によれば、脊椎動物の原初祖先は海で懸濁物《けんだくぶつ》を濾過したものを食べており、そのための線毛構造を有していた（この線毛構造がのちに魚のエラになる）。呼吸は皮膚でしていた。このような原始的な形態は、現在でも幼生のヤツメウナギに見ることができる。線毛に血液を送る単純な心臓は喉《のど》にあり、栄養に富んだ血液は全身を流れて皮膚に達し、そこで二酸化炭素を吐き出し酸素を取りこんだあと、心臓に戻る。心臓は酸素交換器官（皮膚）の下流にあるため、つねに酸素に富んだ血液を受けとっていた。

しかし、硬骨魚類が進化すると、エラは濾過食のための機能を失い気体交換に適応するようになった。心臓は新鮮な酸素を得られる場所の上流になった。心臓は汚れた血液をエラに送る。血液はエラで酸素を補充してから全身の組織をめぐる。血液は心臓に戻るころには酸素が枯渇していて、心臓を維持するための力がほとんど残っていなかった。この方式は、あまり動かない暮らし方を続けているかぎり問題にはならなかっただろうが、魚の多くは活発に動く捕食者に進化しつつあった。実際、この血液循環の配置は魚の活動を大きく制限した。エラ呼吸をする動物が活動的になれば、その骨格筋は血液からどんどん酸素を奪うので、心臓に戻ったときの血液の酸素濃度は低くなる。心臓が酸素を最も必要としているまさにそのときに、脱酸素状態になるのだ。なお悪いことに、呼吸の代謝副産物が血液中に入り、血液を酸性に変える。酸性血症（アシドーシス）は、エラで酸素を拾う働きをしている血中へモグロビンの能力を低下させる。これは全体として見れば致命的な血液循環だ。激しい運動をしたときのこうした致命的な影響は、現在でもタラ、カレイ、テンチ、サケ、スズキ、ハドック、マスといったエラ呼吸の魚類によく見られる。釣り競技で捕獲された魚が、体のどこにも傷がないのにすぐ死んでしまうことがあるのは、抵抗するために激しく体を動かすからだ。したがって、心臓で酸素欠乏を起こすという欠点は、それを緩和するための方法の進化を促す強い選択圧になったはずである。

ファーマーは、このことが多くの魚に肺の進化を促したと考えている。肺の進化について通説となっているのは、酸素の乏しい浅瀬や半塩水または淡水の沼地、つまり「水ぎわ」でエラ呼吸しながら暮らしていた魚がその環境に適応するためだったというものだ。水面から口を出して空気を直接とり入れるために肺を進化させた、というのである。この通説の先には、水ぎわでの肺の進化が初期両生類の陸上進出につながったという連想が続く。だがファーマーは異を唱える。根拠の一つは、硬骨魚類を構成する二系統、肉鰭綱《にくき》と条鰭綱《じょうき》の共通祖先に最も似ていると思われる現生魚類のグループに肺があることだ。肉鰭綱と条鰭綱の共通祖先は、最初の両生類が登場する時代より少なくとも五〇〇〇万年前には存在していた。さらに、化石による証拠や棲息環境に関する知見が増えてくるにつれ、その共通祖先が暮らしていたのは開けた海や大海など、酸素が充分にある海水中だったことが明らかになってきた。そうしたことからわかるのは、肺は硬骨魚類の系統（現在は淡水の沼地に棲息する魚類の系統）から受け継がれたものであり、酸素欠乏状態に適応するために新たに獲得されたものではないということだ。簡単に言うと、肺は最近になって進化したのではなく大昔からあったということだ。もう一つ付け加えるなら、オーストラリアのハイギョや、ガーおよびアミアといった肺呼吸する魚の現在の棲息環境は、これまで考えられていたよりはるかに酸素が豊富であることも判明した。このことも、肺の進化を推し進めた主要な選択圧が「水ぎわ」の環境ではなかったことを示唆している。

もしあなたが典型的なハイギョの循環系の解剖学的構造を見たなら、最初に感じるのはその効率の悪さだろう。血液はまず心臓からポンプでエラに送られる。エラで二酸化炭素が排出され、酸素がとりこまれる。その後、血液の一部はポンプの圧にのって全身の組織をめぐるが、別の一部が肺へ迂回させられる。この血液はそのまま組織に向かうのではなく、いったん心臓に戻り、そこで全身から戻ってきた酸素の少ない静脈血と合流する。あとはこのサイクルがくり返されるだけだ。これはつまり、全身の組織をめぐる体循環がつねに酸素の多い血と少ない血が混ざった状態にあることを意味する。これは一見すると非効率な構造だが、肺循環は体ではなく心臓のみに酸素を与えることを目的としていたと考えれば理屈が通る、とファーマーは説明する。ファーマーがこうした型破りな考え方をするに至ったのは、肺呼吸をするさまざまな魚の棲息環境と暮らし方を精査した結果、肺を有することと、酸素の乏しい浅瀬での暮らしには、まったく関連性のないことを見出したからだ。肺はむしろ、活発な運動を支えることに関係している。たとえば、ガーはかつて自分では動かずに待ち伏せする捕食者と思われていたが、実際には活発に動く回遊魚だ。同じく肺呼吸する魚の仲間であるアミアとターポンも、スポーツ・フィッシングの対象として人気の魚だ。アミアは「釣り人にとって最も手ごわい格闘相手」と言われている。

では、なぜすべての魚に肺がないのだろう？　現生魚類のほとんどは、肺を浮袋に転換させた硬骨魚だ。浮袋という浮遊装置を得た魚は、どんな水深の場所でも安定して泳げるようになった。現生している魚類のもう一つの主要グループはサメだ。サメは浮袋をもっていないが、水より軽いスクアレンという中間代謝物を巨大な肝臓にためて浮袋の代わりにしている。サメの骨格は骨より軽い軟骨で、また絶えず泳ぎ続けることで生まれる揚力で浮遊力を維持している。サメは泳ぐのをやめると体が沈む。

現存する硬骨魚類の大半とサメは、肺を使わずエラだけで呼吸する方法に舞い戻ったが、それでも多くの種が長い進化の時を経て活動的な魚になっている。さらに重要なのは、ヤツメウナギや多くの魚類種の心筋が（両生類と多くの爬虫類の心筋も）、高等脊椎動物の心筋と構造的に異なることだ。哺乳類の心臓を構成している心筋は硬くて筋肉質のため、緻密型心筋と呼ばれている。一方、大半の下等脊椎動物の心臓は結合のゆるいメッシュ状または格子状の心筋細胞でできており、それが心臓の主室に向けて開かれているため、海綿状心筋と呼ばれている。海綿状心筋においては、心臓の各室に入る血液は心筋層にあるラクナという水路を通じて自由に流れることができ、筋肉細胞に酸素を供給する。だが、そこには落とし穴がある。海綿状心筋は、動かない暮らしをしている魚には最適で、心臓の内腔から簡単に酸素供給できるのだが、活動的な暮らしをする魚に充分なエネルギーを全身に送り続けられるほど強力な筋肉の収縮能力がないのである。魚は活動的になればなるほど緻密型心筋を採用せざるをえなくなる。全心筋のうち緻密型心筋が占める割合は、小型のサメでは約一〇％だが、マスでは三〇～四〇％、高速回遊魚のマグロではじつに六〇％である。

典型的な魚の場合、心臓中心部の心室に一番近いところの心筋は海綿状のままで、そこを通過する血液から酸素をじかに受けとる。だが、外側の緻密な心筋は心室の血液との接続を失う。となると、心臓に外部から酸素を与える冠動脈の仕組みが進化したのは想像に難くない。魚の冠動脈は陸上脊椎動物や哺乳類のそれとは異なり、エラにつながる血管に枝分かれしている。エラに伸びた血管は酸素供給量を増やすという補助的な役割を果たす。とはいえ冠動脈の仕組みが不可欠なのはマグロやサケなど極度に活動的な魚だけのようで、また興味深いことに、大西洋や太平洋を移動するサケは私たちと同じくアテローム性動脈硬化症を患うことがある。カナダのサイモン・フレーザー大学のトニー・ファレルは、サケの主要な冠動脈に重度の病斑を見つけたと報告している。その病斑は魚が若いうちに発症し、年齢と共に進行する。ファレルは、活発に泳いでいる最中に動脈が物理的に膨張することで最初の損傷が起こるのではないかと考えている。そうした損傷は心臓への血液供給の妨げになりうる。とりわけ、産卵のために川を遡上するときにはひどい酸素不足に陥るだろう。

両生類の心臓は、バレンタインデーのギフトラップに貼られるハート・マークに見た目はよく似ている。左右二つの心房が一つの心室の上に鎮座しているのだ。心筋は海綿状の層でできている。体から戻ってきた酸素の少ない血液は右の心房から心臓に入り、肺からやってきた酸素が豊富な血液は左の心房から入る。だが心室が一つしかないため、酸素の多い血と少ない血が同時に押し出されることになる。酸素の少ない血は心室の右側に、多い血は同じ心室の左側に入る。この二種類の血液は、高速道路を走る車のように行儀よく流れる。決められた車線を走り、別の車線に割りこむことはけっしてない。心室内では並走し、酸素の少ない血は肺に行き、酸素の多い血は大動脈に行って全身をまわる。これはつまり、心臓の右側にある海綿状心筋は酸素の少ない血液しか受けとらないことを意味する。両生類はこの弱点を皮膚から酸素を得ることで埋め合わせているようだ。活発に動く必要があるときなどは、心臓に戻る血液の酸素不足を皮膚から得た酸素で補っているらしい。

ワニと鳥類を除くすべての爬虫類の心臓も三部屋構造だ。左右の心房と一つの心室で、心室には二つの隔壁がついている。もし酸素の多い血と少ない血が心臓内で混じり合うことが一切なければ、心臓右側の筋肉は肺から来る酸素に富んだ血液を永遠に受けとることができず、静脈から戻ってくる酸素に乏しい血液のみで我慢しなければならないことになるが、じつは爬虫類の心臓内の隔壁は不完全で穴が開いている。穴があっても爬虫類はなんとか、酸素の少ない血を右側に、多い血を左側に分けている。そんな爬虫類の隔壁を比較解剖学者らは原始的な構造だとみなしてきた。より効率的な哺乳類の心臓に進化するまでの途上形態、というわけである。だがファーマーは異を唱える。爬虫類は活発に動くとき、つまり心臓の左側が急速に消耗するとき、隔壁の穴を通して酸素が豊富な血液を心室の左から右に移動させ、右の心室にある海綿状心筋に届けている。この方法は全身に行くはずの酸素の一部を奪うことになるが、ともかく心臓は機能し続ける。何億年ものあいだ爬虫類が採用してきた適応策であることを思えば、これは原始的な仕組みでも、進化の未解決事項でもないはずだ。

ワニ、鳥類、哺乳類の心臓は本格的な四部屋だ。肺循環と体循環が完全に分かれたことで、心臓を出て大動脈に入る体循環は激しい動きに必要なエネルギー需要を満たせるよう高圧に、肺循環は肺の繊細な毛細血管を傷つけないよう低圧にというように、血流の圧を変えることが可能になった。だが、その代償として、心臓の右側は酸素豊富な血液にまったくアクセスできなくなった。なお悪いことに、いまやすべての心筋が緻密型なので、血液循環は心臓の各部屋を通り抜けることができない。心臓は強力で効果的な臓器となったが、心筋が頼れるのは、冠動脈のネットワークを通じて心臓の外から送りこまれる血液だけになった。

免疫と炎症を標的とする治療

心臓病学の研究は、脊椎動物における血液循環系の進化、免疫系の進化、発生生物学から得られるひらめきを大いに利用している。そうしてつぎつぎと生み出される心臓修復法は、眉唾ものから崇高なものまで多岐にわたる。一九六〇年代にはインドの心臓外科医プロフラ・クマール・センが、鍼治療のハリで心臓壁に穴をあけ、そこから心筋への血液供給を復活させるという技法を開発した。センのひらめきの元はラッセルクサリヘビという猛毒のヘビの解剖学で、そのヘビの海綿状心筋の大部分は、細かく枝分かれしたラクナという網状管を通して血液で満たされていた。センは自分が開発した治療法を「ヘビの心臓手術」と呼んでいた。センの考え方は、テキサス心臓研究所のデントン・クーリーをはじめとする複数のアメリカ人心臓病学者らに注目され、現代的なものに変えられた。それは八〇〇ワットの二酸化炭素レーザーで心筋の損傷域に多数の細い穴をあけるという手術法だった。穴は心臓の外側ではすぐにふさがるが、心室の内腔から心筋につながる多数の管を残す。血液は心室内圧によって自然とその管に入っていく、という理屈だ。いくつかの試験では、この手術によって狭心症が軽快した患者がいたというが、おそらくそれはプラセボ効果だろう。しかし、仮に心筋全体で血流が改善しているとしても、正確なところは不明のままだ。結局、この技法は認められないまま忘れ去られた。

最近ではもう少し分別がついてきて、医学研究者らは、アテローム性動脈硬化症が免疫現象の一つならワクチンのようなもので対抗できるのではないかと考えるようになった。この種のアプローチをしている中心人物は、ゴラン・ハンソンだ。ワクチンは、ウイルスの外被に提示される抗原という外来蛋白質を認識することで作用する。アテローム性動脈硬化症の進行中、免疫系のT細胞は悪玉コレステロールのLDLが提示する抗原を認識して攻撃する。これが制御不能の炎症反応につながる原因だ。LDLが血液や肝臓、リンパ液の中にとどまっているうちは、T細胞は過剰反応を起こすことはない。だが、LDLが動脈内皮を越えて動脈壁に入ってしまうと、T細胞は「話が違う」とばかりに怒りを爆発させる。ハンソンとその同僚らは、T細胞がLDLを認識するのに使っている受容体分子を阻害するか、ワクチン接種で対抗すれば、免疫系の暴走を止めることができるのではないかと気がついた。人工的にアテローム性動脈硬化症を導入したマウスを使った初期実験では、病気を七〇%抑制することができた。ハンソンらは現在、この方法をヒトの治療法として確立する手立てを探っている。

第1章でも述べたように、T細胞には免疫反応をトーンダウンさせることのできる制御性T細胞（Tレグ細胞）という亜集団が存在する。これは、私たちの腸内にいる「友好的な」細菌が、宿主の免疫系に自分たちを攻撃しないよう働きかけるメカニズムだ。制御性T細胞に免疫反応を抑制してもらうことで、友好的な細菌は事実上、自分たちを宿主の「自己」として認識させる。制御性T細胞は、現代病の各種アレルギーや自己免疫疾患を抑制するのを助ける。それらの病気を引き起こしているヘルパーT1細胞とヘルパーT2細胞の制御不能な生産を抑制してくれるのだ。ゴラン・ハンソンと、パリにあるヨーロピアン・ヴァスキュラ・ゲノミクス・ネットワークの研究者らは現在、制御性T細胞がアレルギーや自己免疫疾患を抑えるのと同じ方法でアテローム性プラークの成長を抑えられることを確認している。アテローム性病変を誘導したマウスに、制御性T細胞を注入すると病変の進行が止まり、制御性T細胞の作用を阻害する抗体を注入すると病変は拡大したのだ。

心臓病における炎症の役割の重要性を最も声高に唱え、また成果を出している人物と言えば、ハーヴァード大学医学大学院のポール・リドカーだ。リドカーによれば、炎症が果たす役割についての関心は五〇年前までは医学界でも高かったが、コレステロール仮説の登場により衰退し、代わって血中脂質の役割、とりわけ悪玉コレステロールのLDLへの研究が盛んになったという。だがここへきて、炎症仮説は驚異的なカムバックを果たし、心臓病への強力な予防医学アプローチになりうる見込みが出てきた。リドカーの研究の出発点は、脳卒中や心臓発作を起こした患者のうち、その圧倒的なリスク因子とされていたコレステロール値が正常だった者のあまりの多さだった。彼は過去二〇年間の研究を、心臓病をより正確に予想できるマーカーと因子を見出すことに費やした。

リドカーは、インターロイキン6や腫瘍壊死因子アルファのようなアレルギーと自己免疫疾患の原因とされている炎症促進型サイトカインのすべてが、冠動脈性心臓病のリスクを上昇させていることを示した。とはいえ、これらの物質を分離してラボ分析するのは困難なうえ費用がかかる。それよりも、標準的な血液検査で測定するだけでリスクを正確に予測できるマーカー分子を探すほうがいい。こうしてリドカーはC反応性蛋白(CRP)というマーカーを見出した。リドカーらのおかげで、私たちは現在、LDL値よりCRP値のほうがはるかに心臓発作のリスク予測に役立つことを知っている。CRP値は、これまで心臓病歴のない男性や、一見すると健康な中年女性が、のちに脳卒中や心臓発作を起こすリスク予測にもなる。スタチンは血中脂質を下げるのに広く処方されている薬だが、リドカーはこの薬が血中CRPを下げる強力な抗炎症剤にもなることを示した。しかし、常時ＣＲＰを下げていれば命を救うことになるのかどうかについての結論はまだ出ていない。また、アメリカではこの仮説を検証する大規模試験が二つ進行中で、その報告は二〇一八年ごろになる予定だ。

幹細胞による再生治療

しかしながら、アテローム性動脈硬化症がふさいでいる動脈の回復や、進行中のリスクの警告は、一年につき数十万人になる犠牲者にとって時すでに遅しだ。心臓発作があったときにはすでに心臓の広範囲が損傷している。ヒトの心臓にはおよそ四〇億個の心筋細胞があるが、大きな心臓発作を一度起こせば数時間以内に心筋細胞の少なくとも四分の一が死滅する。心臓組織の瘢痕化、心筋の大量死（心筋梗塞）、弱った心臓壁のゆっくりとした膨張が見つかったときには、たとえ救急医療の介入があったとしても、多くの場合「全面的な心不全」に向かう坂道をすでに転がりはじめている。そうした絶望的な状況では心臓移植が明白な解決策となるが、需要に見合うだけの心臓の提供などあろうはずはない。そのためここ十数年ほどは、再生医療分野の大規模研究グループが各種の幹細胞テクノロジーに目を向け、死滅した心筋細胞を再生する治療法を開発しようと躍起になっている。心臓再生医学の究極の目標は、損傷した心臓に直接注入できるタイプの幹細胞を見つけることだ。注入するのは心臓発作直後の集中治療時でもいいし、長年かけて心臓が弱ってきたころでもいい。

マイアミ大学の心臓病学教授であるジョシュア・ヘアーによれば、研究者は大きく二つの陣営に分かれるという。一方の陣営は、心臓には細胞の再生を通じて自らを修復する力があると信じる。もう一方の陣営は心臓の自己再生能力に期待せず、もっぱら外から幹細胞テクノロジーを導入することをめざす。

現時点で心臓病研究に対するイギリス最大の資金提供団体、イギリス心臓病支援基金の紋章の図柄は、観賞魚のゼブラフィッシュだ。ゼブラフィッシュの心臓は、実験で壊滅的な損傷を与えても自発的に心筋を再生させることで知られているからだ。実験では、ゼブラフィッシュの心室の頂点にあたるところを切り落とした。これは心臓の二〇%がなくなったことに相当する。線維素とコラーゲンでできた血の塊がすぐに切断された場所を覆い、数日のうちに、心臓全体で心筋細胞が再生されている証拠が確認された。これは元からあった未分化の幹細胞プールが刺激されて活性化したのではなく、成熟した心筋細胞の相当数が未熟な状態に戻る「脱分化」のプロセスをたどったものだ。心筋細胞はまず互いに分離し、つぎに細胞内にある筋収縮性要素サルコメアを分解する。それから細胞分裂して数世代分の娘細胞をつくる。娘細胞はその後急速に成長して心筋細胞の新しい集団になる。もちろん、この再生プロセスは心臓への壊滅的な損傷を修復するためだけに進化したわけではない。ゼブラフィッシュはもともと、イモリやサンショウウオと同様、再生力に富む動物である。

高等脊椎動物はおおむねこうした再生能力を失っている。生後一日目のマウスなら、心臓に損傷を受けても自力で再生できるが、その能力が開いている「時間窓」はおよそ七日間と短い。窓が閉じたあとは、瘢痕組織ができ、損傷はずっと残る。なぜヒトは、ゼブラフィッシュのようになれないのだろうか。組織再生のメカニズムを解明する研究はいまも進行中で、いくつかの発生経路は見つかっている。そうした経路は、高等脊椎動物では何らかの進化上の理由で沈黙してしまったようだ。私たちのように寿命の長い動物の場合、無制限に分裂する能力を保持したままだと癌の形成を促す危険が増すからかもしれない。

ヒトの心臓は長年、「有糸分裂後」の臓器と考えられていた。古くなったり傷ついたりした細胞を細胞分裂によって補充することができないからだ。しかし最近、心筋細胞にも入れ替わりがあることが示された。私たちは生きているうちに五〇%、つまり二〇億個の心筋細胞を新しいものに入れ替えている。現状の技術では、成熟した心筋細胞に脱分化が起きているのか、それとも活性化させられるのを待っている心筋前駆細胞のプールが存在しているのかまでは判断できない。ただ、大半の研究者は後者だろうと考えている。ここで生じるビッグ・クエスチョンは、たとえ心筋細胞を再生できるとしても、それを一生をかけてやるような控えめな頻度では、二〇億個の心筋細胞をできるだけ早く再生しなければならない心臓発作のような緊急時に役に立たないのではないか、ということだ。

そんな控えめな再生では心臓発作には無力だろうという仮定の下に、いくつかの研究グループはまったく別の角度から、機能する心筋細胞をつくる方法の開発に取り組んでいる。どの細胞から心筋細胞をつくるかと考えたとき、第一候補となるのは胚性幹細胞（ＥＳ細胞）だ。胚性幹細胞はどんな種類の細胞にも分化できる分化全能性を有しているからだ。しかし、この細胞を使うにはいくつか難点を抱えている。まず、胚性幹細胞は五日目のヒト胚から採取しなければならない。この点は世界のあちこちで、とりわけアメリカで、倫理的また宗教的な問題をかもしている。つぎに、胚性幹細胞は患者自身の体からとった細胞ではないため、どんな移植にもつきものの拒絶反応が起こる。つまり、患者の免疫系を抑制し続けなければならない。三番目に、たとえ狙ったところに生着したとしても、胚性幹細胞はこちらの方針に簡単には従わないことで悪名高い。まとまった細胞数を得るまで何世代も培養しながら、こちらが望む特定の細胞に分化させ続けるのはかなり困難だ。四番目に、胚性幹細胞には、ひとたび宿主の組織に注入されるとテラトーマを形成しやすいという憂慮すべき特性がある。テラトーマは奇妙なカプセルに包まれた腫瘍で、腫瘍そのものは良性であることがほとんどなのだが、カプセルの中には眼や歯など「余計な」な器官が混在していることがある。余計な器官ができてしまうのは、胚性幹細胞に分化多能性があることの証《あかし》でもある。

こうした難点があるため、研究者らは別のタイプの幹細胞に目を向けるようになった。患者自身の体からとった幹細胞である。誘導型多能性幹細胞（iPS細胞）を使った研究は、いままさに進行中だ。iPS細胞は、頬の内側をこすりとるか、毛を二、三本抜くかして得た患者本人の細胞に、特定の遺伝子を注入して、誘導または再プログラム化により多能性のある状態（分化全能性をもつ胚性幹細胞に比べると分化できる範囲が限定されている状態）に戻した細胞のことをいう。試験管内実験および動物モデルの研究では、iPS細胞が機能する心筋細胞に育ちうることが示されている。たとえば、テクニオン・イスラエル工科大学のリオル・ゲプスタインらは、ヒトの心不全患者から線維芽細胞という皮膚細胞の一種を採取し、その線維芽細胞の核に、転写因子と呼ばれる三つの遺伝子を挿入した。核に遺伝子を届けるとき、媒体としてウイルスを利用した。遺伝子を挿入された細胞は再プログラム化され、心筋細胞に分化するよう誘導された。この新しい心筋細胞をひとまとめにして新生児ラットの心臓細胞に入れると、新しい心筋細胞と元からラットにあった心筋細胞が融合し、電気的活動が同期する（同じリズムで一斉に収縮する）ことが確認された。もちろん、これはあくまでラボでの試験管内実験で、ヒトの臨床試験が実施されるようになるまでには何年もかかるだろう。だが、自身の皮膚細胞を再プログラム化したものを再注入する方法なら、高齢者や衰弱した人にとっては明らかに実利がある。皮膚細胞に遺伝子を入れて新しくできる心筋細胞の集団を育てるまでに数週間かかるものの、患者は新しい心筋細胞を受けとったあと人生の残り時間を何年も増やせる。それを思えば、たかが一〇週間待つことくらいどうということはないだろう。一方、サンフランシスコのグラッドストーン研究所では、ディーパック・スリヴァスタヴァらがさらにその先を行っている。ただし、まだマウスモデルのみである。スリヴァスタヴァらは、三つの遺伝子を心筋細胞に直接入れることにより、心臓の線維芽細胞（線維芽細胞はすべての心臓細胞のうち約五〇％を占めている）の再プログラム化が可能であることを示した。

もう一つの、心臓には自力で回復する能力があるという考え方は、移植の分野から得られた関連する二つの驚くべき発見に基づいている。きっかけは、女性の心臓を移植された男性だった。移植された心臓の細胞はすべてXXの女性染色体を含んでいるはずなのに、心筋細胞の一部にY染色体があることがわかったのだ。逆に、男性の骨髄を移植された女性の心筋細胞に、Y染色体が見つかった。この二つの事象から、骨髄から心臓につながる修復ルートがあり、なんらかの細胞が血流で運ばれて心筋細胞に変わっているのではないかと考えられた。骨髄には、いくつか異なる系統の幹細胞が存在している。造血幹細胞は通常、赤血球やリンパ球、マクロファージになる。間葉系幹細胞は通常、骨細胞と脂肪細胞になる。内皮前駆細胞は通常、血管壁になる。この知見をもとに近ごろ、骨髄幹細胞を心臓に導入し、再生がはじまるかどうかを確認しようというヒトの臨床試験がいくつかおこなわれている。

たとえばユニヴァーシティ・カレッジ・ロンドン、セント・バーソロミュー病院、ロンドンNHSトラストの三機関に所属する研究者らは、これ以上の医療介入はできないという限界に達した心臓病患者に骨髄幹細胞を使う臨床試験、REGENERATE－IHDを開始した。大きな心臓発作のあと、心筋はかなりの部分を喪失する。心臓はそれを埋め合わせようと試みる。拍動の量と力を維持しようと無益な試みをしているうちに、心臓は肥大し心臓壁は薄くなりはじめる。心臓病学者らはこの状態を、ラグビーボールがサッカーボールになる、と表現することがある。患者は疲労し息苦しくなり、体液が滞留して足首が腫れる。薬剤の多剤併用は、ただ死期を引き延ばすだけのものだ。この試験を運営するアントニー・マトゥールはこう語る。「医者からあなたは癌だと言われたら、あなたは医者に〈あとどのくらい生きられますか?〉と聞くでしょう。一般論として、癌は〈終わり〉の病気だと思われているからです。一方、心臓病は〈終わり〉の病気とは思われていません――よくある誤解なのですが。心臓病だと言われたら、あなたは医者に〈生き続けるためにどんな薬や治療の選択肢がありますか?〉と聞くでしょう。ところが、いままでは癌患者より心不全患者のほうが生存率が低くなっています。終わりの地点は以前とは変わっているのです」

ダンカン・チゾームとピーター・ベリーは、末期の心不全患者としてその臨床試験に参加することになった。患者の三分の一は対照群で、骨髄関連の処置は何もしない。三分の二は介入群で、骨髄の幹細胞生産を促すために五日間、胃壁から顆粒球コロニー刺激因子(G-CSF)というホルモンを注入する。G-CSFは幹細胞を血流に引き入れる働きもする。幹細胞が全身をめぐる血流にのれば、必然的に心臓に達するからだ。介入群はそこから三つのグループに分けられた。第一群の患者にはG-CSFのみを与え、このホルモンが心臓の自己再生力に何らかの寄与をするかどうかを観察する。第二群の患者には骨髄穿刺し、採取した骨髄幹細胞を冠動脈に注入して心臓に届ける。第三群の患者には採取した幹細胞を直接、心臓壁に注入する。ピーターは、骨髄穿刺は愉快な体験にはならないだろうと警告されていた。「だれもが骨髄穿刺ほど痛いものはないと言うので、私は身構えて臨みました。私はもともと自分にどんな処置がなされるのか正確に知りたいタイプの人間で、どんな器具を骨に入れられるのかも知りたいと思いました。看護師から見せられたのはT字キーのような器具で、とんでもなく太い針がついていました。でも実際には、痛くもなんとも感じないまま終わってしまいましたけれど」

骨髄穿刺で採取した骨髄液は病理ラボで精製する。穿刺の処置により生じた骨の破片と赤血球を取り除くと、白血球と数種の幹細胞が残る。幹細胞の種類をこれ以上に絞りこむことはしない。幹細胞は細胞表面の蛋白質マーカーで分類できるが、マトゥールは、そのマーカーを頼りに特定の幹細胞を「選んだつもり」になるのは危険だと考えている。幹細胞は時間の経過とともに蛋白質マーカーの発現の仕方を変えるため、こちらの望みどおりのセレクションになるとはかぎらないからだ。そのため、マトゥールらは幹細胞の混合スープを使うことにした。病理ラボの前処理が終わって戻ってきた幹細胞は、鼠径部にある大腿動脈に入れたカテーテルを通じて患者の心臓に届けられた。ダンカンとピーターは、その時点では知らされていなかったものの、自身の骨髄幹細胞を冠動脈に入れるグループ、つまり介入第二群だった。

「幹細胞を入れてから六、七週間ほど経つと、みんなから、元気そうになったね、顔色がよくなったね、息切れしていないね、と言われるようになりました」とピーターは言う。ダンカンの妻のラスティも、夫の変化に気がついた。「夫は以前、朝起きて紅茶を入れたあと、またベッドに戻っていました。でも、処置から二か月ほど経つと、紅茶を入れたあとベッドに戻らなくなったのです。さらに二、三週間後には、階段を昇るとき息切れを起こさなくなりました。少しずつ、できることが増えてきているんです」

マトゥールによれば、幹細胞注入には明らかにプラスの効果が見られるが、問題は、なぜそうなるのかよくわからないことだという。心臓の機能が改善しているかどうかを調べる古典的な方法に、駆出率の測定がある。駆出率とは、一回の収縮で心臓から押し出される血液の割合のことだ。だがマトゥールの患者たちは、この測定値を見るかぎり、ほとんどあるいはまったく改善していない。リアルタイムＭＲＩ画像を調べても、心臓の解剖学的構造に改善は見られなかった。じつのところ、こうした測定値による定量的効果が示せないという理由により、セント・バーソロミュー病院でおこなわれた骨髄幹細胞試験に類する試験はどれも、失敗に終わったとみなされている。

ただ、マトゥールの患者の何人かは、明らかに生活の質が向上したとよろこんでいる。どういうことだろうか？　壮大なプラセボ効果か、あるいはまだはっきりと解明されていない心臓の代謝に幹細胞注入がいい影響を与えたからかもしれない、とマトゥールは言う。何らかのパラクリン作用が働いて、幹細胞からにじみ出るケモカイン分子とサイトカイン分子の混合物が、まだ機能している心筋の収縮力を増強させたか治癒プロセスを助けたとも考えられる。あるいは幹細胞の注入が、心臓に現存していた幹細胞または前駆細胞を目覚めさせ、新しい血管と心筋ができはじめたのかもしれない。マトゥールは現在、スイスとデンマークの心臓研究所の研究者らと共同で、ＲＥＧＥＮＥＲＡＴＥ－ＡＭＩという第二の臨床試験を実施中だ。この試験は二〇〇八年から被験者探しをしている。ネットワークを築いている病院のどこかに心臓発作を起こした患者がやってきたら、患者の骨髄液を採取する。そして本人の同意が得られたら、数時間以内に骨髄幹細胞を心臓に注入する。注入経路は血管形成術で再建されたばかりの冠動脈だ。

マイアミ大学のジョシュア・ヘアーもまた、病んだ心臓を生き返らせようと試みている。アメリカ型の研究予算方式のおかげで、彼は前臨床試験の研究をすべてブタで試すことができた。ブタはマウスよりヒトに近いため、これにはずいぶん助けられた。幹細胞研究の世界では、動物モデルで有効だった方法がヒトではうまくいかずに行きづまることが多いのだ。ヘアーの研究は、骨髄の間葉系幹細胞という特定の幹細胞に狙いを定めている。ヘアーらの典型的な実験は、人工的に梗塞を起こさせたブタに、総計二億個の間葉系幹細胞を、梗塞部位と接している心筋に直接注入するというものだった。すると驚くことに、ブタの心臓の駆出率が改善しただけでなく（これは左心室が強くなったことを意味する）、梗塞のサイズが実測値で減少し、心室の膨張も縮小していた。このときもまた、間葉系幹細胞の注入が、心臓に現存していたと思われる心筋前駆細胞の小集団を目覚めさせる働きをしたように思われた。ヘアーらは、既存の前駆細胞集団から新たな心筋細胞と血管への変化が二〇倍増加したと記録している。初期のヒト臨床試験でも有望な結果が出ている。この臨床試験では、ロンドンの臨床試験でマトゥールらが使ったのと同じ骨髄幹細胞と、間葉系幹細胞との相対的有効性の比較をしており、間葉系幹細胞を使った場合は梗塞瘢痕組織の五〇%の減少を達成している。

バリー・ブラウンは、ヘアーの幹細胞テクノロジーの広告塔にいかにもふさわしい患者だった。バリーは社会人になってからずっとフィットネス・インストラクターをしていた——最初はアメリカ空軍で、つぎはマイアミの児童指導員として、最後は自分で設立したスポーツクラブで。だが二〇〇七年、まだ三八歳のときにそれができなくなった。トレッドミルで二〇分ほど運動しただけで疲労困憊し、胸が痛んだ。病院に行くと、冠動脈の三本の枝がふさがれていて、すでに無症候性の心臓発作を起こしていたこと、心臓の機能の七〇%が失われていることがわかった。そして、すぐにトリプルバイパス手術を受ける必要があると言われた。そのとき同時に、ヘアーが運営しているPROMETHEUSという臨床試験に参加してもらえないかと頼まれた。トリプルバイパス手術をしている最中に間葉系幹細胞を直接、心臓に注入するという試験だった。回復には時間がかかり、また順調とは言えなかったが、それでもバリーは手術から四年後にハーフマラソンを走って周囲から祝福された。彼はあとになってから、あの臨床試験で自分がプラセボ群ではなく治療群に割り振られていたと知らされた。「そうだと思いました。だって、私の心臓は治りつつあることを日に日に実感していましたから」と彼は答えた。

心臓への幹細胞テクノロジー全般に言えることだが、その実施を困難にしている現実的な壁はずばり、コストだ。心臓病患者それぞれから幹細胞を採取し、ラボで数を増やし、それから患者の心臓に注入するまでにかかる費用は、それで取り戻せる心臓の機能がわずかであることを考えるとあまりに高すぎる（バリー・ブラウンは例外的なケースである）。費用を劇的に下げられる可能性はないこともない。だれでもいいから間葉系幹細胞を提供してもらい、それを精製し、大量に集めて保存・在庫管理する、間葉系幹細胞バンクのシステムを構築してしまえばいいのだ。ただし、この方法では患者本人の間葉系幹細胞を使うのに比べて安全性と有効性に疑問符がつく。ヘアーは、自家幹細胞（患者自身の体から得た細胞）と他家幹細胞（他人のドナーから得た細胞）を直接比較する試験を実施中だ。先ごろ終了したばかりの小規模な第一相試験では、他家細胞でも安全性に問題はなく、宿主の免疫系に拒絶されないことが示されたという。確かなことを証明するにはもう少し大規模な臨床試験が必要となるが、いまのところ、自家細胞でも他家細胞でも治療効果は同じで、数十年にわたって重症の心臓病を抱えていた患者でさえも、心室の膨張が縮小し、瘢痕が癒え、左心室が強くなり、生活の質が向上していた。ヘアーはこう語る。「私たちの試験には、三〇歳で心筋梗塞を抱える患者が参加していたことがあります。線維症が多数できていて心臓の構造変化が多数見られる末期の心不全患者も大勢いましたが、治療は奏功しています。患者の中には七〇～八〇歳の人もおり、高齢になっても間葉系幹細胞にきちんと反応することがわかりました」

このテクノロジーの胸躍る発展のさなかに、ヘアーはブタで検証するという原点に立ち返った。心臓から前駆細胞を取り出してラボで数を増やし、それを間葉系幹細胞といっしょに梗塞箇所に戻したらどうなるのか、ブタで実験したのだ。すると、両細胞を同時に注入すると梗塞サイズの減少が倍加するという有望な結果が出た。だがここで、間葉系幹細胞の果たしている役割は正確には何なのか、という疑問が浮上した。ヘアーはいま、単一の答えを求めてはいけないと考えている。「一〇年前にはだれもが心筋細胞にとって代わる細胞があるはずだと信じていました。だからこそ、胚性幹細胞に注目が集まったのです。胚性幹細胞ならそれ一つですべて解決するはずだ、と。でも、私たちは間葉系幹細胞の研究を通じて、多元的に考える必要があることを学びました。なぜなら私たちは、分化する能力がかぎりなくゼロに近い細胞でも、それがあることによって効果が上がるのを見ているからです」

間葉系幹細胞が自然に(人工的な介入なしに)心筋細胞になりうるという証拠はまだ確定的なものではないが、ヘアーによれば、少なくとも間葉系幹細胞はそれが分泌する化学物質を通じて強力な正のパラクリン作用を生じさせているはずで、その作用が新しい血管と心筋細胞の成長を促し、線維性瘢痕組織を減少させているのではないか、と言う。「思うに、間葉系幹細胞は心臓の幹細胞ニッチを再建しているのではないでしょうか。必要なのは個別の何かではなく、群落です。新しい心筋をつくるには、多くの細胞が協働しなければなりません。そうした細胞が集まってできるのがニッチ、つまり心筋の再生作業を遂行する能力をもつ細胞の群れです。心臓前駆細胞と間葉系幹細胞を組み合わせると修復力が高まったのは、それによりニッチ内の多くの細胞が取り換えられたからではないでしょうか」

心臓自身の前駆細胞を刺激するというヘアーのアプローチを支持するかのように見える証拠をめぐっては、議論が渦巻いている。ルイヴィル大学とハーヴァード大学医学大学院は、心臓に存在していることが確認された心臓前駆細胞の小さなプールを使った共同試験をおこなった。その心臓前駆細胞はCキット陽性細胞と呼ばれている。細胞表面に提示するCキット蛋白質で見分けられる細胞だからだ。元来はハーヴァード大学医学大学院のピエロ・アンヴァーサの研究室が実施したマウス実験で、その技法がヒトに転用され、ルイヴィル大学のロベルト・ボリ率いるSCIPIO試験となった。マイク・ジョーンズは有志参加者の典型だった。マイクは長年、鬱血性心不全を抱えており、試験参加者二〇名のうちの一人となった。

彼はある日、地元のコンビニエンスストアに立ち寄り、ふと棚にささっていた地元紙の見出しに目を止めた。ボリの幹細胞試験の参加者を募る告知が出ていたからだ。治療から四年後、彼は自分がまだ生きているることが信じられないと語っている。

試験に使われた心臓前駆細胞は、所定の冠動脈バイパス手術の最中に患者の心臓から取り出され、細胞数を一〇〇万個にまで増やしてから、心臓発作で生じた梗塞の場所に再注入された。その結果、瘢痕が減少し、一年で駆出率が一二％改善したように思われた。だが、この研究は論争のぬかるみにはまってしまい、ハーヴァード大学はアンヴァーサに論文を撤回するよう求め、またＳＣＩＰＩＯ試験の結果報告におけるいくつかの側面に対して懸念を表明している。

冠動脈の起源を問う

イギリスでは、現在はオックスフォード大学に所属するポール・ライリーが、別の方法で心臓に存在する前駆細胞を目覚めさせようと挑んだ。ライリーの研究グループは、心筋梗塞後の心臓に新しい血液供給路をどうつくるかという問題に取り組んでおり、マウスモデルで、心外膜という心筋の外側層に冠動脈前駆細胞の小集団が存在することを見出した。そしてチモシンＢ４という低分子蛋白質を刺激剤に使えば、これらの前駆細胞に新しい血管をつくらせること、線維芽細胞（結合組織の主成分）と筋細胞に分化させることが可能であることを知った。彼らはまた、この予備刺激で作成した多種多様な細胞型を植えつけている最中に心筋細胞に似た細胞があるのに気づいた。マウスでは、心外膜の冠動脈前駆細胞は血管だけでなく心筋もつくり出せるのだろうか、という疑問が生じた。マウスでは、この細胞がチモシンＢ４で予備刺激されると

Ｗｔ１という典型的な心外膜マーカー遺伝子が発現する。だが、これだけでは分化を開始させられなかった。それを開始させるには、実際に心臓に損傷がなければならない。ただし、いったん分化がはじまれば、その後の過程は追跡できた。冠動脈前駆細胞は心筋細胞に育ち、損傷箇所に移動し、まだ機能している心筋細胞に付着して電気的に完全に結合したのだ。

さて、ライリーが発見した冠動脈前駆細胞は、なぜそこにあったのだろう？　一部の研究者は、その前駆細胞は最初から心臓にあったわけではないと考えている。骨髄幹細胞が骨髄を離れ、血流にのって損傷した心臓までやってきて、そこで心筋細胞に分化するか、あるいは他の細胞が心筋細胞に分化するのを助けたのではないか、というのだ。ライリーは反論する。彼は、これらの前駆細胞が、病んだヒトの患者から採取した右心房壁の生検組織に豊富にあることに気づいたとき、「冠動脈の起源が胚だ」ということを発見したスタンフォード大学のクリスティ・レッド＝ホースのことを思い出した。ライリーによれば、レオナルド・ダ・ヴィンチが心臓とそれをとりかこむ血管をスケッチして以来、冠動脈は心室を離れた直後に大動脈から分岐して、それから心臓表面に枝分かれしていくものだと、つまり冠動脈の起源は動脈だという思いこみが生まれた。しかし現在、それが完全に誤りであることが判明した。これは冠動脈バイパス手術の成否にかかわる大発見となっている。

レッド＝ホースは、冠動脈壁の内層になる細胞は動脈組織からではなく静脈洞（胚の静脈が広く太くなった場所で、ここから胎児の心臓に血液を戻す）から発生している、という確定的な証拠を示した。その細胞は、心臓表面をめざして一定間隔ごとに化学シグナルを受けとりながら育つ。旅の途中で徐々に静脈の状態から脱分化し、動脈の状態に再分化する。心臓に達すると、一部の細胞はまるで心外膜に穴を掘るかのように突き進み、その下にある心筋に入ったところで完全な冠動脈に分化する。一方、心臓表面またはその近くに残っていた細胞は冠静脈に分化して、冠状の循環路ができる。また別の細胞は大動脈に移動し、大動脈に突起を挿し入れる。これで酸素豊富な高圧血流との接続が完成する。

レッド＝ホースは、この発見は心臓修復の分野で役立つのではないかと示唆した。冠動脈バイパス手術が失敗する場合、原因の大半はその手術で静脈を利用しているところにある。レッド＝ホースが見出した脱分化と静脈細胞の再プログラミングを統制している化学プロセスを理解すれば、新鮮な冠動脈を適所に発生させる新しい治療法ができるかもしれない。あるいは、この知見を利用した組織工学技術をもとに、冠動脈の各区画を育てて移植片にすれば、より成功率の高い組織移植が可能になるかもしれないのだ。それはさておき、ライリーがレッド＝ホースの研究にぴんと来たのは右心房についてだ。彼がひときわ豊富な心臓前駆細胞の集団を見つけた右心房は、胎児が発生中の心臓と接続路をつくる胚の静脈洞が成熟したものに相当する。ライリーが見つけた前駆細胞集団と、レッド＝ホースが見つけた静脈細胞は同一のものなのだろうか？　その前駆細胞集団は、脱分化した胚の静脈細胞の残余プールで、心臓内で何十年も休眠しているものなのだろうか？

もしそうだとして、それを治療法に転化するにはどうしたらいいのだろうか？　心臓発作を起こした患者の回復を効果的に助けるには、すぐに作用する方法でなくてはならない。おまけに、ライリーの見つけた前駆細胞は、実際に心臓に損傷が起こらないかぎり分化しないときている。ライリーはつぎのように構想をまとめた。まず、ハイリスク患者を特定する（高血圧、ＬＤＬコレステロール高値、心臓病の家族歴が理想的な警告マーカーとなるだろう）。そしてこのハイリスク集団に、現在スタチンを処方しているのと同じように、チモシンＢ４と同等または良好な作用をする予備刺激用のＦＤＡ認可薬を処方し常用してもらう。この投薬は、大きな心臓発作を起こす危険性のある患者に対しても使えるだろう。そうした患者はステントの調整をしに、あるいは狭心症発作を起こして、すでに病院に来ているからだ。患者の心臓にある前駆細胞は、予備刺激された状態で待機し、いつの日か心臓発作が起こったときにはすぐさま虚血組織に侵入して心臓が機能回復するのを助ける、という筋書だ。

ヒトの心臓はとてつもなく頑丈で信頼に足る臓器だ。あなたが八〇歳まで生きたとすると、心臓は、一定速度の強い収縮で血液を全身に送り届ける仕事を三〇億回することになる。だが同時に、心臓は自身の血液供給を二本の細い冠動脈から枝分かれした血管に頼っているという点で、きわめて脆弱な臓器でもある。これは、生物デザインを自然選択の要求に合わせる過程で進化が採用せざるをえなかった多くの妥協の典型例だ。しかし、そうした妥協について知れば知るほど、私たちはその知識を病んだ心臓を修復するための画期的な治療法に応用できるようになる。

それはさておき、心臓発作を起こした患者たちの真に粘り強い忍耐は称賛に値する。ダンカン・チゾームは二〇一四年、九〇歳にしてふたたび庭いじりができるようになり、仲間とゴルフコースにも出られるようになった。「ゴルフするのも少々骨が折れるようになりました。六ホールで充分ですね。仲間からは、そんなにたくさんゴルフクラブをもち歩く必要はないだろうと言われるのですが、私はハーヴェイ・スミスの真似をして二本指を立てるジェスチャーで返し、あいかわらずゴルフクラブを全部、もち歩いています」。バリー・ブラウンはマイアミに戻り、低所得者層のティーンエイジャーを一流選手に育て上げようと精を出している。

ピーター・ベリーはそうこうするうち妻を亡くし、そのまま自宅に残った。病んだ心臓のほかにもさまざまな重い病気を抱えながら、一人暮らしを続けた。彼は半年以内に三度の大手術を受け、生き延びた。心臓は二〇％しか機能しておらず、胃壁に傷があり、人工肛門をつけている。私が面会したとき、彼はめまいがして足元がふらつくからと言って、神経科医の診察予約を入れたところだった。「なぜまだ生きているんだ、と思っていらっしゃることでしょうね。正直に言えば、死にたいとまでは言いませんが、生きることに疲れています。外に出られないのが一番つらいです」とピーターは私に語った。ロンドン北部のウォルサム・クロスにあるピーターの家の裏手には、サイクリングロードが完備されたすばらしい自然保護区が広がっている。彼はまたそこを走りたくてたまらないと言う。残念ながら、彼の体は長くはもたず、二〇一三年のクリスマスの二日前に息絶えた。直接の死因は心臓関連ではなかったが、肉体としての心臓《ハート》が彼の人生の足を引っぱったのは間違いない。しかし、彼の心《ハート》はどんなときも変わることなく大きかった。

第7章　アルツハイマー病

ジェイミー・グレアムは六七歳で、身長一九三センチの立派な体格をしている。彼はイギリス、ウィルトシャー州の田舎家をあてどなく歩きまわり、ときおりヒューと音を立てて息を吐く。まるで、自らが陥った苦境を信じられないとでも言うように。あるときは、椅子に座って両手のあいだに頭をうずめたままにする。どうしようもない災難に、なんとか折り合いをつける方法を探しあぐねているように。

二〇〇三年以前、彼は世界を股にかけて活躍するＩＴエキスパートだった。二〇〇名の専門家を前にメモなしですらすらと演説し、多大な仕事量を苦もなく処理した。父親として子どもたちと過ごす時間を大切にし、だれとでも仲良くし、周囲を明るくした。日曜大工が得意で、熟達したギター奏者でもあった。よく響く声でビル・ヘイリー、ザ・エヴァリー・ブラザーズ、エルヴィス・プレスリー、ジョニー・キャッシュの歌を絶え間なく口ずさんだ。歌詞はすべて頭の中に入っていて、それぞれふさわしいアクセントでよどみなくメロディーにのせていた。妻のヴィッキーのことは一四歳のときから知っていた。ジェイミーはその声でヴィッキーの心を射止めた。「夫とは大人になってから再会しました。友人の結婚パーティーでギターを弾いていた彼の声に魅せられたんです。私たちは、冗談を言い合ったり、笑ったり。いつしか離れられなくなりました」とヴィッキーは語る。ジェイミーは、詩人パーシー・ビッシュ・シェリーの

「陽気な性質」そのもののような人物だった。「すばらしい父親で、頼りになりました。家族でアメリカ西部を旅行したときのことを思い出します。いつまでも続く荒野を古いワゴン車で走っていたとき、夫は想像力を全開にして怖いお話をしたんです。子どもたちは、いますぐ家に帰りたいと泣き出しそうになりました。夫はそこで大笑いをしてタネ明かししました。どんなときも遊び心を忘れない人でした」

ところがある朝、彼はパワーポイントを使った説明会で口ごもり、話の途中で頭の中が空白になった。やがて、約束の日を間違えて打ち合わせに出かけ、帰宅後にストレスと疲労の色を見せるようになった。些細なことに苛立ち、ぴりぴりし、すぐにかっとなった。ヴィッキーは、夫が物置小屋で簡単な作業をしくじった自分を責めているのを聞いたことがあった。「あの人は、ハンマーで釘を打つことも、ぬかるみにはまったトレーラーを引きあげることもできなくなりました」。車の運転もおぼつかなくなった。対向車が来ているのにその方向にハンドルを切ったり、環状交差点を抜けるためのヴィッキーの指示に従えなくなったりした。空間認識の能力が急速に失われているようで、助手席にいるヴィッキーはひやひやしっぱなしだった。

二〇〇三年、ジェイミーはまだ五〇代後半でロンドンの職を失ったが、必死の懇願により、その会社のアメリカにおける代理人としての仕事を三年という任期つきの契約で得た。一家は田舎家を賃貸に出し、コネチカット州に引っ越した。ところがジェイミーは、はりきって取引相手を開拓するどころか、毎日、パソコンでカードゲームをするなどぶらぶらして過ごした。ヴィッキーは夫を医者に診せたが、ストレスのせいだろうと抗うつ薬を出されただけで終わった。契約満了を待たずにイギリスに戻ることになると直感したヴィッキーは、その前に、音楽のメッカであるナッシュヴィルに夫を連れて行くことにした。「この機会を逃してはならない、と天の声を聞いたような気がしたんです。私はグランド・オール・オプリのステージでギターを弾く夫の写真を撮りました。エルヴィスがレコーディングしたスタジオにも行きました。夫はエルヴィスが歌ったマイクの前に立ち、エルヴィスが演奏したピアノ椅子にすわりました」

イギリスに戻ると、ジェイミーは永遠に晴れない霧に包まれたようになってしまった。まだ少しばかりギターを弾くことはできたが、後ろから逆さに読むことができるほど完璧に暗記していた定番の歌詞を思い出せなくなった。二〇〇五年、彼は愛する娘とあやうく仲たがいしそうになった。かつてなら喜々として取り組んだであろう娘の結婚式の準備が、彼にとって対処不能なストレスになっていたのだ。「夫が結婚式のことを何度も悪しざまに言うので、娘も私も混乱しました。どう考えても夫らしくない言動でした」。こうしたふるまいの理由を察したのは、精神科医をしている義理の娘のローズだった。ローズはジェイミーと庭に出て、いま何時かと尋ねた。ジェイミーは腕時計を見たものの答えられなかった。それから一年以内に彼はロンドンの病院に連れていかれた。脳のコンピュータ断層撮影にはまぎれもないアミロイド・プラークが映っていて、彼はアルツハイマー病と診断された。ヴィッキーはそのときのことをこう語る。「夫はその診断を聞いてから、いつもと変わらない二週間を過ごし、そのあと急に落ちこんで、ぼくは死ぬんだな、と言いました。そんなはずないでしょうと私は答えましたが、夫の脳が死につつあることは私にもわかりました」

ジェイミーはしばらくのあいだ、元気よくふるまった。二人は人づき合いも続けた。「夫は言葉に詰まると、アルツハイマー病なので、と弁明しました。そう聞かされた人々は、それでも充分に会話できることに驚いていました」。ヴィッキーはできるだけ夫を外に連れ出すようにした。音楽の催しにも、スキーにも出かけた。二〇一一年、ジェイミーはアルツハイマー病研究を支援するためのチャリティーで、幼馴染とグループを結成してテムズ川をボートで下った。その当時、彼はまだ、認知症患者がどんなことを感じているか、当事者として語ることができた。「自分が置き去りにされていくような感じです。頭の中に何かを思いついて、それをだれかに伝えようとします。でも、そうしようとしても、できません。アルツハイマー病とはそういうものです……おそろしくて……悲しいです」

ボート漕ぎの催しが終わると、ジェイミーの症状は急速に悪化した。彼の世界はどんどん縮小していった。文字を読むことも、スマートフォンやノートパソコンを使うこともできなくなった。以前の彼は射撃の名手だったが、ヴィッキーは安全のためジェイミーのショットガンを息子に預け、小火器取り扱い認可証を無効にした。運転免許証も取り上げた。ジェイミーは地元の散策グループのメンバーだった。軽度の認知症または認知機能障害の人々を集め、監督者をつけてウィルトシャー州の小道を散策するというグループだ。だが、それもやめざるをえなくなった。ジェイミーが一人で歩くと言ってきかず、また、なまじ腕力があるためグループリーダーの制止をふりきってしまうからだ。ジェイミーは以前は自転車で地元の村をまわって古新聞を集めていた。だが、彼が道路で自動車かトラクターと接触事故を起こしそうになったのをヴィッキーが見つけ、自転車を廃棄処分した。彼はヴィッキーといっしょにスーパーマーケットに行くこともできなくなった。他人のショッピングカートに商品を入れるような迷惑行為が頻発したからだ。テニスもやめた。トレーナーに向かってボールを叩きつけたり、ラケットを振り回したりするようになったからだ。

「夫は私に手を上げました。故意ではありませんでしたが、それでも彼ほどの腕力があれば、場合によっては怪我を負わされてもおかしくなかったでしょう。私はわっと泣き出し、〈私はあなたの妻よ、ヴィッキーよ、なんでこんなことするの?〉と訴えました。すると夫は私を抱きかかえて〈ああ、可哀そうなヴィッキー〉と応えたのです」。ジェイミーは、目の前でうろたえている人を見て共感を示すことはまだできる。だが、その原因をつくったのが自分だとは気づかない。

それでも、ふとした拍子に昔のジェイミーが戻ってくることがある。ヴィッキーはそれを、厚い雲のすき間からほんの一瞬、月が見えるような感じだと表現する。ある日、三年間会っていなかった友人とその妻がやってきた。その友人は一度脳卒中に倒れ、その後に歩き方と話し方を再学習しているところだという。ジェイミーはといえば、あいかわらず部屋の中を歩くばかりで友人を認識できなかった。四人は軽い散歩に出た。キッチンに戻ってきたとき、ジェイミーは友人を見て「あれまあ、ビルじゃないか」と声を上げた。ビルはうれしそうに見つめ返して、二人は抱き合った。ジェイミーはビルの姓まで思い出した。

「信じられないような出来事でした」とヴィッキーは言う。

妻たちが驚いたことに、男二人は互いを支え合うように肩を組んでよろよろと庭に出て行った。一方は言葉に詰まりながらで、もう一方は対話能力をほぼ失いかけているというのに、二人の姿はまるで会話に熱中しているようだった。この出来事は、よろこびと悲しみを一度に呼び起こした。「夫がビルのことを思い出したときは有頂天になりました。ビルが帰ったあともまだ覚えていて、〈久しぶり……いつから……〉というような言葉もひょっこり出てきて。つっかえていたものがぽろりと取れたような瞬間だったのです。でも、またすぐに厚い雲に覆われてしまいました」

かつて寛大で知的で流暢に話した人間が日々崩壊していくさまを見るのは悲しいが、アルツハイマー病の統計データを見るのもまた悲しい。アルツハイマー病患者は世界で三五〇〇万人と推定され、その年間医療コストは六〇〇〇億ドル以上とされている。患者はアメリカだけで五〇〇万人を超え、六八秒ごとに新規患者が増えている。アメリカの医療費は年間二〇〇〇億ドルを超え、私的なケアにもそれと同額の費用が投じられている。欧米の国ではどこも人々の寿命が延びているため、このままでは医療体制が崩壊するとさえ言われている。主要な統計機関はすべて、このまま効果的な予防法と治療法が見出されなければ二〇五〇年には患者数が三倍になるという不吉な予測データを出している。私たちは五〇歳以降、一〇年生きるごとにアルツハイマー病発症のリスクが二倍ずつ増えていく。

　進化生物学者はアルツハイマー病について、進化の観点からヒントを得られることはほとんどないだろうと考えている。この病気はたいてい六〇代後半以降の高齢になってから発症するからだ。たとえアルツハイマー病へのなりやすさを決める遺伝子があったとしても、生殖可能な年齢を過ぎてから発症するのなら、自然選択でふるいにかけられることはない。進化は、集団内の個人が繁殖に成功するかどうか、特定の遺伝子または遺伝子バリアントがその集団の未来世代に広まるかどうかで決まる。要は、進化は老年期の不具合には関心がないのだ。アルツハイマー病を引き起こす遺伝子の悪影響があとになって出ようが出まいが個人の繁殖成功には何の問題もなく、それどころか、その同じ遺伝子は若年期に生存と繁殖に寄与していて、老年期になってからの表面化する代償を相殺している可能性もある。したがって、もしそうした遺伝子があったとしても、それを排除するような選択圧がかかることはない。ある研究者の言葉を借りれば、「脳の腐敗を保護する進化圧はない」のである。

　それでも私は進化の知識が医学を変えると信じている。何が起こっているのかを追究する法医学的アプローチで、進化のメカニズムが何らかの影響を与えているのかどうかを調べたり、生理作用や代謝作用の構造から根本的な問いに切りこんだりすることは、たとえそれが病気のプロセスに直接関係のないことであっても無駄ではないと思っている。アルツハイマー病の研究はここのところ停滞しており、いまだ治療法は見つかっていない。現状で得られる唯一のケアは一時的な緩和にすぎない。私はこの章で、そうと知ってか知らずか進化の知見を利用してこの分野を活性化させようとしている研究者を、何人か紹介しようと思う。彼らの努力は、アルツハイマー病とはどういうものかという理論的な展望を与えてくれ、治癒の可能性に希望の光を灯してくれるだろう。だがその前に、これまでのアルツハイマー病研究において「アミロイド・カスケード仮説」なるものが生まれた経緯と、その後の進展について知っておいたほうがいいだろう。

アミロイド仮説とは

アロイス・アルツハイマーは、一九〇一年にフランクフルトの病院でアウグステ・データーという女性患者にこの病気を見つけた。アウグステは進行性認知障害、幻覚、パラノイアなど多くの精神科的症状を呈していた。しばしば意識が混濁し、「夫への狂おしい嫉妬」にかられた。一九〇三年、アルツハイマーはエミール・クレペリンが所長を務めるミュンヘンの王立精神科診療所に移った。クレペリンは、精神医学を生物学ベースにのせることに貢献し、二大精神病である躁うつ病(現在は双極性障害という)と早発性痴呆症(現在は統合失調症という)を見分ける一連の症状を記載したことで有名な人物だ。一九〇六年にアウグステ・データーが死亡すると、アルツハイマーはその脳をクレペリンに預けた。クレペリンはそれを組織解剖に出し、講義の中で、アウグステの脳には見たところ正常なニューロンに多数の原線維変化が生じていたこと、脳の皮質の上層に奇妙な材質の沈着(粟状の増殖巣)があったことを発表した。私たちは現在、その原線維はタウ蛋白質が高度にリン酸化したものだということを知っている。タウ蛋白質は、微小管と呼ばれるニューロン骨格に不可欠の建材だ。微小管は神経軸索に沿って必須分子を輸送する働きをしている。さらに私たちは現在、アルツハイマーが注目した粟状の増殖巣が、ベータ・アミロイド蛋白質が不溶性になったものの沈着、すなわちプラークであることも知っている。リン酸化したタウとアミロイド・プラークは以来、アルツハイマー病を定義する規範的な症状となっている。

クレペリンは大急ぎで、この新しい形の痴呆症状にアルツハイマーの名を与えた。彼がこれほど急いだ理由についてはいくつかの推測がなされている。クレペリンは精神医学を精神分析から分離させようと躍起になっていたからだという説もあれば、別の患者で似たようなアミロイド症状を見つけた研究所がほかにもあり、それに先を越されまいとしたからだという説もある。アルツハイマーは、いきなり押しつけられた名声に少し戸惑っていたとされている。そして一年後に自身の名で改めてアルツハイマー病を説明する論文を書いた。五六歳で死亡した痴呆症患者、ヨハン・ファイグルの脳についての報告書である。ファイグルは以前から精神科クリニックに入院していた。頻繁に道に迷い、ごく簡単な作業ができず、食事をとることへの意欲が失われ、自分で自分の面倒をみる力がなくなっていたからだ。興味深いことに、アルツハイマーはファイグルの脳に多数のプラークを見つけたが、原線維変化は見つけられなかった。アウグステ・データーの脳には顕著でアルツハイマー病の二大診断材料の一つとなっていた原線維変化が、ファイグルの脳にはなかったのである。

アルツハイマー病はまず、脳の底面にある嗅内皮質とそこに隣接する海馬（学習と記憶に関連する部位）を侵し、両部位のニューロンを大量死させる。つぎに、病気が大脳皮質の他の部位にまで広がると、ベータ・アミロイドのプラークがあちこちにできるようになり、脳は縮小し、脳室（脳の真ん中にあり、脳脊髄液で満たされている大きな空洞）が肥大する。

二〇〇五年、当時ハーヴァード大学医学大学院にいたルドルフ・タンジとラルス・バートラムは、アルツハイマー病をめぐるこれまでの科学をふり返ってこう語った。一九八〇年代以前の臨床医は、一般的な老衰と、神経変性疾患であるアルツハイマー病の識別を検死でしか確認できなかった。アルツハイマーが最初に記載した典型的なプラークと原線維変化が見つかれば、アルツハイマー病だったと死後診断していたのである。この病気の原因も進行も不明のままで、関与遺伝子を探す研究も無益に終わった。そんな折、一九八一年にミネソタ大学のレオナルド・ヘストンが、検死でアルツハイマー病と特定された個人一二五名のそれぞれの血縁者に、高い確率で認知症が発症していることを報告した。これは遺伝性のものと考えて間違いない。ヘストンはさらに同じ家系で、21番染色体の余分なコピー（トリソミー）が引き起こすダウン症候群も頻発していることを見つけた。ダウン症候群の患者は若くしてアルツハイマー病を発症する傾向があり、その脳には特徴的な病的状態が見つかる。

一九八四年、ジョージ・グレナーとケイン・ウォンが、あるペプチドを抽出・同定してベータ・アミロイド蛋白質と命名すると、この発見に引き続き、ベータ・アミロイドを生じさせる遺伝子が21番染色体に見つかった。ベータ・アミロイドの前駆蛋白質であるＡＰＰをコードするこの遺伝子は、ドミトリー・ゴールドバガー（現ニューヨーク州立大学ストーニーブルック校医学大学院）をはじめ、ルドルフ・タンジを含むいくつかの研究グループによって見出された。こうして「アミロイド仮説」が生まれ、以来、これがアルツハイマー病研究における有力なパラダイムとなった。その後の研究で、ＡＰＰ遺伝子に多くの変異が見つかった。そのどれもが早発型の家族性アルツハイマー病の発症リスクを高める変異だ。ほどなく別の二つの遺伝子、プレセニリン1および2の変異も見つかった。ＡＰＰはアルファ・セクレターゼという酵素で開裂されると非アミロイド生成物を形成する。だが、ベータ・セクレターゼで開裂され、さらにガンマ・セクレターゼで切断されるとベータ・アミロイドができる。プレセニリンはこの最終段階で作用する酵素複合体の小成分で、ＡＰＰからベータ・アミロイドに至る経路を完成させる。

アミロイド仮説は、遺伝的要因が強く働いている早発型の家族性アルツハイマー病に基づいたものだ。もしあなたが素因遺伝子の変異の一つをもっていれば、あなたはアルツハイマー病になるだろう。しかし、このタイプのアルツハイマー病は全診断症例のうちの一％にも満たない。大多数のアルツハイマー病は遅発型で散発的だ。家族に受け継がれることはないので、環境の影響が強く作用していると思われる。にもかかわらず、この分野の三大権威であるルドルフ・タンジ、ハーヴァードのデニス・セルコー、ユニヴァーシティ・カレッジ・ロンドンのジョン・ハーディは、つぎのような主張を崩さなかった。どんなタイプのアルツハイマー病でも最初のきっかけと悪化を促すのは神経毒素ベータ・アミロイドの脳内蓄積で、ニューロンの中でリン酸化したタウ蛋白質の神経原線維変化を促すのはベータ・アミロイドの生産と除去のアンバランスだ。したがって、アルツハイマー病に対する最善の対処はベータ・アミロイドの蓄積量を抑えることで、そのためにはアミロイドの生産を酵素で阻害する方法でもいいし、プラークが形成される前にアミロイドを除去するスピードを速める方法でもいい、と彼らは説いた。

この考え方は一〇年以上にわたり、アミロイド仮説をアルツハイマー病の治療薬開発の柱にするという製薬会社の研究方針の土台となってきた。そして、アミロイドの生産を減らすか、それを脳内から除去するスピードを速めるかする薬が開発され、その効果を検証しようとこれまでに二〇〇件を超える臨床試験が実施されている。莫大な資金がそのために投じられた。だが、これまでのところまだ一つも成功していない。

パトリック・マクギアとエディス・マクギアは経験豊かなアルツハイマー病研究の夫婦チームで、アミロイド仮説を前提にした薬剤開発に手厳しい批判を浴びせている。マクギア夫妻は二人ともすでに八〇代だが、いまも精力的にブリティッシュコロンビア大学で研究をしている。二〇〇三年におこなわれた初回臨床試験の一つに、AN1792というベータ・アミロイドへのワクチン療法があった。化学的アジュバントを付着させたベータ・アミロイドの断片で免疫系を刺激し、自身の体内でアミロイド抗体をつくらせようという試みだった。予備的なマウス実験では効果が証明されていたが、ヒト試験は途中でいきなり中止となった。被験者の六%に死亡、脳卒中、脳炎が出たからだ。八〇名の被験者を追跡調査すると、病気の進行を止める効果もタウ蛋白質を除去する効果も認められなかった、とマクギアらは言う。

この試験で使われたワクチンは、アミロイド経路の最終酵素ガンマ・セクレターゼを標的にするよう設計されていた。この方法が効かないとわかると、つぎにバピネオズマブとソラネズマブというベータ・アミロイドを標的とした別の薬で、数千人の患者を集めた大規模試験が実施された。だが、タウおよびリン酸化したタウの減少はいくらか認められたものの、全体としては、ベータ・アミロイドの除去に関しても認知機能の改善に関しても効果のないことが証明された。セマガセスタットという別のガンマ・セクレターゼを標的にした薬を使った国際的な大規模試験は、薬剤投与群に皮膚癌や感染症の有害事象が出るなど、プラセボ群より悪い影響が出たため中止となった。その後の研究開発は、APPを標的とするのではなく、アミロイドへの経路にある別の酵素、ベータ・セクレターゼ（別名BACE1）を標的とする阻害剤へとシフトした。マクギアらによれば、この方法も初回結果からすでに期待はずれだったという。そこで一部の製薬会社は、ベータ・アミロイドの脳への集積から原線維変化とプラーク形成に至る過程を阻害する薬剤を開発した。しかし、ベータ・アミロイド分子の凝集と原線維形成を阻害すると見込まれたトラミプロセートに効果はなく、ベータ・アミロイド中和剤であるシロ・イノシトールも高用量では患者を殺し、低用量ではなんら効果を示さなかった。それでもなお、多国籍製薬業界はさらに多大な資金を投じて新世代の酵素阻害剤とアミロイド拮抗剤の臨床試験を推し進めている。アミロイド仮説は理論を治療に書き換えられないという予想外の壁にぶち当たっている、とマクギアらは言う。

マクギアらによれば、問題の一つは、これらの試験に参加した患者が進行したアルツハイマー病だったということだ。すでに脳が広範囲にやられており、薬剤が奏功するのを期待するには遅すぎたのではないか。病気のごく初期の段階で試せれば役に立つかもしれないが、脳にベータ・アミロイドの蓄積がはじまるのは、患者に認知症状が現れて診断が下される二〇年も前だ。ジェイミー・グレアムがそうであったように、物忘れや気分変動、日常生活への支障が出るころには、アミロイドとタウはすでに蓄積していて、無数のシナプスが破壊されており、治療の介入余地は少ない。病気はもはや不可逆的で制止不能な状態になっているのだ。

現在進行中のいくつかの大規模試験は、ベータ・アミロイド生産に関与する酵素をコードする遺伝子に変異を有する個人の集団（コホート）を抽出し、アミロイド・カスケード仮説を検証している。エリック・ライマンが率いるアルツハイマー病予防先進団体は、コロンビアのメデジン近郊に、プレセニリン1に同じ変異を有している家系集団を見つけた。これらの家系ではアルツハイマー病の症状が早期に（五〇代で）出現する。研究者らはこの家系集団を対象に、一方のグループに新しい単クローン抗体のクレネズマブを症状が出る前に投与し、ベータ・アミロイドの生産を早期に阻止することが病気の予防につながるかどうかの試験をしようとしている。

優性遺伝性アルツハイマーネットワーク（ＤＩＡＮ）試験も同じような方向性だ。こちらは、プレセニリン1、プレセニリン2、ＡＰＰのいずれかの優性変異を有した個人のグローバル・コホートを抽出し、一方のグループに酵素作用を阻害する薬剤を投与している。早期の予防措置でアルツハイマー病の発症を遅らせたり止めたりできることを期待しているのだ。これらの試験でアルツハイマー病の予防法が見つかれば、それはそれでいい話だ。逆に効果がないとわかれば、ベータ・アミロイドとそれを生産する酵素を標的にするのは見当違いだということになり、別のアプローチにシフトすべき根拠となる。さらなる問題は、これらの試験はどれもアルツハイマー病のうち一％しか占めていない早発型に焦点を当てていることで、試験で良好な結果が出ても遅発性のアルツハイマー病には役に立たない可能性がある。では、アミロイド阻害療法が失敗だった場合、それは充分に早期からはじめなかったからなのだろうか？　それともアミロイド自体がアルツハイマー病の根本的な原因物質ではないからなのだろうか？　アミロイドは真の原因というより結果だという可能性はないだろうか？

アミロイド仮説には疑問と矛盾がありすぎる、とマクギアらは言う。まず最初に、アミロイドに毒性があるのかどうかが明確でない。アミロイドがニューロンを死滅させるとしているラボ実験は、たいてい脳にあるアミロイドの一〇〇万倍もの濃度で実験している。つぎに、認知力に問題がないまま八〇代後半で死亡した人に検死をすると、およそ二五％にかなりのプラークや原線維変化が見つかる。アミロイド病変の拡大と病気の進行は相互に無関係だ。家族性アルツハイマー病に見つかるアミロイド過剰生産の遺伝子変異を人工的に組みこんだマウスモデルでは、アミロイド沈着が増えてもニューロンは減らないこと、タウに神経原線維変化は起こらないことが数多く示されている。さらに、アミロイド沈着はアルツハイマー病に特有な症状ではない。交通事故で脳傷害を受けたり、ボクシングの試合でパンチを食らったり、戦場で傷を負ったりすればアミロイドの量は急増する。パーキンソン病、ピック病（前頭側頭型認知症）、レビー小体型認知症（ニューロン内にアルファ・シヌクレインその他の蛋白質が集まる病態）でもアミロイドは沈着するし、重度のＨＩＶ感染や脳炎、ライム病などの脳症、狂牛病で知られるプリオン病、その他各種の脳毒素による障害でもアミロイドはたまっていく。何より、アミロイド・プラークとタウ原線維変化が存在していても、脳に相当の炎症が同時に存在しなければアルツハイマー病にはならない。アルツハイマー病の発症には、やはり免疫系が関与しているように思われる。

脳の中の自然免疫系細胞

スー・グリフィンはアーカンソー大学の教授で老年医学の研究をしている。彼女が若き研究員だった一九八〇年代、免疫学において脳は「免疫特権臓器」だという理解が一般的だった。中枢神経系は身体の免疫系とは完全に別物だ、という考え方である。だが、彼女自身はそんなはずはないと疑念を抱き続け、テキサス・サウスウェスタン大学医学大学院のロジャー・ローゼンバーグから、病んだ脳のプラークにはニューロンと共にミクログリアとアストロサイトという細胞が散在していると聞いたとき、少しも驚かなかった。そのころ、ミクログリアはニューロンに支持構造と栄養を提供している細胞だと思われていたが、グリフィンは、ミクログリアがマクロファージ（自然免疫系のゴミあさり細胞）に酷似していることに気づいていた。ミクログリアもマクロファージも病原体を飲みこみ、インターロイキン1など炎症促進伝達物質のサイトカインを分泌し、免疫反応を刺激するからだ。グリフィンはこう語る。「ローゼンバーグの話を聞いてすぐに思いました。このミクログリアがインターロイキン1をつくっていて、別の細胞にも何か働きかけをしているのだろう。別の細胞というのはアストロサイトで、この二つの細胞は傷ついたニューロンに働きかけて修復を試みているに違いない、ってね」

グリフィンは、ニューロン修復メカニズムの一つとして、損傷またはストレスを受けたニューロンがミクログリアにインターロイキン1を放出させ、それによりアストロサイトを刺激してＳ１００（別の溶解性炎症促進サイトカイン）を放出させているのではないかと仮説を立てた。インターロイキン1とＳ１０0は事実、アルツハイマー病患者の脳で増えていることが確認されている。彼女は研究を進めるため、ダウン症候群の人を早発型アルツハイマー病患者のモデルに設定した。ダウン症候群の人は、ＡＰＰ遺伝子が位置する21番染色体に余分なコピーがあるためそうでない人に比べてＡＰＰの生産量が多く、中年期前半で脳にアルツハイマー病のようなプラークと原線維変化が出現する。ところが、グリフィンは、Ｓ１０0とインターロイキン1がダウン症候群の赤ん坊の脳に大量に放出されていることを発見した。プラーク形成に先立つ何十年も前にさかんに放出されているということは、それらのサイトカインはストレスを受けたニューロンから放出されていることを意味する。案の定、彼女らが早発型アルツハイマー病に散在するプラークを詳しく調べたところ、プラークの周囲には、Ｓ１００とインターロイキン1を放出するミクログリアとアストロサイトが見つかった。

グリフィンは、この初期の研究を発表したときの苦い記憶を思い出す。アミロイド仮説の支持者が多数を占める神経科学界で、さんざんに叩かれたのだ。彼女の書いた論文は「ナンセンス」という指摘だらけで突っ返された。その当時は、ニューロンのストレス、ニューロンの修復、その後のアルツハイマー病に関連性があるということ自体、疑われていたからだ。それならと、彼女はＡＰＰ遺伝子の分離に成功した科学者の一人であるドミトリ・ゴールドガバーになんとか連絡をつけ、その関連性を確認した。アミロイド仮説の支持派は、こんどは怒り狂った。「ゴールドガバーと私の研究はうまくかみ合いました。私のしたことが彼の発見を意味のあるものにし、彼のしたことが私にＡＰＰとインターロイキン1の関連性を与えてくれたからです。もちろん、アミロイド仮説の支持者たちはまだそれを認めようとしません」。ゴールドガバーは「マイ・ストーリー――アルツハイマー病アミロイド遺伝子の発見と21番染色体へのマッピング」と題する小論で、一九八〇年代にすでにアミロイドとインターロイキン1の関連性を確立していたと述べている。「われわれはAPP遺伝子の発現量が炎症マーカーのインターロイキン1によって増加することを見出し、APPの過剰発現が環境の影響により生じている可能性を示した。事実、炎症はアルツハイマー病の主要な特徴であり、脳内のインターロイキン1の増産により生じる」

グリフィン自身も、炎症とタウの関連性を明らかにした。タウは神経軸索を走る微小管を安定させるのに欠かせない蛋白質だ。彼女はラットを使って、インターロイキン1がリン酸化反応を促す酵素p38を増やすことで、脳にリン酸化したタウを増産させている事実を示してみせた。これは、アルツハイマー病患者の脳のニューロンにリン酸化したタウが高レベルにあることの証明になった。関連性がつながった。

マクギア夫妻によると、炎症がアルツハイマー病に関与していることは二〇〇一年にやっと認知されるようになった。「末梢免疫反応における主要媒体として定義された各種分子が、アルツハイマー病の脳にも高濃度で存在していることがわかったのです」。このことは、アルツハイマー病に神経炎症性の要素があることのみならず、当時としては驚くべきことに、脳に常駐している細胞が炎症促進型サイトカインとその受容体や補体など幅広い免疫分子や炎症分子の源泉であることの証拠となった。補体とは、抗体とマクロファージが病原体を破壊する能力を支援または補完する小蛋白質群のことを言う。補体は末梢循環で膜侵襲複合体（MAC）を形成する。MACは外来細菌や外来ウイルスの外膜をこっぱみじんに吹き飛ばして死滅させる。これは自然免疫系の重要な働きの一つだ。

グリフィンは、脳内の炎症はアミロイド蓄積に先立つもので、ストレスを受けているニューロンに対する反応だろうと考える。マクギア夫妻は、脳内の炎症は一部の症例においてアミロイドとタウ蛋白質の蓄積に対する反応だろうと考える。「活性化したミクログリアが引き起こす炎症反応は、病気の進行に合わせて時間をかけて増えていきます。これまでに開発された疾患修飾薬はどれも役立たずで、このまま炎症の中心的役割を考慮せずに開発を続けても、これからも役立たずなものしかできないでしょう」と三人は主張する。

ところで、一九八〇年代から九〇年代にかけての多数の研究が炎症と自然免疫系をアルツハイマー病の主原因であることを示唆していたのに、なぜその逆の考え方、つまり脳の炎症を減らせばアルツハイマー病を改善できるのではないかという考え方は無視され続けてきたのだろう？　じつのところ、アスピリンやイブプロフェンなど非ステロイド系抗炎症薬（ＮＳＡＩＤ）にプラスの効果があるという確かな証拠は、多数の遡及研究から出ている。かつて一九九四年に、ジョンズ・ホプキンス大学のジョン・ブライトナーは一卵性双生児（共にアルツハイマー病の素因変異を有しながら互いに異なる年齢で発症した双子）を対象にした研究を発表した。双子のうち発症が数年遅れたほうは、認知症関連とは別の炎症性疾患の治療のために長年ＮＳＡＩＤを服用していたことが明らかになった。彼はその後、高齢者を対象にＮＳＡＩＤの効果を調べるためのＡＤＡＰＴという臨床試験を実施した。グリフィンによると、ブライトナーはアスピリンを使おうとしたが、倫理委員会の医師らから止められた。患者に「出血の恐れ」があるからとの理由で、代わりにナプロキセンとセレコキシブという当時市場に出たばかりのＮＳＡＩＤを使うよう説得されたという。悲しいかな、これらの薬剤には不本意な副作用があったため、この臨床試験は早々に中止された。しかし、症状が出る前に二年間ナプロキセンを服用すればアルツハイマー病の発症を減らせるという暫定的な結果は得られた。

ブライトナーの研究からほどなく、アルツハイマー病と診断された七四名と年齢性別を合致させた対照群二三三二名を比較する研究が、ロッテルダムでおこなわれた。被験者がこれまでに何らかのＮＳＡＩＤを服用した履歴があるかどうかは、かかりつけ医のカルテから抽出された。その結果、ＮＳＡＩＤの服用期間が長いほどアルツハイマー病の発症リスクが低くなることが見出された。ＮＳＡＩＤを六か月以上服用していると、リスクは半分以下になる。アメリカでは退役軍人を対象にした大規模な遡及研究が実施された。アルツハイマー病になった五万名と、そうでない二〇万名とで比較したのだ。その結果、イブプロフェンを五年以上服用してると、リスクは半分以下になることがわかった。グリフィンはすぐさま、この研究結果はＮＳＡＩＤの予防効果を示す強力な証拠ではあるものの治療法ではないこと、この病気はそんなに簡単に避けられるものではないことを注意喚起した。事実、進行したアルツハイマー病患者にＮＳＡＩＤを投与する臨床試験では効果が示されなかった。予防には役立っても治療には役立たないのだ。グリフィンは、ＮＳＡＩＤ療法の可能性に対する研究に関心が集まらない理由を、アスピリンやイブプロフェンなどの市販薬では製薬会社が儲からないからだろうと考えている。もし、ＮＳＡＩＤが人口の一〇％でアルツハイマー病を遅らせたり、軽減させたり、消したりできれば、それで浮く医療費は年間何十億ドルにもなるのに、とグリフィンは嘆く。

アルツハイマー病における炎症の役割はその後も脇に追いやられたままだったが、遅発型アルツハイマー病への三件のゲノムワイド関連解析（ＧＷＡＳ）の結果が二〇〇九年、二〇一〇年、二〇一一年に相次いで発表されると風向きが変わった。うち一件の研究はフランスのフィリップ・アムイエルらが、残りの二件はカーディフ大学のジュリー・ウィリアムズが計画した。ゲノムワイド関連解析とはその名のとおり、ある病気の経過に関連しそうな遺伝子をヒトゲノム全体から探す研究だ。数千人規模の参加者を集めて解析すれば、遺伝子と病気の関連性を統計的に割り出すことができる。アルツハイマー病の研究コミュニティにとっては衝撃的なことに、これらの高度に補完的な研究から遅発型アルツハイマー病に最も関連性の高い遺伝子として、二つの遺伝子グループが浮かび上がった。免疫系に関する遺伝子グループと、コレステロール代謝に関する遺伝子グループだ。

免疫系遺伝子にはつぎのようなものがあった。CR1は、自然免疫系における補体蛋白質のカスケードを調節する蛋白質である補体受容体1をコードする。クラスタリンは、炎症と免疫力に関与している。PICALMは、マクロファージ(脳内ではミクログリア)のような自然免疫系の細胞がゴミや病原体を飲みこむプロセスに関与していると考えられている。BCL3は炎症の調節に、HLA-DRB1は外来蛋白質の免疫細胞への提示に、MS4A2は抗体への受容体に、SERPIN-B4は免疫反応の変調に関与している。ほかにも多くの遺伝子が、免疫系の主要な組織適合性複合体に関係していた。コレステロール代謝遺伝子には、APOEエプシロン4というアポリポ蛋白質遺伝子のバリアントがあった。これは遅発型アルツハイマー病のリスク因子として既知のもので、病気の発症リスクを一六倍も高めるとされている。

アミロイド仮説の擁護者たちを驚かせたのは、ゲノムワイド関連解析で浮上した遺伝子ではなく、むしろ浮上しなかった遺伝子のほうだったとウィリアムズは言う。「アルツハイマー病を引き起こすのはベータ・アミロイドかタウだと信じてきた人にとっては、まったく説明のつかない結果でした。遅発型アルツハイマー病に共通する遺伝子をどれだけ調べても、APP遺伝子もタウ遺伝子のMAPTも、BACE1やプレセニリンさえも、関連性を示す直接的な証拠は見つかりませんでした。これらの遺伝子に関するバリアントは一つも関係していなかったのです」

遺伝子を調べれば調べるほど免疫に関係する遺伝子が多く見つかり、それらがアルツハイマー病を引き起こす主要因である可能性を強める、とウィリアムズは説く。ゲノムワイド関連解析を境に免疫に対する見方が決定的に変わった。免疫系は、（マクギアらが仮定しているように）脳にアミロイドとタウがあると受動的に反応するだけでなく、アルツハイマー病の進行において能動的な役割を果たしている。もっと視野を広げないといけない、と彼女は言う。私たちはあまりに長いあいだ、アミロイドとタウという狭い範囲だけを見てきた。家族性の早発型アルツハイマー病に見つかる遺伝子は、大多数を占める遅発型アルツハイマー病とは何の関係もない。アミロイドを低減させる薬剤をどれだけ開発しても病気の改善につながらなかったのはそのためだ。

「アミロイド仮説のすべてが間違っていると言っているわけではありません。そこまでは私にもわかりません」とウィリアムズは言う。「でも、すべてをアミロイドとタウのレンズを通してしか見ていなかった私たちの姿勢は間違っていたと思います。別のレンズを使ってこの病気を見る必要があります。脳にたくさんアミロイドをためていても、何の問題もなく生きている人がいることを思い出してください。この病気にはアミロイドとタウ以上のものがあるのです。私たちがこれから目を向けるべきなのは、自然免疫と神経炎症の分野でしょう」

　ニューロン間のアミロイド・プラークと、タウ蛋白質の原線維変化がアルツハイマー病を起動させるという考え方は、日に日に懐疑的に見られるようになってきた。アミロイドとタウは、病気の進行過程で排出されるがれきのようなものかもしれない、とグリフィンは言う。アルツハイマー病はアミロイドの病気ではなくニューロンの病気だ。この取り違えは、自動車産業において原因と結果の取り違えをしたことで有名な「エアバッグ原因説」と同種のものだ。事故調査員らは、事故を起こした自動車はどれもエアバッグが搭載されていたが、通常運転中は安全に収納されたまま一度も膨らんだことがなかったという調査結果から、事故の原因はエアバッグの突然の膨張であるとの結論を導き出した、というのである。

長年アミロイド仮説に満足せず、アルツハイマー病を発症させる真の原因を見出そうと努力してきた研究者の小集団は世界各地に多くある。彼らの研究活動はこれまで何十年も光を浴びることなく、年中資金不足で、ときに嘲笑に遭い、事実上わきに追いやられてきた。そうした研究者に自らを進化生物学者と名乗る者はいないと思うが、彼らは意識的にせよ無意識にせよ、進化学者と同じ視点でアルツハイマー病の疑問に取り組んでいる。脳の自然免疫系の正常な働きとはどんなものか？　脳が血液脳関門によって身体の他の部位に侵入した病原体から守られているというのなら、なぜ免疫系が脳の中で活性化しているのか？　そもそも何がニューロンに損傷を与えているのか？　アミロイドは脳の中で何をしているのか？　アミロイドは単に脳代謝の病的な副産物にすぎないのか、それとも脳の機能において何らかの正常な生理的役割をもっているのか？　アミロイド仮説が崖っぷちに追いつめられ、アルツハイマー病の薬剤治療が行き詰まっているいまこそ、スポットライトの向きをアミロイドとその周辺から別の角度に変えてみるべきだ。アルツハイマー病の研究をもっと広く満足のいく土台の上にのせれば、この病気への解決策をめざす研究は、いまより迅速に、確実に進むだろう。

炎症を抑える薬を試す

ブライアン・ロスは現在七〇代前半だ。かつてはイギリス陸軍航空隊の上級エンジニアとして、設備保全チームの統率や新技術の導入に尽くしてきた。ガゼルの名で知られるフランスのヘリコプターをイギリス軍に導入するための調達と調整に奔走したこともある。二〇〇四年に引退すると、ほぼ同時に軽度の認知障害が出るようになった。彼は近ごろアルツハイマー病と診断され、抗炎症薬のエタネルセプトを使う臨床試験に参加した。エタネルセプトは関節リウマチの症状を軽減するために使われる薬だ。妻のマリーは、ブライアンの記憶に変調をきたした日のことを鮮やかに覚えている。夫はキッチンの棚を修理しようとしていて金属ブラケットが必要だと気づいた。二人は車に飛び乗り、近所の大きなホームセンターに行った。「店に入ると、夫は私を振り返って〈この店に来たことあったっけ?〉と尋ねました。〈何度も来てるでしょ、さあ、早くブラケットを買いましょう〉と答えると〈ブラケットって、なんのことだ?〉と言うんです。夫は困惑しきっていて、私は背筋がぞくっとしました。家を出るときまで正常だった夫が、いきなりそうでなくなったのを目にしたのですから」

マリーは自分のかかりつけ医に夫のことを相談した。サザンプトン大学病院を紹介され、ブライアンはそこで認知検査と脳スキャン検査を受けた。早発型認知症の兆候が見つかった。以来、認知症の初期に病気の進行を止めるのに使われる薬、アリセプトを飲み続けている。「そのとき医者から言われたのは、夫の脳が縮小しつつあり、あいた空間に液体がたまっているとのことでした。その後、詳しい話は聞いていません。むずかしい話はよくわかりませんでしたし、詳しく聞いたからといって私たちにできることは何もなかったからです」

それから一〇年、病気は進行し、ブライアンにはできないことが増えてきた。車の運転はまだ大丈夫だが、どうしたら目的地にたどり着くことができるかを思い出せなくなっている。「妻から買い物リストを渡されて、買い物することはできるんです。ただ、スーパーマーケットにたどり着けないだけで」と彼は冗談まじりに言う。頭の中で道順を思い描けないのだ。テレビでドキュメンタリー番組を観て楽しむことはできるが、番組が終わって半時間もすると内容をすべて忘れてしまう。かつて好きだった読書はやめた。

途中まで読んだところが思い出せなくてイライラするからだ。「夫は新聞を読んでいる途中で面白い記事を見つけたら、私のために読み上げてくれます。でも一五分ほどすると、さっきとまったく同じ記事を、さも新しく見つけたように読み上げるのです」とマリーは言う。家の内外での日課もどんどん困難になってきた。ブライアン自身は認めようとしないが、ヒューズ交換のようなこれまで何百万回もしてきた作業ができなくなっていることを、マリーは見逃さなかった。「先日、夫が探し物をしていたので〈コートのポケットに入れたままなんじゃないの〉と言いました。夫が〈コートはどこだ〉と聞くので、〈洗濯室にあるわ〉と答えると、〈洗濯室ってどこだ〉と言うんです。そのことで混乱した夫は〈ぼくはどうなってるんだ〉と言いながら頭を抱えてしまいました」

マリーにとって最も心が痛むのは、ブライアンが過去の大切な出来事を忘れるようになっていることだ。二人で共に過ごした宝物のような思い出が、ブライアンにとってはもう思い出でなくなっている。だが、元軍人のブライアンは家の中に引きこもるようなことはしない。二人は毎日かならずランチか散歩に出かけると決めている。ブライアンは地元の聖歌隊二つに入団し――聖歌隊員の仲間の名前が思い出せなくても――思う存分に歌っている。「私はいつも闘う姿勢を崩しませんが、そのせいで怒りっぽくなり、あとで落ちこみます。もうやめよう、どこにも行きたくない、と思うこともありますが、それでも闘わずにいられないのです。自分らしく生きるためにはね」とブライアンは言う。

ブライアンはこうして、抗炎症薬エタネルセプトの臨床試験に有志参加することになった。薬の効果が評価されるのはまだ先になる。この試験は、サザンプトン大学で生物学的精神医学の教授をしているクリーヴ・ホームズが発案したもので、背景にある理論はこうだ。軽度の感染症または急性の感染症にかかると、あるいはアテローム性動脈硬化症や糖尿病、関節リウマチなど消耗性の炎症状態を有していると、全身の血流で炎症促進型サイトカインの濃度が高まり、それが脳にも伝わって脳内でも炎症反応が起こる。はじめの感染が脳のミクログリアに反応の仕方を教えると、つぎの感染または軽度の慢性炎症が過大な炎症促進反応を引き起こしてニューロンを傷つける。それがアルツハイマー病の原動力になる、という考え方である。

ホームズがこの考えに至ったそもそものきっかけは、一九九〇年代初期にアメリカで聞いたパトリック・マクギアの講義だった。そのときマクギアは、炎症とアルツハイマー病の関係が気になると語った。「当時はみな、脳のアミロイド蓄積だけに注目していて、それ以外のことはすべて重要でないとみなされていました。私はその講義のあと、炎症こそが最も重要なことではないかと思いました」。マクギアの講義では脳内に限定された炎症のことしか触れられなかったが、ホームズは末梢性炎症にも関係がありそうだと思った。彼は臨床医で、感染症によって症状が悪化するように見えるアルツハイマー病患者を大量に診てきたからだ。末梢性炎症はアルツハイマー病の経過に何らかの影響を与えているのだろうか？

ほどなく、ホームズにヒュー・ペリーから電話があった。ペリーは実験的神経病理学の部長としてオックスフォード大学からサザンプトン大学に移ってきて、マウスモデルを使った一連のプリオン病（狂牛病）研究に取り組んでいた。ペリーは、人工的にプリオン病に罹患させたマウスにリポ多糖類を与えていた。リポ多糖類は現実の細菌において外被に提示される物質なので、末梢性の細菌感染を模した状態となる。プリオン病ですでにニューロンが相当量減っているマウスを「疑似感染」状態にさせると、プリオン病が本来の進行度合いより悪化することがわかった。ひょっとすると、アルツハイマー病患者も軽度の炎症で悪化するのではないか、とペリーはホームズに尋ねた。ホームズはそうだろうと答えたが、その答えを裏づける文献を大急ぎで探したものの見つからなかった。

二人は共同研究をすることにした。まず数名の患者を対象に、血中サイトカインを測定し、面談でこれまでの感染症履歴を尋ねた。関連性があるように見えたため、二人は研究資金を得て、三〇〇名を対象に大規模調査を実施した。「すべてのデータを分析しているとき、ふと、ヒトは実験動物とは違うことに気づきました。高齢者はすでに多数の炎症性疾患を抱えています。実験対象として純粋な状態ではありません。それでも、新たな感染症の攻撃を受けます」とホームズは言う。つまり、現実には二つのことが起こっているということだ。まず、高齢患者の多くは心臓病や動脈疾患、糖尿病など軽度の炎症を持続させている。そして、その軽度の炎症があるところに不定期に急性感染症がやってくる。ホームズとペリーは、慢性的な炎症性疾患を抱える人は健康な人に比べてアルツハイマー病の悪化傾向が四倍高くなることを見出した。炎症性疾患のうえにさらに明白な感染症の病歴があると一〇倍になる。

ホームズとペリーはこれらの結果から、末梢の炎症と感染が炎症促進型サイトカインの血中濃度の上昇を通じて脳とコミュニケーションしていることを確信した。しかし当時は、ドーパミンやセロトニンのような神経伝達物質以外のものに脳が反応するなどと言おうものなら、あるいは免疫系が脳に直接「話しかけ」て脳の化学作用とふるまいに影響を与えるなどと言おうものなら、完全に異端扱いされた時代である。彼らの発見は、主流派の神経科学のへりにすらひっかからないほど外側にあった。「精神神経免疫学は当時、社会的に除外されている分野でした。神経免疫学者と名乗るだけでも、人々からは怪しげな神経学者かいかがわしい免疫学者だろうと思われるんですよ。おまけに、頭に〈精神〉という言葉までついているんですから」とペリーは冗談まじりに言う。

ところが、ペリーはフランスでの科学会議で偶然、この「怪しげな科学」のヨーロッパ第一人者であるロベール・ダンツァーに出合った。ダンツァーはペリーに、三〇年前に提唱された疾病行動と呼ばれる進化理論について話した。感染や被毒から回復しようと戦っているときの、発熱や衰弱、動物の冬眠に相当する行動の関係を説明する理論である。一九八〇年代前半に疾病行動理論を提唱したのは、カリフォルニア大学デイヴィス校の獣医学者、ベンジャミン・ハートだ。「熱性感染症の発病時に動物とヒトに共通して見られる行動パターンは、不活発、気分低下、食欲不振、毛づくろいの減少である」とハートは論じた。「病んだ動物とヒトのこうした行動は、不適応反応でも衰弱の結果でもなく、ウイルスや細菌による感染症と戦うのに有効な発熱対応を最大化するための進化的な戦略だ。病んだ個人は生と死の前線にあり、その行動は生が死に打ち勝つための総力戦なのだ」

ハートは、マシュー・クルーガーによる一九七〇年代の研究を引き合いに出した。クルーガーはこう主張した。病原体はたいてい宿主の体温よりも低い温度を好むため、動物界では古代から発熱により体温を上げて感染症と戦うという適応法をとってきた。だがこの適応法は同時に、眠気、気分低下、食欲減退、水分摂取量の減少を通じて動物の活動を激減させる。体内の貴重なリソースを発熱の燃料にまわしてしまうからだ。クルーガーは、ウサギを意図的にパスツレラ・マルトシダ菌（肺病を引き起こす病原体）に感染させた。下熱剤を与えて体温を下げてやったウサギは、何もせず発熱したウサギよりも死亡した割合が高かった。同じ原則はすでに一九三〇年代にヒトに用いられていた。それを実施したユリウス・ワーグナー＝ヤウレックは、その功績が認められてのちにノーベル賞を受賞する。抗生物質が発見される前の時代に、ワーグナー＝ヤウレックは神経梅毒患者をマラリアに感染させて治療できることを見出した。マラリアは高熱を引き起こすことで有名だ。感染させるのに選ばれたのはキニーネにとくに弱いことがわかっていたマラリア原虫だ。マラリアによる高熱で梅毒を鎮静化させたあと、キニーネでマラリアを退治する。この発熱療法は淋病の治療にも拡大され、ペニシリンが登場するまで性行為感染症に唯一効果的な治療法であり続けた。

ハートは、炎症促進型サイトカインとしてインターロイキン1、腫瘍壊死因子アルファ、インターロイキン6の三つを見出した。これらのサイトカインはマクロファージなどの免疫細胞を病原体のいる現場に集結させながら、同時に発熱を生じさせる。この「内在性発熱物質」は体の温度調節機能をリセットするため、動物もヒトも周囲は適温なのに寒さを感じ、血液を末梢部位から中心的な臓器に集め、体毛を逆立て、体を丸め、暖を求めて巣穴やベッドにこもる。彼は、この急性反応――発熱誘導、食欲喪失、眠気の亢進――は中枢神経系、具体的にはインターロイキン1を含む脳の神経要素によって調節されているようだと語っている。脳のミクログリアが関与しているのを予知していたということだ。

ダンツァーは、末梢での感染シグナルがどのように脳とコミュニケーションして眠気や引きこもり、食欲喪失、疲労、関節の痛みを引き起こすのかをつまびらかにして、ハートの理論をバージョンアップした。「サイトカインは末梢で生じた感染の情報を脳に伝えます。サイトカインのこの作用は従来型の内分泌ルートで血流にのるか、あるいは求心性の迷走神経ルートで直接、神経に伝わるかします」とダンツァーは言う。ダンツァーはクリーヴ・ホームズとヒュー・ペリーに向かってうなずくと、こう述べた。「疾病行動を感染性微生物への宿主の適応反応だとすると、新たな疑問が出てきます。この急性の適応反応が、引き金となった原因一式に不釣り合いなほど大きかったり長引いたりした場合にはどうなるのだろう、という疑問です。じつはこうした状態はさまざまな炎症性慢性病で実際に起こっています」。ダンツァーは、疾病行動の反動が不適応となりがちな二つの病気として、慢性うつ病とアルツハイマー病の名を挙げた。

末梢での感染と炎症がサイトカイン濃度を上げ、脳に炎症を起こし、ニューロンを傷つけ、やがてアルツハイマー病になるというホームズとペリーが立てた仮説に、疾病行動理論は進化の背景を与えた。ゆっくりと慢性病が続いていても、たまに感染によるシグナル急増がある以外は劇的なことが起こらなければ、病気の兆候に気づくのは困難だと彼らは考えている。無関心や無気力、人づき合いの減少など認知症に付随する症状の多くは疾病行動と重なること、そうした症状は慢性的に低レベルのサイトカインを出している患者に顕著であることに、臨床医でもあるホームズは心当たりがあった。ホームズは現在、軽度の認知障害患者を追跡調査している。五年経つと、半分はアルツハイマー病を発症し、もう半分は発症しない。彼はその二グループで、慢性的なストレス、子どもや配偶者の死のような悲劇的な出来事、長期にわたる失業、身体的な病気、重度の感染症、慢性痛などがアルツハイマー病の経過に関係するかどうかを観察している。彼は患者に、生活上の出来事を詳細に日記につけておくよう頼んでいる。そしてその報告を定期検診のたびに、血中コルチゾール、炎症性サイトカイン、認知低下の測定値と照らし合わせている。

ブライアン・ロスが参加したエタネルセプトの試験は、この考え方の延長にある。エタネルセプトは、炎症促進型サイトカインの一つである腫瘍壊死因子アルファに効く拮抗薬で、関節炎を緩和する。この薬で末梢循環の炎症シグナルを劇的に下げれば、脳の炎症シグナルも減るのではないかと期待されている。ごく最近、エタネルセプトをアルツハイマー病の発症前から投与すれば発症を阻止できることを示す研究が二件続けて報告された。ホームズはその知らせに手ごたえを感じている。

アルツハイマー病の下地

六〇代になるとアルツハイマー病の発症リスクが高まるのはなぜなのだろう？　この問いに、ホームズは性ホルモンの関与を考えている。男性におけるテストステロンと女性におけるエストラジオールが減りはじめると、炎症は増える。脳でも慢性的な軽度炎症反応が生じるが、正常な負のフィードバックを促すほど大きな反応ではないため静かにくすぶり続ける。すると反応性酸素分子が生じ、それがニューロンを傷つけて死滅させ、ベータ・アミロイドの生産を促す。では、ホームズが立てたモデルのどの時点で、アミロイド・プラークと原線維変化は出現するのだろう？　ホームズは自分の頭と私の頭を指さして言った。「私たちの脳の中ですでにはじまっています。いまごろ、ミクログリア細胞に、慢性的な軽度の炎症反応の一つとしてベータ・アミロイドが少しずつ蓄積しているかもしれません。ミクログリア細胞に、続発性の炎症に対して過剰反応するよう教育しているかもしれません。そうやって、少しずつできていくのです」

ペリーも同意する。問題が表面化するのは、疾病行動という適応・進化に即したホメオスタシス（恒常性維持）のプロセスから不適応なプロセスに切り替わったときで、そのとき脳のミクログリアは負のフィードバックという厳格な制御から逃げ出す。「脳にある自然免疫系の細胞を厳格に制御しているのは、そうすべき理由があるからです。逆に言うと、制御できなくなれば危険な状態になるということです」とペリーは言う。ミクログリアは脳の外から補充されるのではなく、その場で代謝回転するため、過去のすべての傷害に対する記憶のようなものを保持することが可能だ。どんな傷害を受けてどんな反応をしたかは個人個人で異なり、そうした固有の体験と記憶がアルツハイマー病へのなりやすさを決める。ミクログリアが「下準備される」という考え方は、試験管内実験で裏づけられた。マクロファージをサイトカインにさらしたあと、いちどその刺激を洗い流して、もう一度さらすと過大な反応が生じることが示されたのだ。

ホームズとペリーが立てたアルツハイマー病モデルは、当時スイスのバーゼル大学にいたイレーヌ・クヌーセルとディミトリエ・クリスティッチのマウス研究で確かな支持を得た。彼らの研究は――もしヒトにもあてはまるなら――とてつもなく早い時期にアルツハイマー病の下地ができることを示唆していた。

クヌーセルは、ウイルス感染を模したポリI－Cと呼ばれる物質を妊娠後期のマウスに注入した。すると、マウスの胎児の脳は慢性的に炎症性サイトカインが高い状態になり、生後もニューロンが充分に成長・発達しない。その子マウスは成人期になると、海馬（学習と記憶をつかさどる部位でアルツハイマー病と深く関連している）のＡＰＰおよび分解産物の一部が著しく増えていることがわかった。また、ミクログリアが海馬で活性化していること、海馬ニューロンでリン酸化したタウ蛋白質が増えていることから、神経細胞の結合部であるシナプスが機能不全になっている可能性も考えられた。当然ながら、そうしたマウスは空間認識記憶を調べる迷路テストで成績不良だった。クヌーセルとクリスティッチはこう結論づけた。「出生前に免疫系を刺激されるだけで病的状態が生じ、アミロイドの増加、タウのリン酸化、認知障害がゆっくりと進行する。これは脳がアルツハイマー病になりやすい状態になることを示している」

胎内でポリI－Cに曝露させたマウスが成体になってから、ふたたびポリI－Cを与えると（成人期に全身性感染症にかかった状態を模すと）、興味深い結果が出た。ミクログリア、とりわけ海馬のミクログリアのサイズと形態に多様な変化が出現したのだ。これはミクログリアに下地ができたことを示唆していた。さらに、もう一つの脳内免疫細胞であるアストロサイトが傷ついたニューロンのまわりに異常なほど移動して蓄積していた。ポリI－Cに二度曝露させたマウスはそうでないマウスに比べ、アミロイド・プラークが顕著に見られた。とくに顕著に見られたのは前梨状皮質と嗅内皮質で、そこはヒトのアルツハイマー病で最初に異変が生じる領域だ。クヌーセルとクリスティッチは、アルツハイマー病の包括的なマウスモデルを作成した。物事の順序はつぎのように起こる。感染→脳内で炎症→ミクログリアとアストロサイトの過大な反応→ニューロンの傷害→ニューロン内でリン酸化したタウの蓄積→ニューロン間でアミロイド・プラークの蓄積。古典的なアミロイド仮説はその逆で、アミロイド経路にある遺伝子の変異がＡＰ

Pの代謝を上げ、ベータ・アミロイド、リン酸化したタウ、神経炎症を増やすという考え方だった。クヌーセルらが立てた遅発型アルツハイマー病アニマル・モデルは、因果関係の矢印がアミロイド仮説とは完全に逆向きだ。最初の原動力は炎症で、それがニューロンを変性させ、ベータ・アミロイドとリン酸化したタウを増やす。

アルツハイマー病研究で警告的な標語があるとすれば、「あなたが発見した最新の遺伝子が最新であるあいだだけ、あなたは賢い」だろう。この言葉はルドルフ・タンジにもあてはまる。一九八六年に家族性アルツハイマー病を引き起こす一連のAPP遺伝子変異が発見されたとき、タンジの研究室はそのプロジェクトに参加しており、彼自身、アミロイド仮説の強固な擁護者であり続けた。しかし、その彼もここ数年は立場を軟化させ、炎症の役割を理解する姿勢を見せている。これまで見てきたように、アルツハイマー病発症のカギを握っているのは免疫細胞の一種であるミクログリアのふるまいのようだ。最近、CD33とTREM2という二つの遺伝子が、ミクログリアに作用しアルツハイマー病の発症を予防または促進させていることが明らかになった。タンジの研究室はいち早く、CD33が脳内で果たしている役割を解明し、アルツハイマー病が発症するとCD33の発現量とそれがつくり出すミクログリアの数が増えることを見出した。炎症反応の一環としてサイトカインを生産するミクログリアは、脳における自然免疫系の「ゴミあさり」細胞でもあり、細胞デブリ（残骸）や、傷ついたり死滅したりしたニューロン、ベータ・アミロイドをむさぼり食う。これは食作用と呼ばれるプロセスで、健康的なミクログリアはこうしてアミロイド・プラークの蓄積を阻止している。だがタンジは二〇一三年、ベータ・アミロイドの最も強毒なタイプを貪食するミクログリアの食作用プロセスを、CD33自身が抑制したり調節したりしていることを見出した。タンジらはその逆が真であることも見出した――CD33が欠損しているマウスのミクログリアはアミロイドの貪食プロセスを増やし、ミクログリアの生産量を減らすようなＣＤ33の変異はアルツハイマー病を防いでいたのである。

ユニヴァーシティ・カレッジ・ロンドンのジョン・ハーディの研究室に所属しているリタ・ゲレイロは、ミクログリアの機能に関与する二番目の遺伝子、ＴＲＥＭ２を発見した。この遺伝子はＣＤ33と反対の効果を有している。ＴＲＥＭ２の発現は、ミクログリアに細胞デブリとベータ・アミロイドの貪食を促す。と同時に、ミクログリアが炎症シグナルに過剰反応するのを抑え、炎症促進型サイトカインの生産を減らし、炎症を抑える方向に働く、つまりハウスキーパー的なふるまいに落ち着かせる。「ＴＲＥＭ２とＣＤ33は陰陽シグナルのようなものです」とタンジは説明する。「ＣＤ33がアップするかＴＲＥＭ２がダウンすると、またはその二つが同時に起こると、ミクログリアはアミロイドの除去作業をストップします。ミクログリアは炎症シグナルに反応し、フリーラジカルとサイトカインの生産を開始します。ハウスキーパーのようなふるまいをやめ、軍隊の兵士のようになります。神経毒性をもつようになると同時に食作用の働きを止めてしまうのです」

アルツハイマー病を阻止するカギはミクログリアを良性状態に保つことだ、とタンジは主張する。良性状態とは、炎症が少なくアミロイドの除去がうまくいっている状態をいう。さらに、ＣＤ33とＴＲＥＭ２のふるまいが示すように、あなたが最終的にアルツハイマー病に屈するかどうかはあなたが自然免疫遺伝子のどんなバリアントを保有しているかに左右される。たとえプラークと原線維変化が蓄積していても、脳が穏やかな状態でありさえすれば心配することはない。逆に脳の免疫系が過剰反応すれば、認知症への坂道を転げ落ちることになる。

アルツハイマー病の進化的背景は、最近になって、もうひとひねりが生じた。ベータ・アミロイドはＡ

PPの酵素分解でできる受動的な副産物というより、脳の自然免疫系における能動的なメンバーであることが判明したのだ。タンジは数年前、アルツハイマー病に関する文献に出てくる自然免疫遺伝子の長々としたリストを眺めていたときのことを思い出す。それは金曜の夜で、ハーヴァード大学の研究棟はビール解禁タイムになっていた。タンジは冷えたコロナビールを手に隣のオフィスに入り、後輩のロブ・モワールに声をかけた。「自然免疫遺伝子が出てくるわ、出てくるわ、いったいどうなってるんだろう」とタンジが言うと、モワールは関心を示し、ちょっと見せてくれと答えた。モワールは以前、細菌と一部のウイルス、菌類、原生動物に対して有効な古い分子を調べていたことがある。そうした分子はまとめて抗菌ペプチドと言われており、動物界全体に存在している。ヒトはそのうちの一つ、LL－37しか保有していない。モワールは、ベータ・アミロイドとLL－37の類似点を四ページにわたるエクセル・シートに整理した。LL－37はアミロイドと同じように凝縮して、オリゴマーという分子と不溶性ポリマー原線維でできた小さな塊になることがある。

LL－37は強力な抗菌物質だ。ベータ・アミロイドが同じようにふるまうのかどうか好奇心に駆られたモワールは、ステファニー・ソーシャと組んで実験をしてみた。口腔や爪、性器に感染症を引き起こす真菌の一種であるカンジダや、細菌性病原体の大腸菌、リステリア菌、腸球菌、そして細菌性髄膜炎を引き起こす数種の連鎖球菌（肺炎連鎖球菌を含む）に、ベータ・アミロイドをさらしてみたのだ。その結果、これらすべての病原体にベータ・アミロイドが抗菌作用を発揮していること、ときにはLL－37よりも強い殺傷力をもつことが判明した。ソーシャとモワールは二〇一〇年に『プロスワン』誌に論文を発表した。ただこの研究は、発表時こそ同分野の研究者に衝撃を与えたが、その後どこからも追試がなされず、現在はほぼ忘れ去られている。とはいえ、モワールは研究を続けている――まだ論文を出していないだけで。

「ロブ・モワールは慎重派で、発表までにとことん時間をかけるタイプの研究者なんです」とタンジは言う。「私の役目はそんな彼の尻を叩くことです。現在、三本の論文に相当するデータが集まっているので、それを一本の大きな論文にして提出するよう勧めています」

モワールによる最初の実験は、培養液下でヒトのグリオーマ細胞を使ったものだった。ベータ・アミロイドを発現するよう遺伝子組み換えしたグリオーマ細胞と、通常の「野生型」グリオーマ細胞を、それぞれ酵母菌にさらしたところ、アミロイドを産生する細胞のほうは酵母菌にまったく感染していなかった。走査型電子顕微鏡で調べると、アミロイドは原線維の小塊に凝縮して(モワールはこれをナノネットと呼んでいる)、酵母菌を捕捉していた。そして銅のような活性金属と相互作用し、酵母菌を攻撃する有毒なフリーラジカルを大量に放出していた。フリーラジカルは酵母菌の細胞膜に穴をあけて破壊する。

つぎの感染モデルには線虫(C・エレガンス)を使い、同じように酵母菌にさらしてみた。「走査型電子顕微鏡で覗くとかなりむごたらしいものが見えます」とタンジは言う。「酵母菌は線虫にとりつくと、映画の『エイリアン』のように線虫の腸を破って外に出てきます。酵母菌は線虫を内側から殺すのです」。だが、アミロイドをつくるよう遺伝子組み換えされた線虫は無傷だった。

彼らはいよいよ、遺伝子組み換えしたマウス株での実験に乗り出した。家族性アルツハイマー病患者にアミロイドを蓄積させることで知られるAPPとプレセニリンを発現する変異を組み入れたマウスの脳の海馬に、サルモネラ菌を注入するという実験である。変異を有していない野生型のマウスは数日で死亡したが、アルツハイマー病型マウスは二倍長く生き延びた。進化は、ベータ・アミロイドをヒトの脳における強力な抗菌媒体として使ってきたということだ。ただ、病原体を閉じこめて死滅させるほどのベータ・アミロイドの強毒性は、一方で傷害性の副作用をも生む。何かの拍子にアミロイドがニューロンを攻撃しはじめたら、それを止めるすべはない。

ここまでの話から、読者のみなさんにはこんな疑問が浮かんでいることだろう。「そもそも脳は、堅固な血液脳関門で感染から守られている臓器のはずだ。それなのに、アルツハイマー病につながる壊滅的なニューロン損傷を引き起こすような感染防御装置を、進化はなぜ設計したのだろう?」。その答えを知る前に、まずヒトの脳で進化したメカニズムの例をもう一つ紹介しておこう。それもまた、アルツハイマー病の下地となる副作用を有している。

ヒトの脳の進化

私たちの脳は生誕前から小児期にかけて急成長し、勢いよく数を増やすニューロンがシナプスで互いに結合し、複雑なネットワークを形成する。これは過剰成長につながる。ニューロンとその相互結合が増えすぎて余剰をきたすのだ。だが過剰になった分は思春期に選択的に刈りとられ、適切で有効な神経回路に落ち着く。その過程で能力不足のシナプスは破壊される。こうした神経可塑性は成人期になっても続くことがわかっている。「使うか、失うか」の原則に従って、あまり利用されていない不活発な神経回路は刈りとられ、活発な神経接続は強化される。進化は脳の自然免疫系を、この「シナプス剪定《せんてい》」に使ってきた。

不必要な細胞デブリと外来病原体をタグづけして、マクロファージに認識させ貪食させるのに、補体蛋白質のカスケードが循環系で働いていることは以前も述べた。脳でも同様に、この補体カスケードが自然免疫のプロセスにかかわっている。それだけではなく、発生中または損傷時に幹細胞から新しいニューロンをつくること、ニューロンを脳の適切な位置に移動させること、シナプスを剪定することにも深くかかわっている。脳のリモデリング中に補体が破壊すべきシナプスを覆うと、まずミクログリアが、遅れてアストロサイトもやってきて、そのシナプスを飲みこみ破壊する。つまり、シナプスはまず補体蛋白質C１qでタグづけされ、それが細胞デブリの表面蛋白質と作用してC３を形成する。ミクログリアはC３受容体でこれを認識して破壊行動を開始する、というわけだ。

ハーヴァード大学のベス・スティーヴンズと彼女の元同僚で現スタンフォード大学のベン・バレスは、このプロセスは成人期以降にふたたび目覚めることもあると考えている。アルツハイマー病の症状が表面化する何十年も前から不健康なシナプスの破壊とニューロンの減少がはじまるのは、このプロセスが目覚めるせいではないかというのだ。体細胞の大半は、強力な阻害物質で武装して補体からの不必要な攻撃を防いでいる。だが、ニューロンにはそうした阻害物質が備わっていない。ニューロンは、補体の作用とミクログリアの攻撃を選択的に受け入れるよう進化してきた。そうでなければ人生最初期に必要な剪定ができない――これがのちに、病気につながる補体まで受け入れざるをえないアキレス腱になるとしても。

バレスは先ごろ、C１qが年齢とともに三〇〇倍にも蓄積することを見出した。その大半はシナプスにとどまっており、活性化してシナプス除去を開始するには二番目の引き金が必要となる。では、何が二番目の引き金になるのだろう。明らかな例として脳の外傷がある、とバレスは言う。外傷は自然免疫系を過剰活動状態にさせる。おまけに頭部外傷は、一時的に血液脳関門を開かせ、末梢由来の補体を、血流に侵入した病原体も含めて脳内に引き入れる。全身感染も二番目の引き金になるようだ。バレスとその同僚らは、末梢感染のあとアルツハイマー病患者の認知機能が低下することを示したホームズとペリーの研究に強く引きつけられている。末梢感染は脳のミクログリアとアストロサイトに下準備をさせ、その後にC３を増産させてシナプスを消失させるというバレスらの仮説に合致するからだ。バレスらは、実験動物にリポ多糖体を注入し、末梢感染または全身感染を模した状態にさせてみた。するとC3の生産が劇的に増えていた。この補体主導の神経変性はとてつもなく人生早期にはじまる、と彼らは考えている。患者に認知力低下の症状が何年も現れないのは、シナプスが破壊されてもそれを補充すべく新しいシナプスがせっせとつくられているからだ。補体の火が燃え広がり、シナプスの補充が追いつかなくなってはじめて、認知機能障害が出現する。

では、外傷または末梢感染が脳に大量の補体を生産させる引き金になっているとすると、特定のシナプスを標的にするよう誘導しているものは何なのだろうか。最も有力な候補はベータ・アミロイドだ。シナプスは恒常性維持のための制御をつねに受けている。シナプスと神経網を横切る神経インパルスの往来になんの制限もなかったら、活動過剰を引き起こし、私たちは発作かけいれんを経験することになるだろう。逆方向で言えば、学習と記憶は特定のニューロン網を横切る神経インパルスの長期的な伝達を頼っている。この現象は長期増強と呼ばれている。私たちは現在、ニューロンで生産されたベータ・アミロイドが長期増強を悪くする負のフィードバックの大部分を占めていることを知っている。タンジは、もしこのデリケートなフィードバック機構を何かが乱したら、たとえばニューロンにベータ・アミロイドが蓄積したら、それによって障害されたシナプス間の往来は、障害されていない往来より悪くなり、ミクログリアに「その不良シナプスを片づけろ」という合図を送るのではないかと考えている。

タンジの作業仮説はこうだ。ベータ・アミロイドは正常な生理的濃度にあるとき、脳の保護分子として二重の役割を果たしている。「あなたが頭を怪我したと仮定しましょう。頭部外傷です」と彼は説明する。「急性反応の一環として損傷部位でベータ・アミロイドの濃度が上がると、二つのいいことがあります。まず、アミロイドはグリッドを閉じてネットワーク活動を中止するか弱めるかしてくれます。もう一つは、血液脳関門が開いて病原体が脳に侵入してきたとき、同じ分子、つまりベータ・アミロイドが病原体と戦ってくれます。このことから私たちは、ベータ・アミロイドはこの二つの目的を果たすための急性期用蛋白質として進化したに違いない、と推論しました」

タンジは、こうした急性期の防御蛋白質としてのベータ・アミロイドの進化は、まさに進化論者の言う「拮抗的多面発現」だと考えている。若いときにあなたを生かすものは、歳をとってからあなたを殺す原因になる。「いまを生きよ、つけはあとで払え」である。ベータ・アミロイドを蓄積させるものは何であれ、制御不能になるリスクを有している、とタンジは言う。事実、ジョセフ・ロジャーズは一九九二年の時点ですでに、ベータ・アミロイドが補体C１qに結合し、それを活性化させ、補体カスケードの最終病的産物である膜侵襲複合体（ＭＡＣ）を生じさせていることを明らかにした。ＭＡＣはどうやら、不良なニューロンを攻撃して徹底的に傷つけておいて、ミクログリアとアストロサイトを呼んで片づけさせているらしい。

シナプスとニューロンのネットワークがどう機能して、ＡＰＰとＡＰＰ代謝産物の全メンバー（ベータ・アミロイドを含む）にどれだけ頼っているかについては、二〇～三〇年も前から多くの良質な研究がなされていた。にもかかわらず、それらはすべてアミロイド仮説によって闇に葬り去られていた。たとえば、一九九一年にＲ・Ｄ・テリーは劇的なシナプス消失がアルツハイマー病の重症度と相関性があることを明らかにしている。彼の研究グループは正常な高齢者とアルツハイマー病患者の脳剖検組織から皮質シナプスを数える技術をいち早く開発しており、心理測定法による知能検査の成績と、アルツハイマー病のプラークおよび原線維変化の密度のあいだにはごく弱い相関性しかないが、シナプスの密度とは強い相関性があることを見出した。テリーはこの経路を発見した功績により、一九八八年にポタムキン賞を受賞している。ほかの研究者たちも、APPはシナプス形成とシナプス強度の調整に必要であること、標準状態においてAPPの大多数はアミロイド経路に向かわず、アルファ・セクレターゼという別の酵素で開裂されて非アミロイド生成物のファミリーを形成することを明らかにしていた。非アミロイド生成物はニューロンを保護するのに欠かせない物質で、ニューロンの興奮を抑え、神経軸索の成長と分岐を統制している。

ベータ・アミロイドはひじょうに複雑で多面的な物質だ。脳だけでなく全身に存在している。南カリフォルニア大学老年学教授のカレブ・フィンチによれば、ベータ・アミロイドの機能は古くからある創傷の治癒と炎症に対する進化メカニズムの一部ではないかという。免疫記憶、特定のTリンパ球の生産、標的設定で成り立つ獲得免疫系を獲得するよりもはるか昔から、ベータ・アミロイドは働いていたというのだ。炎症は動物界の初期の系統からあり、昆虫や甲殻類、環形動物、棘皮動物を含む無脊椎動物にも広く見られる。なぜヒトだけが、プラークや原線維変化、ニューロン消失といった神経変性をともなうアルツハイマー病を発症させるのかはいまもって不明だ、とフィンチは言う。なぜ脳には獲得免疫系がなく、代わりに自然免疫系の古参メンバー（ベータ・アミロイドや補体など）が脳の建造と防御という新しい仕事に転用されているのかという疑問に対しても、まだ納得のいく説明は出てきていない。そうした転用のせいで、脳は人生後半に不必要なリスクにさらされることになった。進化によるその場しのぎのやっつけ仕事には、ずっとあとになって壊滅的な結果がもたらされることがある。

さらにはこんな警告まで出た。カタニア大学のダニエラ・プッツォは、ベータ・アミロイドを、形状と濃度しだいでジキルにもハイドにもなる分子だと評している。低濃度のときは良性で、学習と記憶の長期増強にはきわめて有益に働く。高濃度のときは、長期増強を抑制してシナプスが過度の興奮で傷つくのを防ぐ。だが高濃度のまま持続すると、シナプス間の往来を下げすぎることになり、シナプスを弱め、その生存を脅かす。このようなベータ・アミロイドの生理的な調節機能を考えると、つねにアミロイドの生産を抑えるような投薬計画はアルツハイマー病を予防するどころか害をもたらす恐れがある、というのだ。

感染症原因仮説の浮上

アルツハイマー病とは何かについて、ここまでのところをまとめるとつぎのようになる。まず、何らかの機能不全がシナプスに生じる。それが脳の脆弱な領域全体に広がり、シナプスとニューロンが大量に消失し、認知力が低下し、やがてニューロン間のアミロイド・プラークの沈着とリン酸化したタウ蛋白質の原線維変化が見つかる。アルツハイマー病との診断が下される。精神の混乱や日々の生活における障害が増え、やがて死に至る。私たちはおおむね、従来の考え方を覆した。最初にはじまるシナプス消失のきっかけについては、さまざまな説が提唱されている。頭部外傷（おそらく血液脳関門が破裂して病原体が脳に入りこむ）、正常な老化（血液脳関門の効力が衰える）、感染の末梢シグナル（脳に交信する際、ミクログリアに「何か悪いことがやってくるから気をつけろ」という警報が鳴る）などだ。しかし、アルツハイマー病の始動とニューロン損傷のそもそもの誘因として、明らかであるにもかかわらず明言を避けてきたことがある。それは、細菌やウイルスその他の病原体による脳の長期感染状態がアルツハイマー病の出発点である、という考え方だ。ソーシャ、モワール、タンジは抗菌蛋白質としてのアミロイドの役割を説いた論文の中で、中枢神経系の感染症としてクラミジア・ニューモニエ、ボレリア・スピロヘータ、ヘリコバクター・ピロリ、または多数のウイルスを指摘した研究を引き合いに出している。それでもなお、この「感染症原因仮説」はアルツハイマー病をめぐるあらゆる推測のうち最も異論の多い説の一つであり、この説の支持者は異端者扱いされてきた。だが、生物学の基礎原則に立ち戻れば感染症原因仮説に注目すべき点は多々あり、避けては通れないというのが私の考えだ。そのため、この章の最後に、その根拠となる研究の概略を紹介しておきたい。

ブライアン・バリンは、フィラデルフィア大学整骨医学センターの病理学、微生物学、免疫学、法医学の教授だ。彼はアルツハイマー病研究をとりまく政治学に憤慨している。「有名なラボはどこも製薬会社とつるんでいるんです」とバリンは言う。「製薬会社はそうしたラボのトップたちを集めて顧問にしています。顧問は製薬会社に〈答えは、かくかくしかじか。あなたの研究資金を投じなければいけないのは、かくかくしかじか。アミロイドの研究資金を出してくれれば薬剤開発用の標的をいくらでも提供いたします〉とささやきます。一方、私たちのような弱小ラボは、生物学を土台にして研究に取り組んでいます。生物学のロジックからすると、アミロイド説が理にかなっていたことはこれまで一度もないのです」

感染症原因仮説の実証例は数十年前から研究者たちの目前にぶらさがっていた、とバリンは指摘する。HIVウイルスが血液中の白血球にのっかって、血液脳関門をくぐり抜けて脳に入ることは、広く認められている。HIVは脳に入るとミクログリアとアストロサイトに急速に感染する。するとミクログリアとアストロサイトは炎症促進型サイトカインその他の毒素を放出し、皮質、とくに海馬の皮質を横切るニューロンを破壊する。HIV認知症が感染症の結果であることは既知の事実で、実際、この症状に有効な抗ウイルス薬が利用可能になってからはHIV認知症の拡大にブレーキがかかっている。

バリンの研究チームは、細胞内に棲む細菌で肺炎の主原因であるクラミジア・ニューモニエを調べてきた。バリンはかなり前から、アルツハイマー病でまっ先に現れる症状に嗅覚障害があるという事実に着目していた。嗅覚受容体のすべてが位置している鼻上部の裏層は、ウイルスや細菌にとって神経系に侵入する理想的な入口だ。そこでは死滅した細胞や瀕死の細胞が、九〇日ごとという短い周期で新しい細胞に入れ替わっている。それに加えて、鼻の上皮はつねに大気中の毒素や微生物から攻撃されていて、副鼻腔炎の炎症にもさらされている。そもそも上皮は侵入物を通しやすいうえ、クラミジアはサイズが小さい。クラミジアは鼻の神経から簡単に侵入し、脳の嗅球まで行き、そこから内嗅皮質などアルツハイマー病に関係する脳の部位に到達するのではないか、とバリンは考えている。クラミジアにとってはこれが脳への一番の近道だ。その神経経路に実際に微生物が存在することを、バリンはヒトおよび鼻に微生物を接種した動物モデルで実証してみせた。

試験管内実験で二番目のルートも確認された。ＨＩＶが選んだのとまったく同じ経路でクラミジアは脳に入るのだ。トロイの木馬方式で白血球にのっかって行くクラミジアに、免疫系は手出しができない。脳より先に肺に達した場合は、肺の毛細血管にいる白血球に拾ってもらえる。クラミジアはいったん脳に入ったら、ミクログリアとニューロン、アストロサイトに広がり、侵入者発見のサイトカイン・アラートを発動させる。その警報に応えてさらなる白血球、おそらくすでに感染ずみの白血球が脳に集まる。そう、「二番目の襲撃」である。このとき生じる感染と炎症がアミロイドを刺激し、視覚測定可能なアルツハイマー病の病変を生じさせる。このルートによればアミロイドは原因ではなく結果だ。感染したニューロンが死滅すると、クラミジアは細胞外の脳組織に漏れ出る。バリンの研究チームはこのルートを、電子顕微鏡、クラミジアの代理物質（細菌外被から採取したリポ多糖体分子など）、特異抗体を使って同定した。クラミジアはその後もさらなるミクログリアとニューロンに感染し続ける。

バリンはニューヨーク大学のアンジェラ・カマーらの歯科研究にも注目している。カマーによれば、若い人に多いプラーク誘発型の歯肉炎は治療可能だが、重症の歯周病は不可逆的で高度に炎症性があり、結果的に歯を失うことになるという。歯周病は歯肉線から深部の結合組織へと広がり、やがて潰瘍性の深いポケットに発展する。ポケットの中には細菌、白血球、マクロファージ、T細胞とB細胞、各種のサイトカインとケモカインがぎっしりつまっている。五五歳以上のアメリカ人の少なくとも半数は慢性歯周炎を有していて、それが血液中にある脳とコミュニケーション可能な炎症促進型サイトカインの尽きることなき源泉となりうる。さらに、アクチノバチルスやタンネレラ、ポルフィロモナス、トレポネーマのような微生物はそれ自体が血流に入りこむことがある。これまでのところ、研究結果にいくつか不一致が見られるものの、スピロヘータの一種であるトレポネーマ・デンティコラが、脳に隣接する三叉神経節に見つかった。別の研究では、アルツハイマー病の脳の大多数にトレポネーマが見つかった（対照群ではほとんど見つからなかった）。カマー自身も、アルツハイマー病患者群に歯周細菌の抗体を多く見つけている。カマーはいまのところ結論を保留にしている。彼女がしてきた研究はサンプルサイズが小さく、原因と結果の区別が完全についていていないからだ。だからこそ、関連性を確かめるための大規模な長期研究が必要だと訴えている。

アルツハイマー病を引き起こす感染症の候補として信頼を得るには、その微生物がときおり見つかるのではなく、幅広く見つかることを証明しなければならない。バリンの研究チームは、高齢者の血清サンプリングをおこない、高齢者の七〇〜九〇％にクラミジア・ニューモニエの陽性反応が出たこと、六五歳以上で認知力が低下している人では大多数の白血球がクラミジア・ニューモニエに感染していることを見出した。ここで大きな疑問にぶつかる。その微生物はすでに脳に入っているのだろうか？

マンチェスター大学のルース・イツハキは、マシュー・ウォズニアックらと共に、アルツハイマー病と単純ヘルペスウイルス1型（HSV－1）の関連性について調べてきた。HSV－1は再発性の口唇ヘルペスの原因となる潜在ウイルスだ。彼女は、アルツハイマー病に侵された脳の領域が、記憶の消失と認知障害を引き起こす希少疾患である単純ヘルペス脳炎に侵された脳の領域と同じであることから、何か関連性があるのではないかとひらめいた。口唇ヘルペスの場合、ウイルスは爆発的に増殖したあと、三叉神経の枝をつたって三叉神経節に退却する。三叉神経節は頭蓋骨内側の、硬膜にある空洞に位置している。ウイルスはここで休眠しているが、一定期間におよぶストレス、新たな全身性感染症、加齢などが免疫系を弱らせると、免疫系はウイルスを神経節に閉じこめておけなくなり、もう一度ウイルスの大増殖が起こる。三叉神経節は、脳幹とその近くにある側頭皮質につながっている。

オレゴンでは、メルヴィン・ボールらが一九八二年からＨＳＶ－１の働きについて調べてきた。つい最近の論文に、アルツハイマー病のことが「脳細胞から脳細胞へウイルス感染のように広がる」と書かれているのを彼は見つけた。その論文の著者らは言葉のあやとして「感染」という表現を使っただけで、著者ら自身はリン酸化したタウがニューロンからニューロンへと伝わるだけだと思っていた。だが、ボールはウイルス感染を信じている。細胞内におけるリン酸化したタウの原線維変化は、フォークにからめとったスパゲティに似ている、と彼は言う。それを物理的に伝えるニューロン間の高速道路があるとは思えない。必要なのは銃弾で、その銃弾にあたるのがウイルス、つまりＨＳＶ－１だ、とボールは言う。三叉神経節は脳の辺縁系中心部に近接しているため、ウイルスが神経節を出て移動するとすれば、末梢に移動して唇に出るより先に辺縁系中心部に移動して脳に出るはずだ。ボールは、北米人口のほぼ九〇％は三叉神経節にＨＳＶ－１を保有していると考える。アルツハイマー病による死亡者の脳を七〇体解剖し、そのうち六七体にＨＳＶ－１を見つけたからだ。彼の研究チームの一人は、病変の漸進的な拡大を同定した。この現象を最善に解釈するなら、ニューロンからニューロンへとウイルス感染が拡大していたことになる。

ボールは熟練した病理学者だ。パーキンソン病患者ではウイルスが神経原線維変化の引き金になっていることが広く知られており、希少疾患の全脳炎でも原線維変化した神経細胞から麻疹ウイルスゲノムが検出されている、と彼は指摘する。彼は、一四年前から進行性認知症を患ったのちに死亡した八七歳の男性の脳の顕微鏡写真を撮影したことがある。写真には、原線維変化をともなう衰弱した脳幹ニューロンを、ミクログリアの集団がとりかこんで貪食しているようすが示されていた。脳がウイルスに感染したときミクログリアがこのように包囲攻撃をするのは典型的な現象で、既知のこととして受け入れられている。イツハキとボールの主張は、ミネソタ大学のマクシム・チーランによる獣医学研究によって裏づけられた。チーランは単純ヘルペスを感染させたマウスモデルでウイルスが三叉神経節から脳に入ることを確認した。彼は、活性化したミクログリアが感染領域に集まり「長期間くすぶり続ける炎症」が生じることに気づいた。感染マウスに迷路テストを施すと、空間記憶が失われていた。これはヒトのアルツハイマー病の初期における空間見当識障害に相当する。自宅への帰り道がわからなくなったり、駐車場に置いた自分の車が見つけられなくなったりする症状だ。

さらにイツハキは、あらかじめＨＳＶ－１に感染させてリン酸化したタウの原線維変化の蓄積を促しておいたニューロンに、抗ＨＳＶ物質を与えると蓄積が減少することを試験管内実験で明らかにしたと主張している。彼女は逆のこと、つまりタウの蓄積がＨＳＶ－１の複製を頼っていることも実証した。一方、ボールの研究チームはＨＳＶ－１と脳のベータ・アミロイド・プラークの関連性を立証した。試験管内実験ではあるが、培養液でＨＳＶ－１に感染させたグリア細胞が多量のニューロンの病変をつくり出していること、その状態は溶解性ベータ・アミロイドまたはアシクロビル（ヘルペス感染にしばしば処方される抗ウイルス薬の商標名）によって抑制可能であることを示したのである。

いまこそ視野を広げるとき

アルツハイマー病の感染症原因仮説については、今後さらなる研究が必要になるだろう。それはそれとして、APPやアミロイド、補体が病原体と戦ったりニューロンを助けたりするときの正常な生理機能、とりわけ高齢になったときの生理機能について、私たちが知らないことはあまりに多い。さらに、アルツハイマー病の進行に合わせて神経網に燃え広がる炎の元が感染症なのか、それともタウなのか、あるいは他のシナプスひいてはニューロンに伝播しているのはシナプスの機能不全そのものなのかについても、私たちはまだ何もわかっていない。研究者たちが近視眼的に追究しているアミロイド仮説からさえも、新しい発見はない。たとえば、遅発型アルツハイマー病の発症リスクを一六倍も高めることで知られるAPOE（アポリポ蛋白質Eをコードする遺伝子）には、イプシロン2、3、4という三つのバリアントが存在する。リスクがあるのはイプシロン4のバリアントだが、なぜそうなのかはわからない。GWAS試験というアルツハイマー病についての革命的な二つの大規模研究における筆頭著者のジュリー・ウィリアムズは、この研究の切り捨ては犯罪に値するとまで考えている。「何よりがっかりするのは、APOEについて研究している人がほとんどいないことです。おかしいと思いませんか？　私は会議に行くたびにAPOEを研究している人を探すのですが、まず見つかりません。でも、そこにはとてつもなく強い関連性があり、ぜひとも解明しなければならないのです。アルツハイマー病についての私たちの理解はあまりにお粗末です」

実際にはAPOEとアルツハイマー病の関連性を調べている研究グループは数多くあるのだが、結果を出していないという意味ではウィリアムズの言うことは正しい。リック・カゼッツリは先ごろ、アリゾナのアルツハイマー病の研究者仲間と共に、ＡＰＯＥイプシロン４とアルツハイマー病の関連性について言及している論文を洗い出して精査した。すると、現行のほとんどの研究はＡＰＯＥをベータ・アミロイドの共犯者というような扱いをしていた。一方、ＡＰＯＥが関係する多くのプロセスにベータ・アミロイドはまったく無関係だというエビデンスも出てきつつあるのを見出した。こうしたエビデンスも同じように、いやそれ以上に重視すべきだとカゼッリは指摘した。

たとえばＡＰＯＥは、ニューロンおよびシナプスの発達と維持に欠かせないコレステロールその他の脂質の輸送を担っている。この輸送はＡＰＯＥイプシロン４バリアントをもつ実験動物では妨げられていることから、このバリアントがニューロンの正常な働きを阻害しているものと推測できる。ＡＰＯＥイプシロン４は、ニューロン内のタウ蛋白質のリン酸化への関与も疑われてきた。それによりリン酸化したタウが原線維変化すれば、アルツハイマー病を規定する主要マーカーとなる。リン酸化したタウの原線維変化は、実験用マウスで学習と記憶を減じることが示されている。ヒトの場合、発症前の認知力低下、とりわけ物忘れはＡＰＯＥイプシロン４と関係がある。嗅内皮質を薄くしたり海馬量を減らしたりするニューロンの発達障害にもＡＰＯＥイプシロン４が関係している。嗅内皮質と海馬はアルツハイマー病になると最初にやられる脳の二領域だ。ＡＰＯＥイプシロン４はミトコンドリアの機能を損なったり、アストロサイトを傷害したりもするようだ。ミトコンドリアはニューロン内でエネルギー発電所の役割をしており、アストロサイトはニューロンに必須養分を与える役割をしている。ＡＰＯＥイプシロン４を保有する人は脳内血管の血流が損なわれ、脳に出入りする分子を厳重にコントロールするはずの血液脳関門の故障も発生する。また、炎症促進型サイトカインやプロスタグランジン、そして何より有毒なミクログリアの刺激によって、脳内の炎症を増強させることがしばしば報告されている。

カゼッリは、アルツハイマー病の病理学としてこうした手がかりは興味深いとしながらも、研究しているラボの数が少なく決定打に欠けるため、科学界で広く再現実験と拡張試験をすぐにもすべきだと指摘する。一方、イツハキを含む何人かの研究者は、アルツハイマー病とHSV－1感染、APOEイプシロン4のバリアントの三者の相互関連性を見出し、その関連性がニューロンとミクログリアへのウイルス侵入と脳全体への拡大を容易にしていると考えている。

感染症原因仮説は議論としては人目を引くが、脳に病原体が存在することと病気が発症することに因果関係があるかどうかはまだわからず、アルツハイマー病研究コミュニティに真剣にとりあってもらうには、まずそこをはっきりさせる必要がある。だが、アミロイド仮説に基づいて毎年投じられている莫大な試験費に比べたら、アシクロビルのような安価な抗ウイルス薬で大規模臨床試験をする費用はごくわずかです、というボールの言い分はもっともだ。ボールはこう語る。「医学生物学の研究者たちはそろいもそろって、イライラするほど動きの遅い機械の部品に成り下がっています。これではいつまで経っても突破口など見つからないでしょう。一方で、生命科学産業は投資先として人気の分野です。連邦政府並びに他の資金提供団体には、アルツハイマー病研究予算のせめて半分を若く小さな研究所にまわすよう、切にお願いいたします。そうした小さな研究所は昼夜を問わず、本気で、多大な悲しみと医療費負担をもたらすこの病気のミッシングリンクを探しているのですから」

ボールの批判に呼応するように、数年前、アミロイド仮説に対する痛烈なコメンタリーが三人の研究者の連名で発表された。メリーランド大学（当時）のルディ・カステラーニ、ケース・ウェスタン・リザーヴ大学のジョージ・ペリー、テキサス大学のマーク・スミスである。ペリーはアルツハイマー病研究をめぐる名高い歴史書を編集した経歴をもつ。コメンタリーの内容はこうだ。

二一世紀のアルツハイマー病研究と治療を一言でいうなら、科学的方法の逸脱と人々の絶望感である。査読プロセスも公的資金の配分も議論の基盤も十年一日で進歩がなく、治療法の開発は沈滞している……神経変性疾患の病理学的解釈は、好むと好まざるとにかかわらず、これまで単に目で見てわかるからという理由だけでプラークと原線維変化に終始してきた。さらには、この病変を病気による結果ではなく病気そのものと解釈し、それを前提に多大な研究がなされてきた。こうした病変第一主義から四半世紀が経過し、ベータ・アミロイドを標的とした治療法が軒並みに失敗してやっと、アミロイド・カスケードのコンセプトを「かつて議論された考え方」と呼べるようになった。

この論評を受け、ブライアン・バリンはこう語る。「どこかの時点で、この投資の見返りはどうなっているのだという声が上がるはずです。病気になった人々への見返りも同じで、何一つ成果が上がっていないのなら、間違いを認めて、別の方向に転換すべきです」

最後にブライアン・ロスのことを思い出そう。彼はいまなお果敢に認知症と闘っているが、ゆっくりと、だが確実に、病気に飲みこまれようとしている。有能なビジネスマンだったのに、抜け殻のようになってしまったジェイミー・グレアムのことも思い出そう。ジェイミーの妻のヴィッキーは言う。「未亡人になったような気持ちです。私は五〇年以上、彼を知り尽くし、愛してきましたが、いまでは、ジェイミーの仮面をかぶった見知らぬ男が家の中を歩いているようにしか思えません」

ブライアンやジェイミーをはじめとする無数の人々が、アルツハイマー病の薄暗い世界に、希望の光を見出せないまま暮らしている。この病気はとてつもなく複雑で、アミロイド仮説だけで説明できるものではないことは一目瞭然だ。さらには、ルディ・タンジやジョン・ハーディ、デニス・セルコーをはじめとするアミロイド陣営にいた多くの著名な研究者たちが、視野を広げるようになっている。ジュリー・ウィリアムズが願うように、研究の矛先を別のところに向けはじめているのだ。生物学と進化学は、疾患研究において停滞しきっていた分野に新たな風を吹かせようとしている。進化は、ヒトの脳を発生初期に刈りこみ若年期に外傷から守るために、潜在的に危険なメカニズムを埋めこんだ。おかげで私たちは高齢になったとき、あるいは生殖可能な年齢を過ぎてから、認知力の低下という代償を払わされる。

ここで私には一つの疑問が浮かび上がる。なぜ「年寄り」の全員がアルツハイマー病にならないのだろう？　だれしも生きていれば、感染症にかかることはある。心臓病や糖尿病、肥満その他の炎症性疾患も、人生後半にはつきものだ。認知症に火をつける炎症を消せるか消せないかは、結局のところ個人が保有する遺伝子バリアントということになるのだろうか。また、たとえアルツハイマー病をめぐる炎症と感染、自然免疫系の役割をもっと詳しく理解できたとしても、最大の問題は基礎研究の成果を予防医療にどう書き換えていくかだ。アルツハイマー病の種子は、どうやらこれまで考えていたよりずっと早い時期に植えられているようだが、現時点では、認知問題が表面化する何十年も前にそれを知ることのできる方法はまだない。

アルツハイマー病の根っこにあるのが微生物だろうと炎症だろうとニューロンとシナプスの病気だろうと、あるいはアルツハイマー病がやっつけ仕事の進化の代償だろうと――いまよりずっと不潔で危険だった過去の世界で怪我や病原体から若者の脳を守るために進化した仕組みが、歳をとってからマイナスに働いている可能性は大いにあるけれども――ともかくこのままでは、回復の見込みのない認知症が世界的に大流行するのは避けられない。それを阻止するには、何としてでも発症前に検知する方法を見つける必要がある。そのためには、これまで異端者と呼ばれていた科学者たちに目を向けて、彼らを舞台の袖から中央ステージに引っぱり出し、進化が人体に与えた盲目的なデザインに対して生物学の第一原則から議論し直すときがきた。もはや一刻の猶予もない。

謝辞

多くの医学科学者の方々が、私のために貴重な時間を割いて研究の詳細を教えてくださった。お世話になった人々はあまりに多く、すべてのお名前を列挙することはできないが、みなさま全員に深く感謝を申し上げたい。とはいえ、とりわけ熱心にご協力くださった何人かについては、ここで特別な謝意を表しておこうと思う。ロンドン・チェスト病院の、アンドルー・ラッグとアンソニー・マトゥールと末期的心不全患者のみなさん。整形外科手術についての助言と患者の紹介をしてくださったジョン・オドゥドとジェレミー・フェアバンク。生体力学について助言をくださったマイク・アダムス。免疫系と衛生仮説について助言をくださったグレアム・ロック。眼のデザインについて別の見方を示してくださったロナルド・クローガー。眼の幹細胞再生について説明してくださり、"DIY Eye" というタイトルの借用を許してくださったロビン・アリ。"The Downside of Upright" というタイトルの借用を許してくださったジェニファー・アッカーマン。「親子の対立」理論について詳細なやりとりをしてくださったデイヴィッド・ヘイグ。ヘイグの理論をめぐってどんな研究をしているか説明してくださったヤン・ブローゼンス。子癇前症について基礎知識を与えてくれたイアン・サージェントとクリス・レドマン。脊椎動物の心臓について説明してくださったコリーン・ファーマー。脳腫瘍手術を知る機会を与えてくださったコリン・ワッツ。癌研究に進化の考え方を応用する例を教えてくださったメル・グリーヴス、カルロ・マーレイ、ブライアン・リード、イアン・トムリンソン、トレイヴァー・グレアム。アルツハイマー病について意義ある議論を聞かせてくださったスー・グリフィン、ルドルフ・タンジ、ロブ・モワール、ジュリー・ウィリアムズ、クリーヴ・ホームズ、ヒュー・ペリー、イレーヌ・クヌーセル、ベン・バレス、ルース・イツハキ、ブライアン・バリン。以上のうち、何人かの科学者には各章を読んで厳しくチェックしてもらった。とりわけランドルフ・M・ネシーには、全章にわたって有益なコメントをいただいた。彼らの協力には心から感謝しているが、言うまでもなく、間違いや手抜かり、解釈のミスなどがあれば、それらはすべて私の責任である。リテラリー・エージェントのピーター・タラックによる情熱とエネルギー、シカゴ大学出版局の編集者クリスティー・ヘンリーによる熱意と創意、脱稿までの忍耐、尽きることのない激励にも感謝したい。最後に、本書の「はじめに」に入れた、進化論者と創造説論者のバトルについて語った私のジョークが不出来で古くさいことを指摘してくれた親友のジェレミー・ナイトにもお礼を言っておきたい。

訳者あとがき

ランドルフ・M・ネシーとジョージ・C・ウィリアムズ著の *Why We Get Sick* は、ダーウィン医学（進化医学）の概念をはじめて一般向けに紹介した本として一九九四年にアメリカで出版された。日本でも、長谷川眞理子、長谷川寿一、青木千里の翻訳により『病気はなぜ、あるのか——進化医学による新しい理解』として二〇〇一年に新曜社から出され、ロングセラーとなっている。

ネシーとウィリアムズが開いた扉は人々の関心を呼び、進化医学をテーマにしたポピュラーサイエンス書は一つのサブジャンルになるほど成長した。それ自体は喜ばしいことではあるのだが、一般受けを狙うあまり、人体がいかにできそこないの産物であるかを面白おかしく強調したり、現代病は人類進化と生活習慣のミスマッチから生じているのだから狩猟採集時代のような暮らしに回帰すべきだと意見したりするような、進化医学による見方を単に消費するだけの本が増えているのもまた事実だ。

そんななか、病気を理解し治療法を見つけるためには既存の視野を少し広げて進化の観点からも考えてみることが大事だという、ネシーとウィリアムズの本来の問題提起に立ち返り、その後の四半世紀に新たに見出された医学知見や先駆的な治療法を紹介しようと試みたのがこの本だ。本書には、そうした治療法のいわば実験台となることを自ら志願した患者たちの話も織り込まれている。

進化の観点で考えるとは、具体的にはどういうことだろうか。たとえば、抗生物質の効かない耐性菌の出現については、いまでは多くの人が進化の観点で理解するようになった。単細胞生物である細菌は自身の遺伝子を絶えず変異させていて、たまたま抗生物質に抵抗できる変異を得た個体は生き延び、勢力を広げる。では、癌についてはどうだろう？　私たちは癌という病気を、なんとなく、一つの悪い細胞が二倍、四倍、八倍と同じコピーを増やしていくという単純なイメージだけでとらえていないだろうか。ここで、癌についても進化の観点で考えてみよう。癌細胞も細菌と同じように、自身の遺伝子を絶えず変異させてその性質を変え、あなたの体という生態系の中で生き延び、勢力を広げようと奮闘している。あなたが癌を抗癌剤でやっつけようとすればするほど、癌のほうは自身の遺伝子を引っかき回して変異の試行錯誤をする。抗癌剤でいったん治ったように見えても再発したという場合、その患者の癌細胞は変異の当たりくじを引いたと考えるべきなのである。

本書によれば、癌の専門医でも癌細胞が抗癌剤に耐性をつけるプロセスを理解している人は少ないとのことだが、ましてや私たち患者の側はほとんど知らない。だが、癌の進行は変異のくじ引きしだいだということを知っていれば、特定の食べ物や高価な水で癌が治るとうたう民間療法商法に惑わされずにすむ。進化医学の考え方は私たちも身につけておいて損はない。

著者のジェレミー・テイラーは、イギリスBBCテレビでシニア・プロデューサーとディレクターを務め、BBCの科学番組『ホライズン』のシリーズを担当した。とくにリチャード・ドーキンスと共同で制作した『盲目の時計職人』のドキュメンタリー作品（一九八七年）は大きな評価を得た。ただし、その作品の中で二人が自信満々につくりあげた「眼の進化を説明するアニメーション」が、実際には科学的な証明にはなっていなかったとあとで気づいたことについては、本書の第4章で述べられているとおりである。

ジェレミー・テイラーはその後フリーランスになり、ディスカバリー・チャンネル、ラーニング・チャンネル、チャンネル4などの科学番組を制作した。後年は、サイエンス・ライターとして本書を含む二点の書籍を書き上げ、またランドルフ・M・ネシーらを中心とする進化医学公衆衛生国際協会（The International Society for Evolution, Medicine, and Public Health）の出版局でアソシエイト・エディターを務めた。だが、二〇一七年七月、膵臓癌でこの世を去った。七〇歳だったという。いまはただ、故人の冥福を祈るのみである。

二〇一七年一一月

(2007).

McGreevey, Sue. "Alzheimer's-Associated Protein May Be Part of the Innate Immune System." *Harvard Gazette,* March 9, 2010.

Mohammadi, Dara. "Could Arthritis Drug Combat Alzheimer's?" *Observer,* November 17, 2013.

Parihar, Mordhwaj S., and Gregory J. Brewer. "Amyloid Beta as a Modulator of Synaptic Plasticity." *Journal of Alzheimer's Disease* 22 (January 1, 2010): 741–63.

Perry, V. Hugh, Col Cunningham, and Clive Holmes. "Systemic Infections and Inflammation Affect Chronic Neurodegeneration." *Nature Reviews Immunology* 7 (February 1, 2007): 161–67.

Hansson, Goran K. "Inflammation, Atherosclerosis, and Coronary Heart Disease." *New England Journal of Medicine* 352 (April 21, 2005): 1685.

Hansson, Goran K., and Andreas Hermansson. "The Immune System in Atherosclerosis." *Nature Immunology* 12, no. 3 (March 2011): 204.

Hansson, Goran K., and Peter Libby. "The Immune Response in Atherosclerosis: A Double-Edged Sword." *Nature Reviews Immunology* 6 (July 2006): 508.

Heart Cells Foundation, Stem Cell Clinical Trials. http://www.heartcellsfoundation.com/clinical-trials/.

Jha, Alok. "Cell Scientists Aim to Rebuild Hearts with Reprogrammed Tissue." *Guardian,* January 28, 2013.

Ketelhuth, D. F., et al. "T cell-Based Therapies for Atherosclerosis." *Current Pharmaceutical Design* 19, no. 33 (2013): 5850–58.

Libby, Peter, Paul M. Ridker, and Goran K. Hansson. "Progress and Challenges in Translating the Biology of Atherosclerosis." *Nature* 473 (May 19, 2011): 317.

Passier, Robert, et al. "Stem-Cell-Based Therapy and Lessons from the Heart." *Nature* 453 (May 15, 2008): 322.

Ridker, Paul M. Faculty home page. http://researchfaculty.brighamandwomens.org/BRIProfile.aspx?id=778.

Riley, Paul. "Plumbing the Heart." *Nature* 464 (March 25, 2010): 498.

Schulman, Ivonne H., and Joshua M. Hare. "Key Developments in Stem Cell Therapy in Cardiology." *Regenerative Medicine* 7 (2012): 7–24.

Segers, Vincent F. M., and Richard T. Lee. "Stem-Cell Therapy for Cardiac Disease." *Nature* 451 (February 2008): 937.

Thompson, Randall C., et al., "Atherosclerosis across 4000 years of Human History: The Horus Study of Four Ancient Populations." *Lancet* 381, no. 9873 (2013): 1211–22.

第7章　アルツハイマー病

Ball, Melvyn J. "The Essential Lesion of Alzheimer's Disease: A Surprise in Retrospect." *Journal of Alzheimer's Disease* 9, supp. 3 (2006): 29–33.

Holmes, C., et al. "Proinflammatory Cytokines, Sickness Behaviour and Alzheimer's Disease." *Neurology* 77, no. 3 (July 19, 2011): 212–18.

Krstic, Dimitrije, and Irene Kneusel. "The Air-Bag Problem: A Potential Culprit for Bench-to-Bedside Translational Efforts: Relevance for Alzheimer's Disease." *Acta Neuropathalogica Communications* 1 (2013): 62.

Lee, Hyoung-gon, et al. "Amyloid-β in Alzheimer's Disease: The Null versus the Alternate Hypothesis." *Journal of Pharmacology and Experimental Therapeutics* 321, no. 3

Human Cancers." *Nature* 396 (December 17, 1998).

Li, Yilong, et al. "Constitutional and Somatic Rearrangement of Chromosome 21 in Acute Lymphoblastic Leukaemia." *Nature,* March 23, 2014.

Merlo, Lauren M. F., et al. "Cancer as an Evolutionary and Ecological Process." *Nature Reviews Cancer* 6 (December 2006) : 924–35.

New Answers for Cancer. *Scientific American Classics Medicine Collection,* September 2012.

Rajagopalan, Harith, and Christoph Lengauer. "Aneuploidy and Cancer." *Nature* 432 (November 18, 2004).

Reid, Brian J. Oesophageal Cancer Publications. http://sharedresources.fhcrc.org/profile/reid-brian.

Reid, Brian J., Rumen Kostadinov, and Carlo C. Maley. "New Strategies in Barrett's Esophagus : Integrating Clonal Evolutionary Theory with Clinical Management." *Clinical Cancer Research* 17 (2011) : 3512–19.

Rook, Graham A. W., and Angus Dalgleish. "Infection, Immuno-Regulation, and Cancer." *Immunological Reviews* 240 (2011) : 141–59.

Roschke, Anna V., et al. "Chromosomal Instability Is Associated with Higher Expression of Genes Implicated in Epithelial-Mesenchymal Transition, Cancer Invasiveness, and Metastasis and with Lower Expression of Genes Involved in Cell Cycle Checkpoints, DNA Repair, and Chromatin Maintenance." *Neoplasia* 10 (2008) : 1222–30.

Sottoriva, Andrea, et al. "Intratumor Heterogeneity in Human Glioblastoma Reflects Cancer Evolutionary Dynamics." *PNAS* 110, no. 10 (March 5, 2013) : 4009–14.

Stephens, Philip J., et al. "Massive Genomic Rearrangement Acquired in a Single Catastrophic Event during Cancer Development." *Cell* 144 (January 7, 2011) : 27–40.

Stratton, Michael R., Peter J. Campbell, and P. Andrew Futreal. "The Cancer Genome." *Nature* 458 (April 9, 2009).

第 6 章　心臓病

Brainerd, Elizabeth. "Efficient Fish Not Faint-Hearted." *Nature* 389 (September 18, 1997) : 229.

Farmer, Colleen. "Did Lungs and the Intracardiac Shunt Evolve to Oxygenate the Heart in Vertebrates?" *Palaeobiology* 23, no. 3 (1997) : 358–72.

Global Innovations. "Heart Attacks Are Not Just a 'Plumbing' Problem but a 'Whole System' Condition." September 15, 2012. https://tginnovations.wordpress.com/2012/09/15/heart-attacks-are-not-just-a-plumbing-problem-but-a-whole-system-condition/.

Kröger, Ronald H. H., and Oliver Biehlmaier. "Space-Saving Advantage of an Inverted Retina." *Vision Research* 49 (2009): 2318–21.

Lamb, Trevor D. "Evolution of the Eye." *Scientific American,* July 2011.

Land, Michael F., and Dan-Eric Nilsson. *Animal Eyes.* Oxford: Oxford University Press, 2012.

Provis, Jan M., et al. "Anatomy and Development of the Macula: Specialisation and the Vulnerability to Macular Degeneration." *Clinical and Experimental Optometry* 88, no. 5 (September 2005).

Singh, Mandeep S., et al. "Reversal of End-Stage Retinal Degeneration and Restoration of Visual Function by Photoreceptor Transplantation." *PNAS* 110, no. 3 (January 15, 2013): 1101–6.

第5章　癌

Aktipis, C. Athena, et al. "Overlooking Evolution: A Systematic Analysis of Cancer Relapse and Therapeutic Resistance Research." *PLoS ONE* 6, no. 11 (November 2011).

Aktipis, C. Athena, and Randolph M. Nesse. "Evolutionary Foundations for Cancer Biology." *Evolutionary Applications* 6, no. 1 (January 2013).

Breivik, Jarle. "Don't Stop for Repairs in a War Zone: Darwinian Evolution Unites Genes and Environment in Cancer Development." *PNAS* 98 (May 8, 2001): 5379–81.

Caulin, Aleah F., and Carlo C. Maley. "Peto's Paradox: Evolution's Prescription for Cancer Prevention." *Trends in Ecology and Evolution* 26, no. 4 (April 2011).

Gatenby, Robert A., et al. "Adaptive Therapy." *Cancer Research* 69, no. 11 (June 1, 2009): 4894–903.

Greaves, Mel. *Cancer: The Evolutionary Legacy.* Oxford: Oxford University Press, 2000. (『がん——進化の遺産』メル・グリーブス著、水谷修紀監訳、コメディカルエディター、ブレーン出版［発売］、2002年)

———. "Darwinian Medicine: A Case for Cancer." *Nature Reviews Cancer* 7 (March 2007): 213–21.

Greaves, Mel, and Carlo C. Maley. "Clonal Evolution in Cancer." *Nature* 481 (January 19, 2012): 306–13.

Hanahan, Douglas, and Robert A. Weinberg. "The Hallmarks of Cancer." *Cell* 100 (January 7, 2000): 57–70.

———. "Hallmarks of Cancer: The Next Generation." *Cell* 144 (March 4, 2011): 646–74.

Lengauer, Christoph, Kenneth W. Kinzler, and Bert Vogelstein. "Genetic Instabilities in

103–10.
Wilkins, Jon F., and Haig, David. "What Good Is Genomic Imprinting: The Function of Parent-Specific Gene Expression." *Nature Reviews Genetics* 4 (May 2003).
Yuan, Hai-Tao, David Haig, and S. Ananth Karumanchi. "Angiogenic Factors in the Pathogenesis of Preeclampsia." *Current Topics in Developmental Biology* 71 (2005).
Zimmer, Carl. "Silent Struggle: A New Theory of Pregnancy." *New York Times,* March 14, 2006.

第3章　腰　痛

Ackerman, Jennifer. "The Downside of Upright." *National Geographic,* July 2006.
"Brains Plus Brawn: A Conversation with Daniel Lieberman." *Edge.* October 18, 2012.
Bramble, Dennis M., and Daniel E. Lieberman. "Endurance Running and the Evolution of Homo." *Nature* 432 (November 18, 2004).
Buccini, Cynthia K. "One Small Step for Man: Were The First Humans Walkers Or Tree Climbers? An Anthropologist Puts the Clues Together." *Bostonia,* Summer 2010.
Kivell, Tracy L., and Daniel Schmitt. "Independent Evolution of Knuckle-Walking in African Apes Shows that Humans Did Not Evolve from a Knuckle-Walking Ancestor." *PNAS* 106 (August 25, 2009): 14241–46.
Latimer, Bruce. "The Perils of Being Bipedal." *Annals of Biomedical Engineering* 33 (January 1, 2005).
Lieberman, Daniel E. "What We Can Learn about Running from Barefoot Running: An Evolutionary Medical Perspective." *Exercise and Sports Science Reviews* 40, no. 2 (2012).
Myerson, Julie. "Richard III, Scoliosis and Me." *Guardian,* February 5, 2013.
Whitcome, Katherine K., Liza J. Shapiro, and Daniel E. Lieberman. "Fetal Load and the Evolution of Lumbar Lordosis in Bipedal Hominins." *Nature* 450 (December 13, 2007).

第4章　眼の病気

Akst, Jef. "Eyes Grown from Stem Cells." *Scientist,* April 6, 2011.
Eiraku, Mototsugu, et al. "Self-Organizing Optic-Cup Morphogenesis in Three-Dimensional Culture." *Nature* 472 (April 7, 2011).
Gehring, Walter J. "New Perspectives on Eye Development and the Evolution of Eyes and Photoreceptors." *Journal of Heredity* 93 (2005): 171–84.
Gollisch, Tim, and Markus Meister. "Eye Smarter than Scientists Believed: Neural Computations in Circuits of the Retina." *Neuron* 65 (January 28, 2010).

第1章　自己免疫疾患とアレルギー

Ackerman, Jennifer. "The Ultimate Social Network." *Scientific American,* June 2012.

Blaser, Martin. *Missing Microbes: How Killing Bacteria Creates Modern Plagues.* New York: Oneworld/Henry Holt, 2014.（『失われてゆく、我々の内なる細菌』マーティン・J・ブレイザー著、山本太郎訳、みすず書房、2015年）

Eberl, Gerard. "A New Vision of Immunity: Homeostasis of the Superorganism." *Nature Mucosal Immunity.* May 5, 2010.

"Gut Microbes and Health." Special Section, *Nature Insight* 489 (September 13, 2012).

"The Gut Microbiota." Special Section, *Science Translational Medicine* 336 (June 8, 2012).

"Helminthic Therapy." http://opensourcehelminththerapy.org/mediawiki2/index.php?title=Main_Page.

Lee, Yun Kyung, and Mazmanian, Sarkis. "Has the Microbiota Played a Critical Role in the Evolution of the Adaptive Immune System?" *Science* 330 (December 24, 2010).

Mazmanian, Sarkis. Faculty home page. http://www.bbe.caltech.edu/content/sarkis-mazmanian.

"Recent Publications from the Weinstock Lab." http://sackler.tufts.edu/Faculty-and-Research/Faculty-Publications/Weinstock-Publications.

Rick Maizels' Group. Helminths and the Immune System. http://maizelsgroup.biology.ed.ac.uk/publications.

Rook, Graham A. W., ed. *The Hygiene Hypothesis and Darwinian Medicine.* Progress in Inflammation Research Series. London: Birkhauser, 2009.

第2章　不妊症

Brosens, Jan. "Further Publications." http://www2.warwick.ac.uk/fac/med/staff/pubs/?ssn=D17RnTsm77c=&inst=WARWICK.

Gangestad, Steven et al. "On the Function of Placental Corticotrophin-Releasing Hormone: A Role in Maternal-Fetal Conflicts over Blood Glucose Concentrations." *Biological Reviews* 87 (2012): 856–73.

Groopman, Jerome. "The Preeclampsia Puzzle." *New Yorker.* July 24, 2006.

Haig, David. "Genetic Conflicts in Human Pregnancy." *Quarterly Review of Biology* 68 (1993): 495–532.

———. "Troubled Sleep: Night Waking, Breastfeeding and Parent-Offspring Conflict." *Evolution, Medicine, and Public Health,* March 7, 2014.

Robertson, Sarah A. "Immune Regulation of Conception and Embryo Implantation: All about Quality Control?" *Journal of Reproductive Immunology* 85 (2010): 51–57.

Ubeda, Francisco, and David Haig. "Dividing the Child." *Genetica* 117 (January 2003):

参考文献

全般にわたる推薦図書

Byers, Sean G., et al. "Natural Selection in a Contemporary Human Population." *PNAS* 107 (January 26, 2010): 1787–92. Plus other papers in this Sackler Colloquium Special Edition "Evolution in Health and Medicine."

Ewald, Paul. *Evolution of Infectious Disease.* Oxford: Oxford University Press, 1994.（『病原体進化論——人間はコントロールできるか』ポール・W・イーワルド著、池本孝哉／高井憲治訳、新曜社、2002 年）

———. *Plague Time: The New Germ Theory of Disease.* New York: Anchor Books, 2002.

Finch, Caleb. *The Biology of Human Longevity: Inflammation, Nutrition, and Aging in the Evolution of Lifespans.* Burlington, MA: Elsevier, 2007.

Gluckman, Peter, Alan Beedle, and Mark Hanson. *Principles of Evolutionary Medicine.* Oxford: Oxford University Press, 2009.

Gluckman, Peter, and Mark Hanson. *Mismatch: Why Our World No Longer Fits Our Bodies.* Oxford: Oxford University Press, 2006.

Henneberg, Maciej, and Arthur Saniotis. "How Can Evolutionary Medicine Inform Future Personalized Medicine?" *Personalized Medicine* 9 (2012): 171–73.

Nesse, Randolph M., and George C. Williams. "Evolution and the Origins of Disease." *Scientific American,* November 1998.

———. *Why We Get Sick: The New Science of Darwinian Medicine.* New York: Vintage, 1994.（『病気はなぜ、あるのか——進化医学による新しい理解』ランドルフ・M・ネシー／ジョージ・C・ウィリアムズ著、長谷川眞理子／長谷川寿一／青木千里訳、新曜社、2001 年）

Stearns, Stephen C., and Jacob C. Koella, eds. *Evolution in Health and Disease.* 2nd ed. Oxford: Oxford University Press, 2008.

Stearns, Stephen C., Randolphe M. Nesse, Diddahally R. Govindaraju, and Peter T. Ellison. "Evolutionary Perspectives on Health and Medicine." *PNAS* 107 (January 26, 2010): 1691–95.

Trevathan, Wenda R., E. O. Smith, James J. McKenna, eds. *Evolutionary Medicine.* 2nd ed. New York: Oxford University Press, 2007.

ラティマー，ブルース（Bruce Latimer） 111, 112, 114, 117, 130
リー，デイヴィッド（David Lee） 178, 182
リード，ブライアン（Brian Reid） 215, 216, 217, 218, 219, 220, 221, 226, 228
リドカー，ポール（Paul Ridker） 255
リーバーマン，ダニエル・E（Daniel E. Lieberman） 133, 139, 140, 141, 142, 143, 144, 145, 146, 148
ルーク，グレアム（Graham Rook） 35, 46, 61, 65
ルース，マイケル（Michael Ruse） 12
レッド＝ホース，クリスティ（Kristy Red-Horse） 268, 269
レディッシュ，ティム（Tim Reddish） 149, 153, 157, 183
レドマン，クリス（Chris Redman） 97
レンガウアー，クリストフ（Christoph Lengauer） 208
ローク，プン（P'ng Loke） 64
ロージー，ドミニク（Dominique Rousie） 136
ロジャーズ，ジョセフ（Joseph Rogers） 309
ロス，ブライアン（Brian Ross） 292, 293, 294, 299, 320
ロス，マリー（Maree Ross） 293, 294
ローゼンバーグ，カレン（Karen Rosenberg） 131, 132, 133
ローゼンバーグ，ロジャー（Roger Rosenberg） 285
ロバートソン，サラ（Sarah Robertson） 76, 83, 94, 103, 104, 105, 106
ロビンソン，ヒース（Heath Robinson） 19
ロブ，ヒュー（Huw Lobb） 141
ロマネリ，ヴァラリア（Valaria Romanelli） 95
ワイガンド，ジョー（Joe Weigand） 203, 204, 205
ワインストック，ジョエル（Joel Weinstock） 26, 27, 28, 29, 30, 48, 64, 66
ワインバーグ，ロバート（Robert Weinberg） 199, 200
ワーグナー＝ヤウレック，ユリウス（Julius Wagner-Jauregg） 297
ワッツ，コリン（Colin Watts） 185, 186, 187, 188, 208

263, 264, 265, 266
ヘイグ，デイヴィッド（David Haig） 72, 73, 83, 84, 94, 96, 97, 98, 99, 101, 103, 105, 106
ベイフォード，アテナ（Athena Byford） 70
ペイリー，ウィリアム（William Paley） 155, 157, 165
ヘイリー，ビル（Bill Haley） 272
ベイリー，マイケル（Michael Bailey） 53
ベインブリッジ，ジェイムズ（James Bainbridge） 179, 180, 182, 183
ヘストン，レオナルド（Leonard Heston） 280
ペターソン，スヴェン（Sven Pettersson） 59
ペトリコーン，ロリ（Lori Petricone） 75
ペリー，ジョージ（George Perry） 319
ベリー，ピーター（Peter Berry） 231, 232, 235, 261, 270
ペリー，ヒュー（Hugh Perry） 295, 296, 298, 300, 307
ペルゲル，スザンヌ（Susanne Pelger） 158, 159
ベルチック，プレミスル（Premysl Bercik） 53
ベルトス，アラン（Alain Berthoz） 136
ボイス，W・トマス（W. Thomas Boyce） 62
ボヴェリ，テオドール（Theodor Boveri） 206
ホームズ，クリーヴ（Clive Holmes） 294, 295, 296, 298, 299, 300, 307
ホランダー，エリック（Eric Hollander） 24, 25, 26, 27, 55, 65, 66
ボリ，ロベルト（Roberto Bolli） 266, 267
ボール，メルヴィン（Melvyn Ball） 315, 316, 319
ボルト，ウサイン（Usain Bolt） 130, 138, 140
ホワイト，ティム（Tim White） 118
ポンツァー，ハーマン（Herman Pontzer） 122
マイケル，ロザリンド（Rosalind Michel） 108, 109, 124, 125
マイスター，マーカス（Markus Meister） 169
マイヤー，エメラン（Emeran Mayer） 54
マイヤー，エルンスト（Ernst Mayr） 160
マキューアン，ブルース（Bruce McEwan） 62
マクギア，エディス（Edith McGeer） 281, 282, 283, 284, 287, 291
マクギア，パトリック（Patrick McGeer） 281, 282, 283, 284, 287, 291, 295
マクデイド，トム（Tom McDade） 57, 58, 62, 63
マクナリー，ドーナル（Donal McNally） 126, 127, 128
マクフォール゠ンガイ，マーガレット（Margaret McFall-Ngai） 50, 51, 52
マクラレン，ロバート（Robert MacLaren） 151, 183
マクロン，ニック（Nick Macklon） 69, 80, 81
マズマニア，サルキス（Sarkis Mazmanian） 44, 51, 66
マトゥール，アントニー（Anthony Mathur） 261, 262, 263, 264
マリー，アンディ（Andy Murray） 130
マーレイ，カルロ（Carlo Maley） 54, 202, 213, 215, 222, 223, 225, 226
ミヤモト，マイケル（Michael Miyamoto） 245
ミラー，グレゴリー（Gregory Miller） 162
メイ，ピート（Pete May） 114
メダウォア，ピーター（Peter Medawar） 73, 74
モワール，ロブ（Rob Moir） 304, 305, 311
ライクレン，デイヴィッド（David Raichlen） 122, 139
ライマン，エリック（Eric Reiman） 283
ライリー，ポール（Paul Riley） 267, 268, 269
ラヴジョイ，C・オウェン（C. Owen Lovejoy） 118
ラウンド，ジューン（June Round） 44
ラッグ，アンドルー（Andrew Wragg） 232
ラッセル，バートランド（Bertrand Russell） 231
ラッファー，マルク・アルマンド（Marc Armand Ruffer） 243

106
トレヴァサン，ウェンダ（Wenda Trevathan） 13
トンプソン，ランダル（Randall Thompson） 245
ニーミッツ，カーステン（Carsten Niemitz） 116
ニルソン，ダン＝エリク（Dan-Eric Nilsson） 158，159，163
ネシー，ランドルフ・M（Randolph M. Nesse） 9，13，14，19，166，167
ノウェル，ピーター（Peter Nowell） 202
ハイリー，ヴィクトリア（Victoria Hiley） 39
ハイル＝セラシエ，ヨハネス（Yohannes Haile-Selassie） 117
パーカー，アンドリュー（Andrew Parker） 162
ハクスリー，トマス（Thomas Huxley） 12
バーチ，レベッカ（Rebecca Burch） 75
ハーディ，ジョン（John Hardy） 281，303，321
ハート，ベンジャミン（Benjamin Hart） 297，298
バートラム，ラルス（Lars Bertram） 279
ハナハン，ダグラス（Douglas Hanahan） 199，200
バリン，ブライアン（Brian Balin） 312，313，314，320
バレス，ベン（Ben Barres） 307
ハンスキ，イルッカ（Ilkka Hanski） 60，61
ハンゼマン，デイヴィッド・ヴォン（David von Hansemann） 206
ハンソン，ゴラン（Göran Hansson） 239，254
ビーエルマイヤー，オリヴェル（Oliver Biehlmaier） 168
ピサーニ，デイヴィッド（Davide Pisani） 164
ピストリウス，オスカー（Oscar Pistorius） 113
ヒッチェンズ，クリストファー（Christopher Hitchens） 216
ヒッチング，フランシス（Francis Hitching） 156，157
ビーネンシュトック，ジョン（John Bienenstock） 53
ファイグル，ヨハン（Johann Feigl） 279
ファーマー，コリーン（Colleen Farmer） 247，248，249，252
ファラー，モハメド（Mohammed Farah） 140
ファレル，トニー（Tony Farrell） 251
フィンチ，カレブ（Caleb Finch） 310
フェアネリー，ブライアン（Brian Fearnely） 185，187
フェデラー，ロジャー（Roger Federer） 130
フォン・ムティウス，エリカ（Erika von Mutius） 31，32
プッツォ，ダニエラ（Daniela Puzzo） 310
フマガリ，マッテオ（Matteo Fumagalli） 45
フライアット，ピーター（Peter Fryatt） 186，187，208
ブライトナー，ジョン（John Breitner） 288
ブラウン，アラン（Alan Brown） 55
ブラウン，バリー（Barry Brown） 264，265，270
ブラウント，パティ（Patty Blount） 219，221
ブラザーズ，ザ・エヴァリー（the Everly Brothers） 272
ブラックレイ，チャールズ・ハリソン（Charles Harrison Blackley） 33
フランツ，クリスティアン（Kristian Franze） 170，171
ブランブル，デニス（Dennis Branble） 139
プリチャード，デイヴィッド（David Pritchard） 64
フリーマン，スー（Sue Freeman） 181
ブリュネ，ミシェル（Michel Brunet） 120
ブレイザー，マーティン・J（Martin J. Blaser） 58，59
プレスリー，エルヴィス（Elvis Presley） 272
フレミング，ジョン（John Fleming） 48，49，65
プロヴィス，ジャン（Jan Provis） 176，177
ブローゼンス，ヤン（Jan Brosens） 80，82，83，84，85，86，87，88，106
ヘアー，ジョシュア（Joshua Hare） 256，

Shelley） 272
ジオル＝ゲスト，キャスリン（Kathleen Ziol-Guest） 62
シャサール，クリストフ（Christophe Chassard） 38
ジャナ，ロザリンド（Rosalind Jana） 134, 138, 139
シャピロ，リザ（Liza Shapiro） 133
シュミット，ダン（Dan Schmitt） 119
ジョハンソン，ドン（Don Johanson） 115, 116, 123
ジョフロア・サン＝ティレール，エティエンヌ（Etienne Geoffroy Saint-Hilaire） 213
ジョーンズ，マイク（Mike Jones） 266
ジョンソン，スチュアート（Stewart Johnson） 22, 23, 24, 25, 26, 27, 65, 67
ジョンソン，ローレンス（Lawrence Johnson） 22, 23, 24, 27, 55, 67
ジリーズ，ボブ（Bob Gillies） 226, 227
シルヴァ，アリオスト（Ariosto Silva） 226
スウィートン，セイン（Thayne Sweeten） 25
スターンズ，スティーヴン（Stephen Sterns） 9, 13
スティーヴンズ，フィリップ（Philip Stephens） 209, 210
スティーヴンズ，ベス（Beth Stevens） 307
ステプトー，アンドルー（Andrew Steptoe） 57
ストラチャン，デイヴィッド（David Strachan） 33
ストルコワ，ズザナ（Zuzana Storchova） 206
ストレイト，アンドレア（Andrea Streit） 174
スミス，マーク（Mark Smith） 319
スミス，ロジャー（Roger Smith） 100, 101
スリヴァスタヴァ，ディーパック（Deepak Srivastava） 259, 260
スワントン，チャールズ（Charles Swanton） 212
セルコー，デニス（Dennis Selkoe） 281, 321
セン，プロフラ・クマール（Profulla Kumar Sen） 253
ソーカー，マデュリ（Madhuri Salker） 88
ソコール，マイケル（Michael Sockol） 122
ソーシャ，ステファニー（Stephanie Soscia） 304, 311
ターク，ジム（Jim Turk） 46, 49
ダルトン，セージ（Sage Dalton） 81
タンジ，ルドルフ（Rudolph Tanzi） 279, 280, 281, 302, 303, 304, 305, 308, 309, 311, 321
ダンスワース，ホリー（Holly Dunsworth） 102
ダンツァー，ロベール（Robert Dantzer） 296, 298
チェルナック，ヨハン（Johann Czernak） 243
チゾーム，ダンカン（Duncan Chisholm） 234, 235, 261, 262, 270
チゾーム，ラスティ（Rusty Chisholm） 262
チーラン，マクシム（Maxim Cheeran） 316
デイヴィッド，ロザリー（Rosalie David） 242, 243, 244, 245, 246
テイラー，プリヤ（Priya Taylor） 69, 85
ティリッシュ，キルステン（Kirsten Tillisch） 54
ティルバーグ，タマラ（Tamara Tilberg） 92
デグレゴリ，ジェイムズ（James DeGregori） 199, 202
テクレンバーグ，ギジス（Gijs Tecklenburg） 88
デシルヴァ，ジェレミー（Jeremy DeSilva） 112, 113, 117
デッカー，ガス（Gus Dekker） 105
データー，アウグステ（Auguste Deter） 278, 279
テリー，R・D（R. D. Terry） 309
テル，ボブ（Bob Tell） 218, 219, 221
ドーキンス，リチャード（Richard Dawkins） 19, 157, 166, 167
トマシェフスキー，マチェイ（Maciej Tomaszewski） 238
トマス，グレゴリー（Gregory Thomas） 243, 244, 245
ドミンゲス＝ベロ，マリア（Maria Dominguez-Bello） 38
トムリンソン，イアン（Ian Tomlinson） 204
トリヴァーズ，ロバート（Robert Trivers）

314
カルマンチ，アナンス（Ananth Karumanchi） 97，98，105
カーン，マーク（Mark Kahn） 240
ガンゲスタッド，スティーヴ（Steve Gangestad） 101，102
キヴェル，トレイシー（Tracy Kivell） 119
ギボンズ，アン（Ann Gibbons） 111
キャッシュ，ジョニー（Johnny Cash） 272
ギャラップ，ゴードン（Gordon Gallup） 75，76
キンレン，レオ（Leo Kinlen） 197
クェンビー，シオバーン（Siobhan Quenby） 88
グスタフソン，ペール（Per Gustafsson） 61
クニップ，ミカエル（Mikael Knip） 32，33，61
クヌーセル，イレーヌ（Irene Knuesel） 300，301，302
クラーソン，マーカス（Marcus Claesson） 63
クラジュマルニク゠ブラウン，ローザ（Rosa Krajmalnik-Brown） 66
グラックマン，ピーター（Peter Gluckman） 10，11，13
クーリー，デントン（Denton Cooley） 253
グリーヴス，メル（Mel Greaves） 189，190，191，193，194，195，196，197，198，202，213，225，226
クリスティッチ，ディミトリエ（Dimitrije Krstic） 300，301
グリフィン，スー（Sue Griffin） 285，286，287，288，289，291
クルーガー，ダニエル（Daniel Kruger） 105
クルーガー，マシュー（Matthew Kluger） 297
グールド，スティーヴン・ジェイ（Stephen Jay Gould） 211
グレアム，ヴィッキー（Vicki Graham） 272，273，274，275，276，320
グレアム，ジェイミー（Jamie Graham） 272，273，274，275，276，283，320
グレアム，トレイヴァー（Trevor Graham） 214
グレナー，ジョージ（George Glenner） 280
グレーフェンベルク，エルンスト（Ernst Grafenberg） 84
クレペリン，エミール（Emil Kraepelin） 278，279
クローガー，ロナルド（Ronald Kroger） 167，168，169，170
クログマン，ウィルトン・M（Wilton M. Krogman） 109，110，111，112，131
クロンプトン，ロビン（Robin Crompton） 117，120，121
ゲイトンビー，ボブ（Bob Gatenby） 226，227
ケイロロ，ルイス（Lewis Quierolo） 217
ゲプスタイン，リオル（Lior Gepstein） 259
ゲーリング，ウォルター（Walter Gehring） 160，161，162
ゲレイロ，リタ（Rita Guerreiro） 303
ゴヴィンダラジュ，ディダハリー（Diddahally Govindaraju）9
コッファー，クリスティアン（Christian Kuffer） 206
ゴリッシュ，ティム（Tim Gollisch） 169
コール，スティーブ（Steve Cole） 62
コール・ジョンソン，クリスティーン（Christine Cole Johnson） 37
ゴールドガバー，ドミトリ（Dmitri Goldgaber） 286
ゴールドシュミット，リチャード（Richard Goldschmidt） 211，212，213，220，229
ゴールドバーグ，カロリン（Caroline Goldberg） 137，138
ゴールドバーグ，ルーブ（Rube Goldberg） 19
コレアーレ，ホルヘ（Jorge Correale） 29，30，49，65
笹井芳樹（Yoshiki Sasai） 172，173，174，183
サージェント，イアン（Ian Sargent） 97
サックスバイ，リー（Lee Saxby） 145，146，147，148
サムステイン，ロバート（Robert Samstein） 92，93
サルヴィニ゠プラフェン，ルートフリード・フォン（Luitfried von Salvini-Plawen） 160
シェリー，パーシー・ビッシュ（Percy Bysshe

人名索引

本作品の著者注（NOTES）は原書に掲載されていないため、この訳書にもありません。本文で言及されている研究の出どころを調べる際には、以下の人名原文表記をご活用ください。（編集部）

アクティピス，アテナ（Athena Aktipis） 54, 222
アダムス，マイク（Mike Adams） 126, 129, 131, 138
アッカーマン，ジェニファー（Jennifer Ackerman） 132
アトラドティア，ヨルディス（Hjördis Atladóttir） 25
アムイエル，フィリップ（Philippe Amouyel） 289
アラム，アデル（Adel Allam） 243, 245
アリ，ロビン（Robin Ali） 174
アルコック，ジョー（Joe Alcock） 54
アルツハイマー，アロイス（Alois Alzheimer） 278, 279, 280
アルメラゴス，ジョージ（George Armelagos） 34
アンヴァーサ，ピエロ（Piero Anversa） 266, 267
アーンヴェ，スタファン（Staffan Ahnve） 236
イツハキ，ルース（Ruth Itzhaki） 314
イベール，ジェラール（Gérard Eberl） 52
イーワルド，ポール（Paul Ewald） 13
ウィットコム，キャサリン（Katherine Whitcome） 133
ウィリアムズ，ジュリー（Julie Williams） 289, 290, 291, 317, 321
ウィリアムズ，ジョージ・C（George C. Williams） 13
ウィリアムズ，デイヴィッド（David Williams） 171, 172
ウィルコックス，アレン・J（Allen J. Wilcox） 85
ヴェルメッシュ，ジョリス（Joris Vermeesch） 79
ウォーカー，スティーヴン（Stephen Walker） 56
ヴォーゲルスタイン，バート（Bert Vogelstein） 208
ウォズニアック，マシュー（Matthew Wozniak） 314
ウォルターズ，ハンナ（Hannah Walters） 181
ウォン，ケイン（Caine Wong） 280
永楽元次（Mototsugu Eiraku） 172, 173, 174, 175, 176, 183
エリオット，デイヴィッド（David Elliott） 26
エリソン，ピーター（Peter Ellison） 9, 102
エルドリッジ，ナイルズ（Niles Eldredge） 211
オーウェン，リチャード（Richard Owen） 213
オコナー，マット（Matt O'Conner） 39
オダウド，ジョン（John O'Dowd） 124, 125
オニール，チップ（Tip O'Neill） 107
カサス＝セルベス，マティアス（Matias Casas-Selves） 199, 202
カステラーニ，ルディ（Rudy Castellani） 319
カゼッリ，リック（Rick Caselli） 317, 318, 319
カマー，アンジェラ（Angela Kamer） 313,

小谷野昭子（こやの・あきこ）
医学翻訳者。専門商社勤務を経て翻訳業に。臨床用診断・治療ガイドライン、米国医師会誌、ヘルスデーニュース等の翻訳に携わる。

人類《じんるい》の進化《しんか》が病《やまい》を生《う》んだ

2018年1月20日　初版印刷
2018年1月30日　初版発行

著　者　ジェレミー・テイラー
訳　者　小谷野昭子
装幀者　岩瀬聡
発行者　小野寺優
発行所　株式会社河出書房新社
東京都渋谷区千駄ヶ谷2-32-2
電話（03）3404-1201［営業］（03）3404-8611［編集］
http://www.kawade.co.jp/
印刷所　株式会社亨有堂印刷所
製本所　小泉製本株式会社
Printed in Japan
ISBN978-4-309-22727-6

あなたの体は9割が細菌
微生物の生態系が崩れはじめた

アランナ・コリン
矢野真千子訳

あなたの健康を維持している体内微生物の生態系が破壊され、さまざまな問題を引き起こしている！　最新の科学的知見をもとに、微生物生態系のしくみと健康との関係を解き明かす決定版！

医者は患者をこう診ている
10分間の診察で医師が考えていること

グレアム・イーストン
葛西龍樹日本語版監修
栗木さつき訳

あなたの健康のために、医者は日々どんなことを考え、どのように診断をくだしているのか？　イギリスの家庭医・総合診療専門医の思考過程を通して、医療制度のあるべき姿を考える。

描かれた病
疾病および芸術としての医学挿画

リチャード・バーネット
中里京子訳

皮膚病、ハンセン病、天然痘、がん、性感染症……写真誕生以前の細密イラストが雄弁に語る、医療と社会をめぐるイメージの博物誌！　ゾッとするが、魅力的な本――「ネイチャー」

アートで見る医学の歴史

ジュリー・アンダーソン／エマ・シャクルトン／エム・バーンズ
矢野真千子訳

見たこともない驚嘆の画像！　美術品から書籍、工芸品まで、膨大なコレクションから厳選された究極の医学図集。解剖学、病理学、薬学など、数千年の医学史を四〇〇点以上の図版でたどる。

進化地図

S・J・グールド監修
R・オズボーン／
M・J・ベントン
小畠郁生日本語版監修
池田比佐子訳

生物はいかにしてこれほどの驚くべき多様性をもつまでに進化し、世界中いたるところに広まったのか？　徹底的に地図で読むというかつてない視点でダイナミックな進化を読み解く名著！

骨から見る生物の進化

ジャン＝バティスト・ド・パナフィユー
パトリック・グリ写真
グザヴィエ・バラル編
フランス国立自然史博物館協力
小畠郁生監訳
吉田春美訳

世界初、前例のない驚異的な骨格写真集！　壮観にして神秘的——数十億年の進化の痕跡をとどめた哺乳類から魚類までの現生脊椎動物たち二〇〇点を、精密で躍動感あふれる驚異の高精度印刷で再現。

自然界の秘められたデザイン
雪の結晶はなぜ六角形なのか？

イアン・スチュアート
梶山あゆみ訳

シマウマの縞、砂丘や波の形、貝殻の模様、惑星の軌道……。対称性やフラクタル、カオスなど、自然界を支配する数学的秩序とは？　人気サイエンスライターによる世界を見る目が変わる名著！

生物の驚異的な形

エルンスト・ヘッケル
小畠郁生監修
戸田裕之訳
リヒャルト・ハートマン序文
オラフ・ブライトバッハ／
イレネウス・アイブル・アイベスフェルト解説

自然とは、最も美しい幾何学の競演だ！　太古の原生生物から、奇妙な無脊椎動物、昆虫や植物まで……ダーウィンの進化論を強力に支持した著者による「精巧な博物画たち」一〇〇図収録。